LINCHUANG XUEYE BIAOBEN
CAIJI GUIFAN YU GUANLI SHIJIAN

临床血液标本
采集规范与管理实践

主　审／何晓俐　陆小军　周　静

主　编／刘艮英

副主编／宋昊岚　曾忠仪　胡晓坤

编　委／刘艮英　宋昊岚　曾忠仪　胡晓坤

　　　　孙　强　李思佳　温晓萍　张　涛

　　　　许功丹　张　茴　沈宏宇　王　念

　　　　屈邦容　彭明珠　陈　龙　张维林

　　　　包　莉　王皖琳　尹利民　赵文玲

　　　　李　勤　陈　虹　罗　岚　罗　莉

　　　　李荟樱　吴　嫱　余兵兵　李小芹

　　　　李　直　杨丽思　罗鸿宇　陈晓华

　　　　肖嘉勋　夏丽君

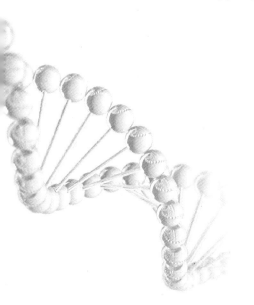

四川大学出版社
SICHUAN UNIVERSITY PRESS

项目策划：龚娇梅
责任编辑：龚娇梅
责任校对：仲　谋
封面设计：墨创文化
责任印制：王　炜

图书在版编目（CIP）数据

临床血液标本采集规范与管理实践 / 刘艮英主编
. — 成都：四川大学出版社，2021.7
　　ISBN 978-7-5690-4882-7

　　Ⅰ．①临… Ⅱ．①刘… Ⅲ．①血液检查 Ⅳ.
① R446.11

中国版本图书馆 CIP 数据核字（2021）第 154226 号

书名	临床血液标本采集规范与管理实践
主　　编	刘艮英
出　　版	四川大学出版社
地　　址	成都市一环路南一段 24 号（610065）
发　　行	四川大学出版社
书　　号	ISBN 978-7-5690-4882-7
印前制作	四川胜翔数码印务设计有限公司
印　　刷	郫县犀浦印刷厂
成品尺寸	185mm×260mm
印　　张	17.75
字　　数	432 千字
版　　次	2021 年 8 月第 1 版
印　　次	2021 年 8 月第 1 次印刷
定　　价	68.00 元

◆ 读者邮购本书，请与本社发行科联系。
　电话：(028)85408408/(028)85401670/
　(028)86408023　邮政编码：610065
◆ 本社图书如有印装质量问题，请寄回出版社调换。
◆ 网址：http://press.scu.edu.cn

四川大学出版社
微信公众号

前　言

　　实验室血液检验结果的误差涉及检验分析前、分析中和分析后三大方面的诸多因素，其中分析前环节的相关因素是影响检验结果的主要因素。标本采集时患者的生理状态、饮食情况、精神状态、病理变化，以及其正在接受的治疗措施会对检验结果产生影响，而血液标本采集的不规范操作会直接导致实验室检验误差。血液标本的规范采集与管理是实验室检验结果准确的前提，是医疗质量和医疗安全的基础。医务人员了解相关检测前非病理性因素对血液标本检验结果的干扰和影响，有助于其对临床血液标本采集规范化操作的理解、认识和执行，也有助于临床医生对检测结果的正确解读。

　　本书立足于临床，在参考国内外行业标准及指南的基础上，从临床血液标本的采集前准备、规范化操作、运输、储存、生物安全、职业防护、风险管控、应急措施、医护患沟通与人文关怀，以及采血中心建设、管理与全面质量控制等方面进行了详细分析与阐述。本书不同于以往国内出版的相关专著和教材，在强调基本理论、基本知识、基本技能的基础上，突出启发性和实用性，内容详细、全面，可操作性强。各章节内容的内在联系紧密，层次分明，注重理论联系实际。本书不仅适用于临床护理人员，也适用于样本物流转运人员、实验室检测人员、临床医生和医院管理相关人员阅读。本书的出版将为临床血液标本的规范化采集、运送和管理提供依据，为血液标本采集的质量控制提供帮助，为实验室检验结果更好地服务于临床提供保障，为促进院内多学科沟通协作、提升医疗质量、防范医疗风险起到推动作用。

主编

2021 年 3 月

目　　录

第一章 概述

第一节 血液标本的检测价值

随着现代医学的发展，疾病的诊断方法日益增多，但血液标本的检测仍然是基本的诊断方法之一。通过对血液标本的检测，可协助明确疾病的诊断、判断病情的进展、制订治疗措施、观察治疗的效果、为调整治疗方案提供依据等。由此可知，血液标本的检测对疾病的诊断和治疗都起着非常关键的作用。

一、血液的组成和理化特性

（一）血液的组成

血液是由血浆和悬浮于其中的血细胞组成的。其中血浆是由水和溶质组成，水占总量的 91%～92%；血细胞分为红细胞、白细胞和血小板三类，将新采集的血液与抗凝剂混匀后置于离心管内，离心后离心管上层淡黄色透明的液体为血浆，下层深红色不透明的沉淀物中绝大部分为红细胞，中间一薄层呈灰白色不透明的是白细胞和血小板；将新采集的血液注入未加抗凝剂处理的试管中，任其自然凝固，经过一段时间后析出淡黄色透明的液体为血清，血清与血浆的区别是血清缺少某些凝血因子，如凝血因子Ⅰ（纤维蛋白原）、Ⅱ（凝血酶原）、Ⅴ、Ⅷ等。全血适用于临床血液学检查，如血常规检查、血细胞分类和形态学检查等。血浆适用于血浆生理性和病理性化学成分的检查，血浆除钙离子外，含有其他全部凝血因子，也适用于血栓与止血的检查。血清适用于临床化学、临床免疫学、分子诊断学等的检查。血清标本的采血管为白色（不含任何添加剂）和黄色（惰性分离胶）；血浆用含抗凝剂的采血管，采血管颜色为蓝色（枸橼酸钠）、紫色（EDTA-K$_2$）、绿色（肝素锂）。

（二）血液的理化特性

血液是存在于心脏和血管内的流体组织，在体内通过循环系统与机体所有的组织器官发生联系。血液的基本功能是运输氧气、营养物质、代谢产物、激素等。此外，血液还具有调节酸碱平衡，保持机体内外环境稳态和防御功能。血液参与机体的每一项活动，当血液系统发生病变时，可以影响全身的组织器官，相反，组织器官病变时又可以直接或间接地引起血液的改变。因此，血液检查是临床常用的检验项目之一，它可以反映机体的各项功能及异常变化，为医生诊断和判断病情变化以及治疗提供参考。

二、血液学检验项目的检测价值

（一）白细胞计数（WBC）

由于中性粒细胞占白细胞总数的 $50\%\sim70\%$，其增高和降低直接影响白细胞总数。因此，在临床血液检测中，绝大多数病例白细胞总数实际反映着中性粒细胞的变化。

（1）中性粒细胞生理性增多：年龄、日间变化、妊娠与分娩。

（2）中性粒细胞病理性增多：急性感染、严重的损伤或大量血细胞破坏、急性大出血、肿瘤。

（3）中性粒细胞减少：感染、某些血液病、慢性理化损伤、自身免疫性疾病、脾功能亢进。

（4）其他异常白细胞：巨多核中性粒细胞常见于巨幼细胞性贫血、Pelger－Huet畸形为常染色体显性遗传异常等。

（5）淋巴细胞增多：某些病毒或细菌所致的急性传染病、某些慢性感染、肾移植术后、淋巴细胞白血病、再生障碍性贫血、粒细胞缺乏症。

（6）淋巴细胞减少：主要见于接触放射线及应用肾上腺皮质激素或促肾上腺皮质激素时，伴严重化脓性感染的情况。

（7）单核细胞病理性增多：感染、血液性疾病。

（8）单核细胞减少：意义不大，从略。

（9）嗜酸性粒细胞增多：过敏性疾病、某些传染病、慢性粒细胞白血病。

（10）嗜酸性粒细胞减少：常见于伤寒、副伤寒、手术后严重组织损伤以及应用肾上腺皮质激素或促肾上腺皮质激素治疗后。

（11）嗜酸性粒细胞计数的其他应用：观察急性传染病的预后、观察手术和烧伤病人的预后、测定肾上腺皮质功能。

（12）嗜碱性粒细胞增多：常见于慢性粒细胞白血病、真性红细胞增多症、黏液性水肿、溃疡性结肠炎、变态反应、甲状腺功能减退等。

（13）嗜碱性粒细胞减少：见于速发型变态反应、促肾上腺皮质激素及糖皮质激素过量、应激反应、库欣综合征、甲状腺功能亢进等。

（二）红细胞（RBC）

（1）红细胞增多：慢性肺心病、发绀型先天性心脏病、真性红细胞增多症、继发性红细胞增多症等。

（2）红细胞减少：由于红细胞生成和成熟障碍、DNA 合成障碍、血红蛋白合成障碍、红细胞破坏过多、红细胞丢失过多，常见于缺铁性贫血、巨幼细胞性贫血、再生障碍性贫血、骨髓增生异常综合征、白血病、骨髓瘤、骨髓纤维化、缺铁性贫血、蚕豆病、地中海贫血、溶血性贫血、脾功能亢进症、消化道溃疡、钩虫病等。

（三）血细胞比容（Hct）

血细胞比容增高可见于大面积烧伤和脱水的病人。测定血细胞比容后可以了解血液的浓缩程度，作为计算补液的依据。在各种贫血时，红细胞减少，血细胞比容随之降低。临床上常用血细胞比容值计算平均红细胞容积和平均红细胞血红蛋白浓度，以协助贫血的鉴别诊断。

（四）血红蛋白（Hb）

（1）血红蛋白减少：贫血、白血病、大量失血、产后、术后、钩虫病等，缺铁性贫血时较明显。

（2）血红蛋白增多：肺心病、肺气肿、先天性心脏病、严重呕吐、大面积烧伤、严重呕吐、腹泻、慢性一氧化碳中毒、真性红细胞增多症等。

（五）平均红细胞体积、平均红细胞血红蛋白量、平均红细胞血红蛋白浓度

平均红细胞体积（MCV）、平均红细胞血红蛋白量（MCH）、平均红细胞血红蛋白浓度（MCHC）可从不同方面反映红细胞的病理变化。根据这三个指数的变化，可将贫血分为大细胞性贫血、正细胞性贫血、小细胞低色素性贫血及单纯小细胞性贫血。

（六）红细胞体积分布宽度（RDW）

红细胞体积分布宽度（RDW）为反映红细胞体积异质性的参数，常以所测得红细胞体积大小的变异系数（CV%）来表示。可用于缺铁性贫血的诊断与疗效观察、小细胞低色素性贫血的鉴别诊断和贫血的分类。

（七）血小板（PLT）

（1）生理变化：午后血小板高于晨间，动脉血高于静脉血，静脉血高于末梢血，冬季高于夏季，女性月经早期血小板减少，女性分娩后1~2天减少，新生儿血小板较少，3个月后到达成人水平。

（2）病理性血小板减少：临床上常见于各种侵害骨髓而导致造血功能障碍的疾病，如急性白血病、再生障碍性贫血等；血小板破坏多见于药物中毒，特发性血小板减少性紫癜，免疫性血小板减少性紫癜，血栓性血小板减少性紫癜，X线照射以及细菌感染，如败血症、伤寒等，病毒感染，如麻疹等。

（八）血小板平均体积（MPV）

（1）鉴别血小板减少的原因：骨髓巨核细胞生成不良、血小板破坏增多或血小板分布异常。

（2）有利于骨髓增生性疾病与反应性血小板增多的鉴别。

（3）提示骨髓功能恢复的预后。有报道指出，血小板平均体积增加是骨髓功能恢复

的第一症候。

（九）血小板分布宽度（PDW）

巨幼红细胞贫血、急性粒细胞白血病、原发性血小板减少性紫癜、骨髓增生异常综合征等可引起血小板分布宽度增大。

（十）网织红细胞（RET）

（1）网织红细胞增多：临床上常见于各种增生性贫血，特别是急性溶血、急性大出血引起的失血性贫血，当缺铁性贫血和巨幼细胞性贫血治疗有效时，短时间内网织红细胞会大量增加。

（2）网织红细胞减少：多见于骨髓增生低下，如再生障碍性贫血、阵发性血红蛋白尿等某些溶血性贫血，或有再生障碍性贫血危象时。

（十一）红细胞沉降率（ESR）

（1）生理性血沉加快：见于老人、孕妇（妊娠 3 个月以上）和产妇、幼儿生理性贫血、剧烈运动后等。

（2）病理性血沉加快：常见于一些器质性病变的活动期，如各种炎症、组织损伤及坏死、恶性肿瘤、风湿热、结核病活动期、贫血以及各种病因引起的高球蛋白血症等。

（十二）凝血活酶原时间（PT）

（1）PT 延长：如先天性某因子缺乏症、低纤维蛋白原血症、弥散性血管内凝血（DIC）、原发性纤溶、维生素 K 缺乏症、肝脏疾病、血液中抗凝物质增加等。

（2）PT 缩短：常见于口服避孕药、高凝状态和血栓性疾病等。

（3）用于香豆素类等口服抗凝药物的监控。

（十三）活化部分凝血活酶时间（APTT）

（1）APTT 延长：凝血因子Ⅷ、Ⅸ、Ⅺ 和Ⅻ血浆水平降低，如血友病 A、血友病 B、凝血因子Ⅺ及Ⅻ缺乏、部分血管性血友病；严重的凝血酶原因子和纤维蛋白原缺乏，如肝脏疾病、阻塞性黄疸、新生儿出血病、口服抗凝药、应用肝素及纤维蛋白原缺乏症等；纤溶活性增强；血液循环中有抗凝物质等。

（2）APTT 缩短：高凝状态，如弥散性血管内凝血的高凝期等；血栓性疾病，如心肌梗死、肺梗死、脑血管病变、妊娠期高血压疾病、肾病综合征以及严重灼烧等。

（3）APTT 是监测肝素治疗的首选指标：在使用肝素治疗时多用 APTT 监测药物剂量，一般以维持监测值为基础值的 2 倍左右为宜。

（十四）凝血时间（TT）

（1）TT 延长：常见于低纤维蛋白原血症、弥散性血管内凝血、肝脏疾病、系统性红斑狼疮（SLE）、肝素治疗中等。

（2）TT 缩短：主要见于某些异常蛋白血症和巨球蛋白血症，还可见于血样中有微小凝块或存在钙离子时。

（十五）纤维蛋白原（FIB）

（1）FIB 减少：常见于先天性低纤维蛋白原血症、原发性纤维蛋白溶解、严重肝脏疾病、DIC、恶性肿瘤、异常纤维蛋白原血症、新生儿及早产儿、某些产科意外等。

（2）FIB 增高：见于各种血栓前状态及血栓栓塞病、月经期及妊娠期、糖尿病、动脉硬化、休克、癌肿、骨髓瘤、结缔组织病、放射治疗后等。

（十六）D-二聚体（D-dimer）

（1）D-二聚体增高：继发性纤溶亢进症、组织纤维酶原激活物的纤溶疗法、动脉或静脉血栓性疾病、一些恶性肿瘤等。

（2）原发性或继发性纤溶亢进鉴别诊断：由于纤维蛋白原及其降解产物均不与D-二聚体抗体反应，因此，D-二聚体增高可以认为是继发性纤溶或其他血管内血栓形成的证据。

三、生物化学检验项目的检测价值

1. 天门冬氨酸氨基转移酶（AST）　AST 的测定主要用于诊断急性心肌梗死、肝细胞及骨骼肌细胞疾病等。

2. 丙氨酸氨基转移酶（ALT）　ALT 主要存在于肝细胞质内的可溶性部分，ALT 的测定对反映肝脏损害具有特殊意义。

（1）ALT 增高：常见于急性病毒性肝炎，骨骼肌、胰腺及肾等组织坏死等。

（2）ALT 降低：磷酸吡多醛缺乏症。

3. 碱性磷酸酶（ALP）　ALP 主要用于肝胆系统及骨骼肌系统疾病的诊断。

（1）ALP 升高：常见于胆道梗阻、肝细胞损害、肝细胞和胆管上皮细胞再生或癌变等。

（2）ALP 降低：主要见于心脏外科手术后、低镁血症、甲状腺功能减退、恶性贫血、低锌血症、肝切除及肝移植术后等。

4. 乳酸脱氢酶（LDH）　LDH 广泛存在人体各组织中，各器官和组织病变都可释放 LDH 至血液中，使其活性增加，故无特异性，降低无临床意义。增高主要见于急性心肌梗死、病毒性肝炎、肝硬化、某些恶性肿瘤、骨骼肌病、白血病等。

5. 总胆红素（TBIL）

（1）生理性增高：见于出生 48 小时内的足月儿、妊娠期妇女。

（2）病理性增高：常见于原发性胆汁性肝硬化、急性黄疸型肝炎、慢性活动期肝炎、病毒性肝炎、肝硬化、溶血性黄疸和胆石症等。

6. 直接胆红素（DBIL）　DBIL 增高常见于阻塞性黄疸、肝细胞损害、肝癌、胰头癌、胆石症和 Rotor 综合征等。

7. 总蛋白（TP）

（1）总蛋白浓度升高：常见于各种原因失水所致的血液浓缩、多发性骨髓瘤、巨球蛋白血症、冷沉淀球蛋白血症、系统性红斑狼疮、风湿热、硬皮病、结节病、脱水、尿崩症等。

（2）总蛋白浓度降低：常见于肾病综合征、严重烧伤、结核、甲状腺功能亢进、慢性失血状态、肝硬化、肠病、肾小球肾炎、肾病综合征、肝炎、肿瘤等。

8. 尿素氮（BUN）

（1）生理性升高：年龄的增长和高蛋白饮食可能会引起 BUN 升高。

（2）病理性升高：肾前性，如饥饿、脓毒血症、脱水、休克、心力衰竭等；肾性，如肾衰竭、肾盂肾炎、肾病等；肾后性，如膀胱结石、泌尿生殖肿瘤、前列腺肥大等。

（3）BUN 降低：常见于严重的肝脏疾病。

9. 尿酸（UA）

（1）尿酸升高：常见于痛风、高脂血症、肾功能不全、白血病、多发性骨髓瘤、细胞和组织的坏死、甲状旁腺功能减退、黏液性水肿、铅中毒、红细胞增多症、溶血性贫血及恶性贫血等。

（2）尿酸降低：常见于肾病、低嘌呤饮食、威尔逊病（Wilson disease）、代谢性氨基酸病、霍奇金淋巴瘤等。

10. 肌酐（creatinine，Cr）　血清肌酐反映肾脏损害、肾小球滤过滤、尿路通畅性等肾功能。

（1）肌酐升高：当肾发生实质性病变时，如肾功能不全、尿毒症、肾功能障碍等。

（2）肌酐降低：常见于低嘌呤饮食、儿童等。

11. 葡萄糖（GLU）

（1）血清（浆）葡萄糖病理性升高：常见于糖尿病、内分泌障碍、颅内压增高、脱水、麻醉、胰腺炎、感染性疾病、胰腺癌、毒血症、抽搐等。

（2）血清（浆）葡萄糖病理性降低：胰岛素分泌性肿瘤、严重肝病、甲状腺功能减退、垂体功能减退、肾上腺功能减退、磷中毒、糖原累积病等。

12. 口服葡萄糖耐量试验（OGTT）　根据耐糖量曲线来判断和确诊疾病。

13. 无机磷（P）

（1）血清无机磷升高：常见于慢性肾炎、肾衰竭、肾功能不全、甲状腺功能减退、多发性骨髓瘤、骨折愈合期、白血病、急性重型肝炎、新生儿高磷血症等，另外标本溶血、脂血可引起结果假性血清无机磷升高。

（2）血清无机磷降低：常见于佝偻病、骨软化、甲状旁腺功能亢进、胰岛素治疗、肾小管变性病变、妊娠晚期等。

14. 钙离子（Ca^{2+}）

（1）血清钙升高：常见于甲状旁腺功能亢进、肿瘤骨转移、维生素 D 过多症、肾上腺皮质功能不全、多发性骨髓瘤等。

（2）血清钙降低：常见于维生素代谢障碍、甲状旁腺功能减退、佝偻病、肾病、肾炎、失钙综合征等。

15. 总胆固醇（TC）

（1）总胆固醇升高：家族性高胆固醇血症、混合型高脂蛋白血症、肾病综合征、甲状腺功能减退、糖尿病、妊娠、胰腺炎、砷中毒性肝炎、黏液性水肿、胆道梗阻、动脉硬化、心肌局部缺血、饮酒、女性绝经期等。

（2）总胆固醇降低：低β脂蛋白血症、营养不良、甲状腺功能亢进、严重肝功能不全、贫血、甲状腺炎、素食者、消耗性综合征、瓦尔登斯特伦巨球蛋白血症、新生儿等。

16. 甘油三酯（TG）

（1）甘油三酯升高：家族性混合型高脂血症、胆汁阻塞、肾病综合征、病毒性肝炎、胰腺炎、痛风、酒精性肝硬化、糖尿病、恶性贫血、心肌局部缺血及梗死、冠状动脉粥样硬化、甲状腺功能减退等。

（2）甘油三酯降低：常见于甲状腺功能亢进、肾上腺皮质功能减退、肝功能严重低下等。

17. 淀粉酶（AMS）

（1）淀粉酶升高：常见于急性胰腺炎、胰腺管道阻塞、急性阑尾炎、溃疡性穿孔、肠梗阻、吗啡注射、流行性腮腺炎等。

（2）淀粉酶降低：常见于肝脏疾病。

18. 钾离子（K^+）

（1）血清钾升高：常见于肾衰竭、肾上腺皮质功能减退、系统性红斑狼疮、镰刀型细胞贫血、肾移植术后、艾迪生（Addision）病、酸中毒、严重溶血及感染烧伤、挤压综合征、炎症坏死等。

（2）血清钾降低：肾衰竭多尿期、肾上腺皮质功能亢进、醛固酮增多症、肾小管酸中毒、频繁呕吐、腹泻、碱中毒、应用胰岛素、细胞生长过速等。

19. 钠离子（Na^+）

（1）血清钠升高：临床上常见于肾上腺皮质功能亢进、严重脱水、中枢性尿崩症等。

（2）血清钠降低：临床上常见于幽门梗阻，呕吐，腹泻，胃肠道、胆道及胰腺手术后造口，肾盂肾炎，肾上腺皮质功能不全，糖尿病，肾病综合征的低蛋白血症，肝硬化腹水，右心衰，大面积烧伤及创伤等。

20. 氯离子（Cl^-）

（1）血清氯升高：摄入过多的氯、肾功能不全少尿期、尿道或输尿管梗阻、心功能不全、呼吸性碱中毒、尿崩症等。

（2）血清氯降低：摄入不足、严重呕吐、腹泻、吸收不良、慢性肾上腺皮质功能不全、慢性肾功能不全多尿期、糖尿病、呼吸性酸中毒、代谢性碱中毒等。

21. 胆碱酯酶（CHE） 血清（浆）中的 CHE 由肝脏合成，CHE 的测定用于临床诊断肝脏疾病、肾病综合征和蛋白质丧失性肠道疾病。

22. 胱抑素 C（Cys－C） 胱抑素 C 是反映肾小滤过率变化的内源性标志物，对测定肾小球滤过率有极其重要的意义。

23. 脂蛋白 a［LP（a）］ 血浆 LP（a）与动脉粥样硬化关系密切，是动脉粥样硬化、冠心病的独立危险因子。

24. 脂肪酶（LPS） 脂肪酶的测定用于反映胰腺的失调情况，LPS 升高常见于急性胰腺炎及胰腺癌。另外，胆总管结石、慢性胰腺炎、胰管梗阻、肠梗阻、十二指肠穿孔等脂肪酶亦可升高。

25. α-羟丁酸脱氢酶（HBDH） HBDH 与 LDH、AST、CK 及 CK-MB 一起组成心肌酶谱，对诊断心肌梗死有重要的意义。HBDH 增高还见于活动性风湿性心肌炎、急性病毒性心肌炎、溶血性贫血等。

26. 肌酸激酶（CK） 最初用于诊断骨骼肌疾病，特别对诊断急性心肌梗死有较大的价值。CK 增高也可见于各种类型进行性肌萎缩、杜兴氏肌肉营养不良症、病毒性心肌炎、脑血管意外、脑膜炎、甲状腺功能减退、剧烈运动、各种手术、插管等。

27. 肌酸激酶同工酶（CK-MB） 主要用于诊断急性心肌梗死、癫痫发作后、新生儿产后窒息缺氧严重等。肌病、肌萎缩、外科手术和骨骼疾病时 CK-MB 也会升高。

28. 胆汁酸（TBA） 血清 TBA 的测定对中毒性肝病的诊断优于常规肝功能试验，对胆汁淤积的诊断有较高的灵敏度和特异性，包括肝外胆管阻塞、肝内胆汁淤积、急性肝炎、初期胆管性肝硬化、妊娠期肝内胆汁淤积症等。

29. 血氨（AMM） 血氨升高常见于重症肝炎、肝硬化、原发性肝癌、肝性脑病、上消化道出血、严重腹泻、呕吐、脱水、门静脉分流术后、应用利尿药等。

30. 镁离子（Mg^{2+}）

（1）血清镁升高：常见于急性或慢性肾衰竭、内分泌疾病、少尿、脱水、Addision 病、糖尿病酸中毒、多发性骨髓瘤等。

（2）血清镁降低：常见于慢性腹泻、醛固酮增多症、甲状旁腺功能低下、肝硬化、胰腺炎、溃疡性结肠炎、血液透析、慢性酒精中毒、慢性肾炎多尿期等。

31. 糖化血红蛋白（HbA1c） HbA1c 主要用于反映测定前 1~2 个月的平均血糖水平，用于评价糖尿病患者血糖的控制情况。

四、免疫学检查项目的检测价值

1. 甲胎蛋白（AFP） AFP 升高是原发性肝癌的重要指标，特异性好，灵敏度高。

2. 癌胚抗原（CEA） CEA 升高常见于结肠癌、直肠癌、胰腺癌、肺癌、胃癌、乳腺癌、子宫癌等。CEA 的水平可用于癌症病人的检测和确定治疗效果及预后。

3. 前列腺特异性抗原（PSA） PSA 可作为前列腺癌的早期诊断和鉴别诊断的一个重要指标，也是判断疗效的一个重要工具。

4. 游离前列腺特异性抗原（f-PSA） 结合总 PSA 及其比值，可作为前列腺癌的早期诊断和鉴别诊断的一个重要指标。此外，f-PSA 还是检测前列腺癌及判断疗效的一个重要工具。

5. 人绒毛膜促性腺激素（hCG） 血清 hCG 常用于判断是否怀孕，也可用于判断是否为宫外孕、多胎妊娠、葡萄糖胎、胚胎发育是否正常，以及其他内分泌疾病或肿瘤等。

6. 促甲状腺素（TSH） 甲状腺功能正常时，甲状腺激素水平和血液中的 TSH 和 TRH 浓度呈负相关；甲状腺功能低下时，TSH 水平升高。因此，测定 TSH 对评价甲状腺功能很有价值。

7. 游离三碘甲状腺原氨酸（FT_3） FT_3 在甲状腺功能亢进时升高，甲状腺功能减低时降低，对诊断甲状腺功能亢进和甲状腺功能减低有很重要的意义。

8. 游离甲状腺素（FT_4） FT_4 在甲状腺功能亢进时升高，甲状腺功能减低时降低，对诊断甲状腺功能亢进和甲状腺功能减低有很重要的意义。

9. 雌二醇（E_2） E_2 是卵泡正常分泌的激素。

10. 卵泡刺激素（FSH） 对男性而言，可作用于睾丸的生精细胞和支持细胞，对精子的生成起调节作用；对女性而言，可促进卵泡成熟及分泌雌激素。

11. 黄体生成素（LH） LH 的测定在预测排卵时间具有特殊意义，也用于绝经期的检查、不孕症的诊断和内分泌治疗的检查。

12. 孕酮（P） 在女性怀孕时升高，对糖代谢、蛋白质代谢、电解质代谢均有影响，且有致热作用。

13. 催乳素（PRL） PRL 是评定下丘脑-垂体功能的一项重要指标，特别是对垂体催乳素瘤、高催乳素血症，对下丘脑蒂病症的诊断具有特殊价值，对月经异常和不孕的病因诊断与鉴别诊断有极大的意义。

14. 神经元特异烯醇化酶（NSE） 血清 NSE 升高常见于小细胞性肺癌、神经母细胞瘤、甲状腺髓样癌、黑色素瘤、胰腺内分泌瘤等，NSE 也可用于小细胞性肺癌患者的病情监测、疗效评价及预后判断。

15. 胰岛素（INS） 血清胰岛素的监测可帮助了解胰岛素/葡萄糖比值以及胰岛素的分泌情况，并依此协助临床对患者进行糖尿病分型和选择治疗方案。

16. C 肽（C-P） 可反映胰岛 B 细胞生成和分泌胰岛素的能力，也可用于评定胰岛移植是否成功和胰腺切除后的监测。

17. 血清铁蛋白 是诊断隐性缺铁、缺铁性贫血的有效指标，为原发性肝癌、肺癌等某些恶性肿瘤的诊断、疗效评价、预后随访、复发及转归等提供依据。

18. 皮质醇（COR） 对下丘脑-垂体-肾上腺皮质醇功能及病理、生理研究及临床均有重要意义，对库欣综合征、Addison 病的鉴别诊断有特殊的意义。

19. 糖类抗原 CA125 是卵巢癌重要的相关抗原，可用于卵巢癌的早期诊断，输卵管内膜腺癌、肝癌、肝硬化等也可见 CA125 升高。

20. 糖类抗原 CA19-9 CA19-9 升高常见于胃肠道恶性肿瘤，如胰腺癌、结直肠癌、胃癌和肝癌。

21. 糖类抗原 CA15-3 CA15-3 主要用于乳腺癌的检测和筛选，对乳腺癌的诊断有意义。

22. 人类乳头状瘤病毒（HPV） 某些类型的 HPV 与许多疾病有关，包括尖锐湿疣，宫颈、外阴和阴道的上皮瘤病变和癌瘤。

23. 醛固酮 用于原发性醛固酮增多症的诊断与疗效观察、Addison 病的诊断和肾上腺肿瘤、肾上腺皮质增生与继发性醛固酮增多症的诊断。

24. 巨细胞病毒（CMV） 抗-CMV 阳性表示有 CMV 感染，抗-CMV 为非保护性抗体。

25. 风疹病毒（RUV） 抗-RUV 阳性表示有 RUV 感染，抗-RUV 为非保护性抗体。

26. 单纯疱疹病毒（HSV） 抗-HSVⅡ阳性表示有 HSVⅡ感染，抗-HSVⅡ为非保护性抗体。

27. 弓形虫病毒（TOX） 抗-TOX 阳性表示有 TOX 感染，抗-TOX 为非保护性抗体。

28. 抗甲状腺球蛋白抗体（Anti-TG） 常存在于患有自身免疫甲状腺疾病的病人中。大约 10% 的健康人有低水平的 TG 自身抗体；30% 的 Graves 病人和 85% 的 Hashimoto 甲状腺炎病人，存在较高水平 TG 自身抗体。

29. 抗甲状腺过氧化物酶抗体（Anti-TPO） 所有的 Hashimoto 病人和大部分 Graves 病人的 TPO 自身抗体水平均升高，结合甲状腺功能减退症的临床表现可以明确 Hashimoto 病的诊断。

30. 生长激素（GH） 正常人每天生成的 GH 约 5mg，一个垂体可提取 GH 3~5mg，GH 含量与年龄无明显关系。

31. 白细胞介素-1β（IL-1β） 许多疾病的产生和病理变化都与白细胞介素-1β 或白细胞介素-1 受体表达异常有关，如慢性风湿性关节炎、莱姆病、骨质疏松症、川崎病、痛风、肾小球肾炎、子宫内膜炎、急性髓性白血病、早产等。

32. 白细胞介素-2（IL-2） IL-2 产生和表达异常与临床疾病有密切关系，测定血清中的 IL-2，可为肿瘤、心血管疾病、肝病、系统性红斑狼疮、艾滋病等疾病的诊断、预后及疗效评估提供依据，同时 IL-2 用于器官移植后排异反应的早期诊断。

33. 白细胞介素-6（IL-6） 具有调节免疫应答、急性期反应及造血作用，并参与机体炎症反应和抗感染防御作用，与自身免疫疾病和某些肿瘤的发生和转归有密切关系，如类风湿性关节炎、多发性骨髓瘤、肝炎、烧伤及系统性红斑狼疮等。

34. 白细胞介素-8（IL-8） 在炎症局部及败血症患者的外周血中均可检测到较高水平的 IL-8，可帮助炎症性疾病的诊断和鉴别诊断。

35. 甲状旁腺激素

（1）增高：甲状旁腺功能亢进、继发甲状旁腺功能亢进、功能障碍、骨质疏松、佝偻病等。

（2）降低：甲状旁腺功能低下、特发性甲状旁腺萎缩、高血钙、恶性肿瘤骨转移。

36. 促红细胞生成素（EPO） EPO 是红细胞生成的主要调节者，可刺激增殖和区别骨骼红细胞前体细胞，控制红细胞生成以适应组织对氧的需要。

37. 促甲状腺受体抗体（TSHRAb） TSHRAb 是 Graves 病的主要指标，持续阳性提示机体免疫功能方面未缓解，甲状腺功能亢进易爆发。

38. 免疫球蛋白 G（IgG）

（1）增高：常见于慢性肝病、亚急性或慢性感染性疾病、结缔组织病变、IgG 骨髓瘤、无症状性单克隆 IgG 病等。

（2）降低：常见于遗传性或获得性抗体缺乏症、混合性免疫缺陷综合征、肾病综合征、选择性 IgG 缺乏症、蛋白丢失性肠病、免疫抑制药物治疗等。

39．免疫球蛋白 M（IgM）

（1）增高：常见于胎儿宫内感染、亚急性或慢性感染性疾病、肝病、传染性单核细胞增多症、结缔组织病、支原体感染、巨球蛋白血症等。

（2）降低：常见于遗传性或获得性抗体缺乏症、混合性免疫缺陷综合征、选择性 IgM 缺乏症、蛋白丢失性肠病、烧伤、免疫抑制药物治疗等。

40．补体 C3（C3）

（1）增高：常见于类风湿性疾病急性期、慢性肾炎、肾病综合征、肿瘤、细菌感染等。

（2）降低：常见于肝硬化、慢性活动性肝炎、急性肾炎等。

41．补体 C4（C4）

（1）增高：常见于风湿热的急性期、皮肌炎、心肌梗死、关节炎等。

（2）降低：常见于肝硬化、慢性活动性肝炎、急性肾炎、多发性硬化症、系统性红斑狼疮、类风湿关节炎、IgA 肾病等。

42．C 反应蛋白（CRP）　　CRP 是一种非特异性的炎症标志物，CRP 明显增高常见于急性心肌梗死、创伤、感染、炎症、肿瘤浸润、外科手术等。

43．类风湿因子（RF）　　常见于类风湿关节炎（RA）患者的血液和滑液中，也可见于系统性红斑狼疮、病毒性肝炎、硬皮病等。

44．转铁蛋白（TRF）

（1）增高：常见于各种慢性缺铁，如缺铁性贫血、口服避孕药、妊娠后期等。

（2）降低：常见于肝硬化、急慢性肝炎、肾衰竭、肾病综合征、再生障碍性贫血、恶性肿瘤等。

45．轻链定量（Kapp 和 Lamb）　　有助于 M 蛋白病的诊断。

46．乙肝表面抗原（HBsAg）　　在乙肝病毒感染的早期出现于患者的血液中，是诊断 HBV 感染最常用的指标。

47．丙肝病毒抗体（抗-HCV）　　抗-HCV 阳性表示有 HCV 感染，抗-HCV 为非保护性抗体。

48．人类免疫缺陷病毒（HIV）

（1）阴性结果：HIV 抗体检查阴性者不能完全排除 HIV 感染的可能，造成假阴性的情况可能有：①感染者处于"窗口期"，"窗口期"为 2～6 个月；②当感染者的抗体水平低于检测灵敏度极限时；③样本处理不当造成检测误差或个别特殊的样本造成的无反应；④当特殊的 HIV 变异株感染标本其抗体不与此试剂盒包抗原起反应时。

（2）阳性结果：试验阳性者不能当作阳性结果报告，必须做 HIV 确认试验。可能造成假阳性的有自身免疫性疾病、风湿性关节炎等。

49．抗核抗体（ANA）　　ANA 检测在临床上是一个极其重要的筛选试验，阳性表示自身免疫病的可能性，对风湿性疾病的诊断和鉴别诊断有着重要意义。

50. 抗 ds-DNA 抗体　抗 ds-DNA 抗体是 SLE 的特异性抗体，是 SLE 的重要诊断标准之一。

51. 抗中性粒细胞胞质抗体（ANCA）　ANCA 是一种以中性粒细胞和单核细胞胞质成分为靶抗原的自身抗体，与临床关系最密切的是原发性小血管性疾病。

52. 游离血小板抗体　游离血小板抗体是游离于血小板间的自身抗体，阳性常见于 ITP、SLE。

53. 抗心磷脂抗体（ACA）　ACA 是以心磷脂为靶抗原的一种自身抗体，主要见于 SLE、RA、SS、自然流产、血小板减少症、脑卒中、心肌梗死等。

54. 抗环瓜氨酸肽抗体（CCP 抗体）　检测血清中的 CCP 抗体对 RA 诊断特异性可达 96%，且其敏感度与 RF 相同。

55. EB 病毒（EBV）　EBV 是一种重要的感染人类的 DNA 病毒，与 EBV 感染相关的疾病包括：NCP、传染性单核细胞增多症、鼻咽以外的淋巴上皮瘤样癌、鼻型结外 NK/T 细胞淋巴瘤、淋巴瘤样肉芽肿病、Burkitt 淋巴瘤等。

56. 结核抗体　结核抗体的检测是避免延误诊断有意义的指标。

第二节　血液标本的采集与分类

临床检验的目的是为临床提供准确可靠的实验诊断依据。为了保证实验数据的可靠性，在检验过程中必须坚持全面质量控制和全过程质量控制，即对影响临床检验结果可靠性的各方面因素及各个环节进行质量控制。病人的血液、体液、分泌物、排泄物均应视为具有潜在传染性的物质，接触上述物质者必须采取标准预防措施。检验科常见检验标本大致分为血液、体液、分泌物三大类，血液包含血清、血浆、全血等；体液包含尿液、粪便等；分泌物包含阴道分泌物、各类拭子等。检验全过程质量控制包括实验前（分析前）、实验中（分析中）和实验后（分析后）三个阶段的质量控制。在实验误差中实验前误差占 70%，故实验前质量控制对减少实验误差显得尤其重要。实验前质量控制包括病人准备和标本收集、处理、储存和运送等。因而能否正确、规范地采集和处理标本，是保证实验前质量的重要内容。鉴于检验医学涉及的临床检测项目多，检测方法也各不相同，标本采集的要求也因不同的检测项目而有所区别。因此，检验科应向临床科室提供《检验样本采集指南》以规范检验标本的采集、运送及保存。

一、血液标本采集应遵循的基本原则

（一）两个基本原则

送检标本的质量要符合要求，须满足以下两个基本原则：

第一，送检标本必须满足检验结果正确性的各项要求。

第二，检测结果必须能真实、客观地反映病人当前病情。

应尽可能避免一切干扰因素，因为当这些干扰因素存在时，可以影响检测结果的正确性，或者检测结果并不反映病人当前病情。所以，"用不符合质量要求的标本进行检验，不如不进行这项检验"应成为牢记的座右铭！

（二）3W1H 程序

除了符合两个基本原则，标本采集还应遵循 3W1H 程序（Who、When、Where、How）。

1. Who——采集正确患者的标本

（1）患者识别是一切操作的前提，是患者十大安全目标的第一条，应确保患者诊疗过程安全，严防医疗不良事件的发生，确保将正确的医疗服务提供给正确的患者。

（2）严格执行医院患者身份识别制度，至少通过核对两种以上识别信息（门诊患者：姓名＋门诊号＋出生年月日；住院患者：确认手腕带，姓名＋住院号＋出生年月日）来确认患者身份。

1）标本采集操作前要认真查对患者身份，原则上由患者本人提供身份识别信息，无法提供时，由其授权人（或监护人）提供。

2）对昏迷、意识不清、语言交流障碍、无自主能力、新生儿、7 岁以下患儿及无痛检查、手术等患者须使用腕带作为识别身份的标识和查对的有效手段。在样本采集操作前要认真核对腕带上的各项信息，准确识别患者身份。

3）禁止仅以病房号、床号作为患者身份识别标识；门诊号、住院号、性别、年龄、出生日期、民族、诊断、联系电话、过敏史等可作为患者身份识别的补充信息。

（3）为防止贴错标签，标本容器的标签上至少应注明下列内容：患者姓名、性别、出生年月日、送检科别、床号、住院号/门诊号、标本类型、检验项目、采集时间。

（4）样本采集后应再次核对检验申请单信息、患者身份和容器标识是否一致。

2. When——采集最佳时间的标本

（1）最具代表性的时间：血液标本原则上晨起空腹采集，理由是尽可能减少患者昼夜节律带来的影响。

1）患者一般处于平静、休息状态，应减少患者由于运动、饮食带来的影响。

2）参考区间通常是根据正常健康人空腹血标本测定值确定的，因此，易于与参考区间做比较。

3）特殊项目具有其特殊的采血时间。

（2）检出阳性率最高的时间：尿液分析宜采取晨尿，细菌培养应尽量在抗生素使用前采集标本等。

（3）对诊断最有价值的时间：急性心梗患者查心肌肌钙蛋白 T 或 I 在发病后 4～6 小时采样较好；病毒性感染抗体的检测，在急性期及恢复期采取双份血清检测对诊断的意义较大。

3. Where——采集具代表性的标本

（1）大便检查应取黏液、血液部分；痰液检查应防止唾液混入；末梢血采集防止组织液的混入；骨髓穿刺、脑脊液穿刺应防止外伤性血液的渗入；输液患者输液完毕至少1 小时后方可采取血液标本送检。

（2）静脉采血时患者应取坐位或卧位，止血带使用后 1 分钟内采血，回血后立即松开。

4. How——采集合乎要求的标本

（1）抗凝剂的正确使用。采血过程中应严格遵循采血管使用顺序，试管顺序使用错误后，严禁将错误抗凝剂采血管内的血液直接倒入正确抗凝剂的采血管。例如，血细胞分析采血管（紫管）内的 EDTA－K_2 抗凝剂含有钾离子，不能将其中的血液直接倒入含有促凝剂的黄管用于生化项目检测，否则将会对钾离子的检测产生严重干扰，导致错误报告。

（2）防溶血、防污染。无论是含有抗凝剂的采血管，还是含有促凝剂的采血管，血液采集后均须轻柔颠倒 8~10 次，以使得抗凝剂或促凝剂与血液充分混合。但禁止猛烈摇晃采血管，剧烈的摇晃会产生溶血，导致分析前质量失控。

（3）容器清洁度或无菌程度应符合要求。

（4）防止过失性的采样（如采错部位、用错真空采血管抗凝剂类型等）。

（5）防止边输液边采血，紧急情况必须要采血时，严禁在病人输液同侧近心端采血，更不能直接从输液通道抽取血样。

二、血液标本的分类及采集方式

（一）血液概述

1. 血液的组成

血液由血细胞（红细胞、白细胞、血小板）和血浆组成。血液离体后自然凝固，分离出的淡黄色透明液体称为血清。血液加抗凝剂后分离出来的淡黄色透明液体称为血浆。血清与血浆的区别是血清缺少某些凝血因子，如凝血因子Ⅰ（纤维蛋白原）、Ⅱ（凝血酶原）、Ⅴ、Ⅷ等。全血适用于临床血液学检查，如血常规检查、血细胞分类和形态学检查等。血浆适用于血浆生理性和病理性化学成分的检查，血浆除钙离子外，含有其他全部凝血因子，也适用于血栓与止血的检查。血清适用于临床化学、临床免疫学、分子诊断学等的检查。血清标本的采血管为白色（不含任何添加剂）和黄色（惰性分离胶）；血浆用含抗凝剂的采血管，颜色为蓝色（枸橼酸钠）、紫色（EDTA－K_2）、绿色（肝素锂）。采血管颜色及采血顺序见图 1－1。

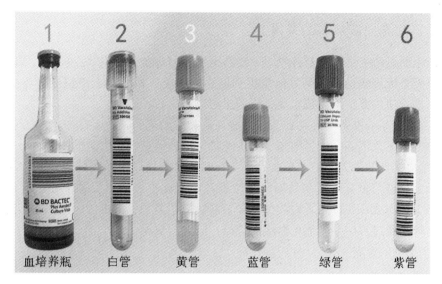

图 1-1　采血管颜色及采血顺序

（二）血液的理化性质

1. **血量**　指存在于血液循环系统中全部血液的总量，正常人血量约为 $70\pm10ml/kg$ 体重，男性比女性血量稍多。

2. **颜色**　血液的颜色来源于红细胞内的血红蛋白。动脉血氧合血红蛋白含量较高，呈鲜红色；静脉血还原血红蛋白含量高，呈暗红色。餐后，尤其是高脂膳食后，血液会呈乳白色，溶血患者血液呈红色。严重 CO 中毒者血液呈樱红色。

3. **酸碱度**　受人体饮食中摄入的酸碱性物质影响，血液 pH 值波动范围较小，正常人血液 pH 值为 7.35～7.45，静脉血 pH 值为 7.35，动脉血 pH 值为 7.40。

4. **血液比密**　血液比密：男性为 1.055～1.063，女性为 1.051～1.060，血浆比密和血浆内的蛋白浓度相关。

5. **血液的三大特性**

（1）红细胞的悬浮稳定性：正常红细胞呈均匀混悬状态。

（2）黏滞性：正常人的全血黏度约为生理盐水黏度的 4～5 倍。

（3）凝固性：一般血液离体后，由于凝血因子的激活，数分钟后便自行凝固。

6. **血液的四大生理功能**

（1）运输功能：将吸入的氧气和食物中的各种养分运输至身体各个器官和组织，以维持人体的需要，并将人体产生的代谢产物排出体外。

（2）协调功能：对人体器官起协调作用。

（3）维护机体内环境稳定：对人体内的电解质、体温等均有稳定作用。

（4）防御功能：白细胞类有强大的免疫功能，血小板和凝血因子有止血和抗凝的功能。

（三）静脉血液标本的采集

血液不断循环于全身，与各组织、器官密切接触，全身各系统疾病可以表现为血液异常，血液系统疾病也可影响其他组织和器官的功能，检验科血液检测标本多为静脉血。目前推荐使用真空采血技术（负压采血法）。

1. 采血物品的准备　各类真空采血管、一次性无菌采血针（蝶翼针、直针）、止血带、安尔碘、无菌棉签、无菌棉球、一次性垫巾、利器盒、个人防护用品。

2. 采血人员的个人防护　采血人员在开始采血前应该按照医院个人防护规定佩戴医用帽子、口罩与手套。宜在采集每一位患者血液标本前后用更换手套，若条件不允许，应至少在完成每一位患者血液标本采集前后使用速干手消毒剂，按照七步洗手法进行消毒；如采血过程中手套沾染血液或破损，应立即更换。

3. 采血前的准备工作

（1）患者准备。

饮食、运动、时间、体位等均对检验结果有影响，采血前应根据医嘱仔细核对患者身份信息。

（2）询问患者是否存在过敏史、服药限制及其他禁忌。

询问患者是否有乳胶过敏，安尔碘、酒精过敏或其他特殊情况。对于乳胶过敏的患者，应使用不含乳胶材料的手套、止血带、医用胶带等物品。对于安尔碘过敏的患者，应使用医用酒精或其他不含碘的消毒剂进行消毒。对于酒精过敏的患者，可使用碘伏、双氧水等不含酒精成分的消毒剂进行消毒。

（3）止血带的使用。

止血带应绑扎在穿刺点上方约 6cm 的位置，使用时间不应超过 1 分钟。嘱患者握紧拳头，使血管充盈，以便于穿刺。

（4）穿刺静脉的选择。

门诊患者取坐位，住院患者取卧位或坐位，前臂置于桌面，水平伸直，嘱患者紧握拳头，一般选择肘正中静脉，不建议在分岔的静脉处进针，因为这会增加皮下出血发生的概率。如在一只手臂找不到合适的静脉，可以换另一只。如两只手臂均找不到合适的静脉，可从腕部、手背或脚部等处采血。全身严重水肿、大面积烧伤等特殊患者无法在肢体找到合适的穿刺静脉时，可选择颈部浅表静脉、股静脉采血。不建议选用手腕内侧的静脉，因穿刺疼痛感明显且容易损伤神经和肌腱。不宜选用足踝处静脉采血，因为可能会导致静脉炎、局部坏死等并发症。

注意，其他应避免选择的静脉包括：乳腺癌根治术后同侧上肢的静脉（3 个月后无特殊并发症可恢复采血），化疗药物注射后的静脉，血液透析患者动静脉造瘘侧手臂的血管，穿刺部位有皮损、炎症、结痂、疤痕的血管。

（5）穿刺点消毒。

以穿刺点为圆心，以画圈方式自内向外顺时针、逆时针各消毒 1 次，消毒面积直径≥5cm。待自然干燥后穿刺，若静脉穿刺比较困难，需要重新触摸血管位置时，应消毒用于触摸的手指及再次消毒采血部位后穿刺。

（6）穿刺与标本采集。

穿刺针与皮肤之间的角度为 15°～30°，保持针头斜面向上，将穿刺针快速、平稳地刺入静脉。见回血后将采血针平推进血管一段距离，以防止在将采血管推入持针器时发生针头滑脱。

将采血管按照采集顺序依次推入持针器内腔采集血液，此时应特别注意避免推管动作导致采血针在血管内晃动，导致采血针扎穿血管引起血肿。采血时务必耗尽管内负压，保证检测项目所需的采血量，需连续采集多管血液时，可重复上述采血步骤。

标本采集需按照采血管厂家提供的采集顺序，即"血培养→白管→黄管→蓝管→绿管→紫管"进行。采集血培养标本时，由于碘对橡胶具有腐蚀性，故不能使用安尔碘消毒，宜采用 70％异丙醇或乙醇消毒 60 秒。采集时需注意先采集需氧瓶，再采集厌氧瓶。

注意：采血过程中严格遵循"一人一针一带一垫巾"的原则，血培养瓶（图 1-2）分为需氧瓶、厌氧瓶及儿童瓶。采集血培养标本时应使用蝶翼针采血，以便于观察采血量是否能够满足检测项目的要求。对于已经使用抗生素治疗的患者，应使用含树脂或活性炭的培养瓶以提高检出率。

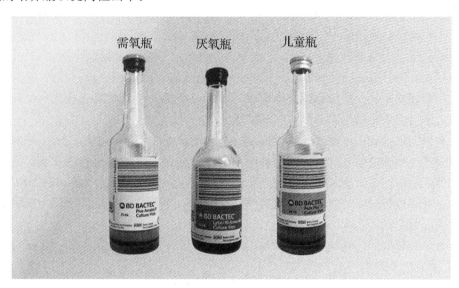

图 1-2　血培养瓶

（7）采血过程中突发事件的应急处理。

若患者在采血过程中出现晕厥的情况，应立即停止采血，拔出采血针止血；让患者平卧，必要时可用拇指压掐人中、合谷穴等穴位，观察患者意识恢复情况及脉搏、呼吸、血压等生命体征，如生命体征不稳定应立即联系急诊科共同处理。

（8）采血完毕的处理。

松开止血带用无菌棉球覆盖穿刺点后再拔出采血针。嘱患者将手臂伸直按压穿刺点5～10 分钟，按压时不得来回揉搓或取下无菌棉球查看穿刺点，不正确的按压方式会导致穿刺点出血、皮下淤血、穿刺点疼痛等情况，如在正确按压止血的前提下出现血肿或出血持续时间超过 5 分钟，可请临床医生对患者凝血功能进行评估及进行相应处理。对于已形成的血肿或淤斑，可告知患者 24 小时内可给予冷敷止血，避免该侧肢体提拎重物，24 小时后可热敷以促进淤血吸收。

4. 采血后物品处理　采血完毕将采血针弃入锐器盒中，不得回套采血针，以免引起针刺伤，其余废物应弃入黄色垃圾袋中。

（四）末梢血液标本的采集

末梢血液采血法又称毛细血管采血法、皮肤采血法，采集的是微动脉、微静脉和毛细血管的混合血，但含细胞间质和细胞内液。末梢血采集一般见于婴幼儿或成人化疗术后患者血常规检测，由于该方法所需血量较少，故在采血窗口较为常见。

1. 采血物品的准备

采血管（EP 管）、条码、采血针（BD 弹簧针）、PE 手套（薄膜手套）、微量吸管、无菌棉签、无菌棉球、一次性垫巾、利器盒、个人防护用品。

2. 采血人员的防护

采血人员在开始采血前应该按照医院个人防护规定佩戴医用帽子、口罩、手套。宜在采集每一位患者血液标本前后更换手套，若条件不允许，应至少在完成每一位患者血液标本采集前后使用速干手消毒剂，按照七步洗手法进行消毒；如采血过程中手套沾染血液或破损，应立即更换手套。

3. 患者身份识别

（1）采血前需仔细核对患者身份信息，患者应尽量处于自然状态，避免情绪紧张。特殊项目采血应遵医嘱核对采血时间及其他要求。

（2）核实患者有无过敏史及其他禁忌：询问患者是否有乳胶过敏、安尔碘过敏、酒精过敏或其他特殊情况。对于乳胶过敏的患者，应使用不含乳胶材料的手套、止血带、医用胶带等物品。对于安尔碘过敏的患者，应使用医用酒精或其他不含碘剂的消毒剂进行消毒。对于酒精过敏的患者，可使用碘伏、过氧化氢溶液（双氧水）等不含酒精成分的消毒剂进行消毒。

（3）采血管准备：先执行关联医嘱，将含有患者详细信息的条码粘贴到 EP 管上。

4. 采血前手卫生。

采血前双手须佩戴无粉手套，接触患者的左手应加戴一层薄膜手套，在手套出现破损、污染或为传染性疾病患者采血后，必须更换手套。

5. 穿刺部位的选择

（1）采血部位选择：通常为耳垂或手指，手指操作简便，结果比较恒定，世界卫生组织（WHO）推荐血常规检查应采集左手无名指指端内侧血液，应选择温度正常的、无伤疤、伤口、淤斑、皮疹、烧伤或感染的健康皮肤部位穿刺。

（2）新生儿（0~28 天）采血部位选择：新生儿手指皮肤表面到指骨的最大厚度为 1.2~2.2mm，手指采血容易伤及骨骼，引起感染等并发症，因此对于新生儿及 6 个月以内不适于指尖采血的婴儿（体质量 3~10kg），推荐选择足跟内侧或外侧采血（图 1-3）。

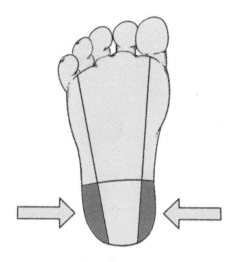

图 1-3　新生足跟血推荐穿刺区域

注：箭头所示阴影区域代表推荐穿刺区域

（3）28 天以上的婴幼儿（体质量＞10kg）及儿童采血部位选择：一般采用手指采血，推荐无名指指尖的内侧。因手指指端分布有丰富的神经末梢，如在指尖中部取血，会使尺神经和正中神经的神经末梢同时受到刺激，引起的疼痛感较强，因此在指侧取血可减轻疼痛。此外，每个手指的屈指肌腱都有滑膜囊包裹，拇指和小指的滑膜囊可直接通向掌心深部，如发生感染可能继发整个手掌深部感染，而中指、无名指的滑膜囊相对独立，因此较为安全。

6. 按摩或热敷穿刺部位

采血前轻轻按摩采血部位，促进局部组织血液循环。

7. 消毒穿刺点

以穿刺点为圆心，以画圈方式自内向外顺时针、逆时针各消毒 1 次，消毒后应待其自然干燥，不应提前拭去消毒剂以免影响消毒效果。

8. 穿刺与标本收集

（1）左手紧紧握住患儿足部或手指，嘱咐患儿家属握住患儿掌心，手心向上，防止其突然运动；右手握紧末梢采血器迅速刺入皮肤，此时应将采血器完全按压到底，出血后将采血器弃于利器盒中。

（2）第一滴血可能含有过量的体液会影响检测结果，应使用无菌棉签擦去第一滴血。用微量吸管接触到第二滴血液，血液通过虹吸作用流入管内，每管至少取 $100\mu l$ 末梢血。

9. 穿刺后按压

采血结束后应立即用棉球对穿刺点进行按压并告知患儿家属按压至不流血。

10. 标本混匀

标本采集完成后盖紧管盖，轻弹混匀，如图 1-4，以防止血液标本凝固导致无法完成检测。同时避免剧烈振摇而导致标本溶血。

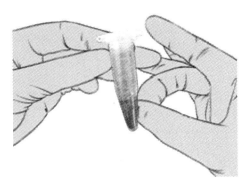

图 1-4　标本混匀

11. 采血完毕后物品处理

采血完毕后应做好宣教工作，告知患儿及家属按压完毕后将无菌棉弃入黄色医疗垃圾桶内，不得随意丢弃。

（五）动脉血液标本的采集

动脉血气主要用于分析人体动脉血液中的 pH 值、氧分压（PO_2）、和二氧化碳分压（PCO_2）等指标，是评估人体的呼吸功能和血液酸碱平衡状态的指标之一。动脉血气分析标本采集操作要求较高，采集与运输过程中影响因素较多，且会影响检测结果的准确性，规范操作可以有效降低标本重采率，提高结果准确性，故动脉血液采集者需为具备执业资质、并受过规范的理论和操作培训的医生、护士、呼吸治疗师、技师等。

1. 采血物品的准备

动脉血气专用采集器、安尔碘、无菌棉球、一次性垫巾、利器盒、个人防护用品。

2. 采血人员的个人防护

采血人员在开始采血前应该按照医院个人防护规定佩戴医用帽子、口罩与手套。

3. 采血前的准备

（1）患者准备情况确认

患者应尽量处于自然状态，避免情绪紧张。测量患者体温，如病情允许，停止吸氧5～15 分钟后采集。

（2）确认患者过敏史及其他禁忌信息。

（3）正确核对患者身份信息。

（4）选择穿刺部位。选择采血部位时，应考虑动脉血管的实际情况及穿刺的难易程度及可能导致周围组织损伤的危险程度，避免穿刺远端发生缺血并发症。由于动脉血能够真实反映血液的氧合作用和酸碱状态，故血气分析一般选择动脉血，采血常以桡动脉、肱动脉、足背动脉、股动脉、头皮动脉等为主。由于桡动脉位于手腕部，位置表浅，易于触及，穿刺成功率高，故穿刺推荐首选桡动脉。

注意：大部分正常人手部有来自尺动脉的侧支循环，需要做艾伦试验进行判定。

（5）消毒。进行皮肤消毒时首选含量>0.5％的氯己定乙醇溶液，也可以使用碘酊、碘伏或 70% 乙醇，消毒时以穿刺点为中心由内向外顺时针、逆时针各消毒 1 次，消毒面积 ≥5cm×5cm。注意：采集者的食指及中指需要消毒，擦拭范围为第 1、2 节指节掌面及双侧面。

4. 穿刺与止血

患者平躺或取半卧位，上肢外展，手心向上，手指自然放松。腕关节下垫小软枕，用已消毒手指再次确认穿刺点，另一只手单手以持笔姿势持动脉采血器，针头斜面向上，逆血流方向，针尖与皮肤呈 30°~45° 缓慢穿刺，回血后立即停止进针，待动脉采血器内的血液充盈至采血器预设位置后即可拔针并立即封闭动脉采血器。用清洁干燥的纱布或无菌棉球紧紧按压在进针部位，按压 3~5 分钟（凝血功能异常的患者应适当延长时间），直至出血停止。检查动脉采血器内有无气泡，如发现气泡应小心按厂商建议排出气泡。用手向两个维度搓动采血器数次以混匀标本（图 1-5），防止标本凝固无法上机检测。

注意：由于细胞中水分子凝固导致细胞破裂会造成溶血，温度会影响钾离子在红细胞内外移动，故采集后应立即送检，并在 30 分钟内进行检测、1 小时以内完成检测，若不能及时送检，应用冰袋保存，尽快送检。血气标本应尽快送检（2℃~8℃ 条件下冷藏不超过 30 分钟）。抽血后，由于血细胞还在继续新陈代谢，时间过长将影响检测结果的准确性，使 pH 值、PO_2 下降，PCO_2 升高。

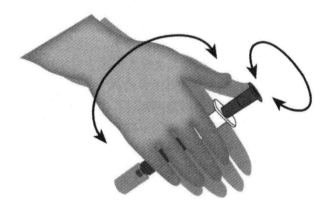

图 1-5 混匀标本

5. 采血后的物品处理

采血针用止血钳拔掉弃入锐器盒中，其余废物如棉球、棉签、垫巾等应弃入具有生物危险标识的黄色垃圾袋中。对于住院患者，采血后应注意整理操作中使用的所有物品，小心清理遗留在受试者床上的所有物品，杜绝遗漏，以免发生意外。

第三节　血液标本采集常见意外及处理

随着医学学科的不断发展和临床病人需要，采血器材和采血技术不断改进，真空静脉采血法被临床广泛应用。然而采血过程中也会发生意外，需及时排除及正确处理。

一、针头脱落

（一）采血针滑出血管外

穿刺成功后，操作者需一手持持针器，一手持真空采集管进行采血，可能因针柄左右滑动导致针头从血管滑脱，造成采血失败。采集多管血样时，因反复更换采血管时推拉针柄，更使针头滑出血管，造成采血失败。组装采血针和持针器时卡槽松动导致连接采血管时采血针与持针器脱落，导致采血失败。

处理方法：穿刺成功后，注意针头固定，防止针头从血管滑出。更换采血管时，注意手动作幅度，以防针头脱出。组装采血针和持针器时检查卡槽是否松动，防止针头与持针器分离。

（二）漏血

因尾针脱落或尾针与软管座处连接不紧而出现漏血。采集多管血样时，因反复更换采血管导致针管胶塞刺破导致漏血。

处理方法：采血前将尾针与软管连接牢固，采血时用持尾针手的中指将尾针与软管固定拧紧，换采血管时动作轻柔，尽量在同一位置，可防止漏血。

二、血流不畅

穿刺成功后血流不畅原因很多，应具体分析并加以排除。常见血流不畅的原因如下。

（一）进针角度不对

进针后出现血液时断时续，多由采血针斜面紧贴血管壁所致。此时可稍微调整采血针角度，让采血针针尖离开血管壁，使血液顺利进入采血针。

（二）血管痉挛

穿刺进针后应密切观察血管形状，发现血管内陷、出现血管痉挛时，协助患者有节奏地松、握拳头，并调整止血带松紧度。对易发生血管痉挛者，采血前可用温毛巾敷采血侧上臂，或于穿刺部位皮下注射0.2％普鲁卡因0.1ml，能有效防止血管痉挛的发生。

（三）静脉瓣阻挡

在选择血管时注意选择粗大易固定的采血点，切记不能在静脉瓣处采血。因采血针刺入后，若针头斜面正好贴在静脉瓣上，可造成血流不畅，此时应向后退或向前进针，使针头斜面离开静脉瓣，血流即可通畅。

三、采血管异常

（一）真空采血管负压不足

真空采血管漏气或管内抗凝剂不足，或回血缓慢，均可导致血液间断流入负压管内并混有气泡。

处理方法：首先确定采血管有无破损、裂痕，确定采血管胶塞被穿透，调整针头在血管内位置；若仍没有解决，可立即更换采血管采血。

（二）真空采血管负压过大

真空采血管负压过大，血液流入速度过猛、过快，造成红细胞相互撞击，导致溶血。

处理方法：采集血标本时，将采血管壁靠向采血针在采血管内的针头，避免距离过大，使血液沿管壁缓缓流下，避免红细胞直接撞击发生破裂。

四、网络系统异常

网络系统异常包括线路故障、端口故障、服务器网卡出错等。在日常网络维护中，发生以上故障时及时报告信息运行维护人员。医院信息中心每天有专人值守，以便于发现问题及时处理。

门诊采血发生部分网络系统故障时，由门诊安保人员及采血大厅巡视人员协助患者分流至正常运行的采血窗口采血，同时做好现场秩序的维护，避免发生踩踏事件。

门诊采血窗口出现全面网络系统故障时，各窗口采血人员做好采血患者及家属的解释、疏散工作，稳定患者情绪，安保人员协助维持现场秩序。根据患者缴费类型进行分流：对于人工缴费患者，在信息及条码齐全时，护士执行严格的查对制度，粘贴好采血管条码，对该部分患者进行采血后分流；采血后将标本按采集顺序放置一旁，待网络恢复后再将标本进行扫描、送检。对于自助缴费患者，告知患者因网络系统发生故障，需稍做等候；必要时一边做好安抚解释工作，一边疏散采血患者。

第二章　血液标本采集前准备

血液标本采集后经物理、化学和生物学的实验室技术和方法对其进行检验，可作为判断患者身体有无异常的依据。标本检验结果可在一定程度上反映机体正常的生理状态和病理改变。

随着现代医学的发展，诊断疾病的方法日益增多，但各种标本的化验检查结果仍是最基本的临床诊断依据之一。血液标本采集的意义是：①协助明确疾病诊断；②推测病程进展；③制订治疗措施；④观察病情。标本检验结果的正确与否直接影响到对疾病的诊断、治疗和抢救，而检验结果的正确与否又与标本采集质量密切相关。所以，掌握正确的标本采集方法是极为重要的，它是护理人员应该掌握的基本知识和基本技能之一。

第一节　环境准备

一、门诊血液采集的环境准备

门诊采血应规划好等待区和操作区的空间，保证等待区域与操作区域保持一定距离，从而保证操作有序进行，避免血液采集途中被污染。

（一）操作区域准备

操作区域准备内容如下：

（1）操作前30分钟停止对操作区域的清扫工作，减少患者在操作区域附近走动，防止尘土飞扬。

（2）操作室清洁、宽敞，并定期消毒。

（3）操作台面清洁、干燥。

（4）物品放置布局合理，无菌物品与非无菌物品分开放置，且有明显标志。

（5）无菌物品外应标明物品名称、灭菌日期，开启后应标明开启的日期及失效日期，按失效日期先后顺序摆放。

（6）无菌物品过期或受潮应重新灭菌。

（7）应备好抢救药物、心电监护与除颤仪等抢救用物，防止发生意外。

（二）等待区域准备

等待区域准备内容如下：

（1）等待区应保持清洁、宽敞、明亮、通风，且定期消毒。

（2）等待区应合理摆放桌凳，方便患者采血前的等待和采血后对采血部位的按压与衣物整理。

（3）根据不同类型的标本采集需要制作健康指导手册，指导患者进行采血前的准备，告知采血后的注意事项，将其分类放置在明显区域，方便患者阅读。

（4）等待区应放置"禁止吸烟""保持安静，禁止大声喧哗"等宣传标识，防止发生此类情况。如有发生，门诊护士应及时制止。

（5）可单独设立窗口发放面包、牛奶等，保证患者采集完血液标本后可进食，防止低血糖的发生。

（6）等待区应设立去往各个区域如住院部、急诊、出口等的明显标识，方便患者在采集完血液标本后离开。

二、病房血液采集的环境准备

病房血液采集的环境准备包括：

（1）病房保持宽敞、明亮、清洁，且定期消毒、通风。

（2）保证病房环境温度与湿度适宜，安静无噪音，能使患者感到舒适。

（3）床旁护栏在无任何操作时应拉起，操作前检查病床是否固定，以保证患者的安全。

（4）各个床单位之间距离应保持在 1 米以上，以方便操作。

（5）病房保持整洁，非必要物品应放置在患者在病房的大柜子中，必要的物品放在床头柜的柜子中。柜子台面尽量不要放置物品，防止意外情况发生时，妨碍抢救用物的放置。

（6）采集血液标本前将其操作侧的床旁物品移走，准备好操作的环境，方便治疗车的放置和操作的进行。

（7）采集血液标本前应铺治疗巾，形成无菌区域，护理人员严格遵守无菌技术操作原则，防止污染。

第二节　采集人员准备

一、个人防护

护理人员应在采血前佩戴医用帽子、口罩与手套，在完成每一位患者血液标本采集后更换新的手套；如条件不允许，应至少在完成每一位患者血液标本采集后使用速干手消毒剂，按照世界卫生组织（WHO）推荐的洗手法进行消毒；如采血过程中手套破损或沾染血液应及时更换。如采血对象为多重耐药菌感染、呼吸道传染病、血源性传染病且有血液、体液喷溅风险的患者，应按照《WS/T 311—2009 医院隔离技术规范》及《GBZ/T 213—2008 血源性病原体职业接触防护导则》进行个人防护。

二、患者身份与准备情况确认

1. 患者身份确认

按医疗机构相关制度核对患者的姓名、性别、年龄、住院号、诊疗卡、身份证等信息，确保患者为被采血者本人。宜使用住院号（有条件的单位使用腕带）、诊疗卡、身份证等唯一信息或至少两种非唯一信息确认。

2. 患者准备情况确认

对于饮食、运动、时间、体位等有特殊要求的检测项目，采血前应根据医嘱核对并确认相关信息。

3. 患者过敏史及其他禁忌信息确认

确认患者是否有乳胶过敏、含碘制剂过敏、酒精过敏或禁用等情况。对于乳胶过敏的患者，应使用不含乳胶材料的手套、止血带、医用胶带等物品。对于禁用含碘制剂的患者，应使用医用酒精或其他不含碘剂的消毒剂进行消毒。对于酒精过敏或禁用的患者，可使用碘伏、双氧水等不含酒精成分的消毒剂进行消毒。

4. 采血管信息标记

根据检测项目选择采血管种类与数量，标记患者及检测项目信息，宜使用电子条形码进行信息标记。

5. 正确选择血标本种类

（1）大多数检验项目（生化、免疫、凝血、血培养、交叉血等）采用静脉血标本。

（2）血气分析最好采用动脉血标本，也可从动脉毛细血管采血（如新生儿）。

（3）血常规检验（血细胞分析）可以采用静脉血或手指末梢血，但除非静脉抽血确实存在困难者（如新生儿、婴儿、老年人、肥胖者、严重烧伤患者、出血倾向严重的患者、病危患者）或者必须为治疗保留静脉者（如肿瘤化疗患者）可考虑采用手指末梢血外，其他人应采用静脉血。

三、血液采集前的注意事项

1. 正确选择采血部位

（1）末梢血标本可从手指采集，采用耳垂血作为血常规检验标本的做法已被废除。新生儿末梢血可以从足跟、大踇趾采集。

（2）成人动脉血标本常从股动脉、肱动脉、桡动脉采血，新生儿及婴儿可从头皮动脉或桡动脉采血。

（3）静脉血标本常从肘前静脉、腕背静脉采血，新生儿及婴儿可从颈静脉和前囟静脉采血。

（4）禁止从输液三通管采血（输液成分回流、输液管内残留液体成分都将极大地影响检验结果）。

2. 避免输液时采血

（1）输液患者一般应在输液结束一小时以后再采血。

（2）抢救过程中必须一边输液一边采血时，应避免从正在输液的肢体上采血，避免输液成分混入血液标本。

（3）输液时采血应当遵从"远端原则"。选择在输液的对侧肢体或无输液的其他肢体的静脉；在四肢静脉都输液时，可以选择在输液静脉的远心端采血。

（4）急诊、抢救过程中在输液的同时采血，应在检验申请单上注明。

3. 避免酒精引起溶血

酒精消毒皮肤后应完全晾干以后再采血，以避免酒精引起标本溶血。

4. 合理使用止血带

（1）止血带不应扎得太紧，使用时间应尽量缩短。抽血时，见到回血应立即松开止血带，减少血行阻滞时间（也不提倡抽血者长时间用力握拳）。

（2）血脂项目、凝血项目、血常规项目抽血时止血带使用应限定在1分钟以内。

（3）止血带束缚太紧、时间过长（如超过3分钟）会造成血行阻滞时间过长，因溶血、血小板激活、纤溶系统激活等原因将使凝血项目的结果产生偏差，甚至诱导错误诊治。

（4）需要重新采血时，在止血带束缚时间太长的情况下，应当选择对侧手重新采血。

5. 熟练掌握血液标本采集技巧

（1）许多检验项目，尤其是涉及凝血的项目（如血小板计数、凝血项目等）均要求做到"一针见血"、抽血顺畅。

（2）"一针见血"、抽血顺畅可以有效防止溶血、减少血管及组织细胞损伤，从而避免血液成分改变对检验结果的影响。溶血造成红细胞内成分释放、血管损伤导致凝血机制的激活，对很多检验项目将产生明显影响。

6. 熟悉抽血力度的控制

（1）用注射器抽血应避免大力拉、推针栓，以避免血细胞因受到过度挤压而增加溶血。

（2）抽血时大力抽拉针栓，还易使血液产生气泡。气泡是导致溶血、蛋白酶失活的重要原因之一。

（3）从动脉采集血气分析标本，应让血自动流入针筒，不要用负压抽取血液，以免增加血液中的气体析出及产生溶血。

7. 熟悉血液标本采集顺序

（1）注射器采血可以一次采集足量的血液，然后立即按如下顺序分装至各标本管：血常规、凝血、生化、免疫。

（2）使用配套的真空采血管采血时，第一管最好不作为凝血检验标本（最大限度降低血管及组织细胞损伤造成血液成分改变对检验结果的影响，临床医生申请凝血检验项目时最好考虑与血常规或其他生化项目一起采血）。

（3）使用配套的真空采血管采血时，采血顺序应当是：血培养、不含添加剂的血管

（血清标本管、红色、橘红色或黄色）、凝血标本管（浅蓝色）、其他标本管。

8. 熟悉减少针头导致的溶血的技巧

（1）如果使用注射器抽血，应先卸除针头，再沿试管壁管将血液轻缓地注入试管。

（2）通过针头将血液推入试管（血液细胞二次通过针头），尤其是用力推送，将增加血液细胞受挤压而破损的机会，从而导致溶血。

9. 能准确控制标本量

（1）抗凝血液标本的体积必须准确，真空采血管的标签纸上都有体积标志（黑色小方块）；抗凝血液标本的体积误差应控制5％以内（如2ml的凝血标本管的血液体积误差应不大于0.1ml）。

（2）抗凝血液标本的体积不合要求可能产生的主要影响：血液体积太多——抗凝剂比例太少，易产生血凝块。血液体积太少——抗凝剂体积相对过多，血液成分过度稀释，且易使血细胞渗透压降低而出现变形或溶血，PT和APTT时间将假性延长。

10. 熟悉抗凝血液标本的采集注意事项

（1）需要抗凝的血液标本，抽血后应立即将血液注入含抗凝剂的标本管，并使血液与抗凝剂彻底混合，避免血液凝固。

（2）真空采血管以颠倒5～8次为标准操作，动作应迅速而轻柔。用力振荡、产生气泡都会不可避免地导致溶血。

（3）如果管中抗凝剂为液体，应当使黏附在管壁、管盖上的抗凝剂能够全部与血液混合。

（4）对于出凝血项目、血常规项目、白细胞表面抗原分类检测等项目，血液标本出现凝固（即使少量细胞凝集）均为不合格。

第三节　患者准备

医护人员、检验人员指导病人做好准备。考虑饮食、运动、生理周期、疾病及药物等对检验结果可能产生的影响，指导病人取正确体位采集标本。

一、饮食

患者在采血前不宜改变饮食习惯，24小时内应避免饮酒。大多数检验项目都要求在早晨空腹采血，咖啡、浓茶、高糖及可乐类饮料也应避免。

肝功能、血脂、凝血项目检查前要求禁食12～16小时，且前一天的晚餐应当避免饮酒，禁高脂肪、高蛋白饮食。

饮食对血脂检验影响重大，至少应当在抽血的前3天注意保持正常饮食。

需要空腹采血的检测项目包括（不限于）：

（1）糖代谢：空腹血糖、空腹胰岛素、空腹C肽等。

（2）血脂：总胆固醇、三酰甘油、高密度脂蛋白胆固醇、低密度脂蛋白胆固醇、载脂蛋白A1、载脂蛋白B、脂蛋白a、载脂蛋白E、游离脂肪酸等。

（3）血液流变学（血黏度）。

（4）骨代谢标志物：骨钙素、Ⅰ型胶原羧基端肽β特殊序列、骨碱性硫酸酶等。

（5）血小板聚集率（比浊法）。

空腹要求至少禁食 8 小时，以 12～14 小时为宜，但不宜超过 16 小时。采血上午 7：00—9：00，空腹期间可少量饮水。

二、避免药物影响

许多药物（如维生素 C、雌激素、降血脂药等）对检验结果尤其是血、尿、大便的生化检验结果产生影响，应用抗生素将对微生物培养检验结果产生直接影响。申请检验前医生应该了解待检者近期以及当前相关药使用情况并给予适当指导，药物对检验结果可能产生明显影响时，应当在检验申请单上注明。如不能停药，应记录用药情况，恰当评估药物对检验结果的影响。

三、运动和情绪

剧烈运动可以使许多血液成分发生改变，甚至持续 24 小时以上，因此剧烈运动之后不应立即抽血。快步行走之后，至少应休息 10～15 分钟然后再抽血。

应在平静状态采血，避免在情绪激动时采血。

四、生理差异

一些检测项目存在年龄和性别差异，同一个体亦存在一定的生理变异，结果解释时应注意。应考虑性别、年龄、昼夜节律、季节变动、生理周期（如妊娠、月经）等因素对检验结果的影响，并给予必要指导。

五、采血时间

对采血时间有特殊要求的检测项目包括（不限于）：

（1）血培养：寒战或发热初起时，抗生素应用之前采血最佳，其他特殊要求见《WS/T 503—2017 临床微生物实验室血培养操作规范》。

促肾上腺皮质激素及皮质醇：生理分泌有昼夜节律性，常规采血时间为 8：00、16：00 和 24：00。

（2）女性性激素：生理周期的不同阶段有显著差异，采血日期应遵循医嘱，采血前与患者核对生理周期。

（3）药物浓度监测：具体采血时间应遵循医嘱，采血前与患者核对末次给药时间。

（4）口服葡萄糖耐量试验：试验前 3 天正常饮食，试验日先空腹采血，随后将 75g 无水葡萄糖溶于 300ml 温水中，嘱患者在 5 分钟内喝完。从第一口服糖开始计时，于服糖后 2 小时采血，其他时间点采血应遵循医嘱。

（5）其他功能试验：根据相关临床指南推荐的功能试验方案所设定的时间采血。

（6）血液疟原虫检查：最佳采血时间为寒战发作时。

六、采血体位

立位与卧位时因血液相对浓缩或稀释，血液中高分子量蛋白质及细胞成分等不可滤过的物质的浓度会出现升高或降低，差异可达到 8%～10%，甚至超过 15%。门诊患者采用坐位采血，住院患者采用卧位采血，结果解释时应考虑到两种采血体位间的检测结果差异。体位对某些检测项目（如肾素、血管紧张素、醛固酮等）的检测结果有明显影响，应遵循医嘱要求的体位进行采血。

七、输液

由于输液会引起局部输注成分的浓度显著升高及其他血液成分的稀释，应避免在输液处采血，宜在输液结束 1 小时后采血；对于输注成分代谢缓慢且严重影响检测结果（如脂肪乳剂）的宜在下次输注前采血。紧急情况必须在输液处采血时，应在输液侧手臂的对侧肢体采血，并告知检验人员。

第四节　材料准备

血液标本采集前应将采血所需要的材料准备充足，可大大提高采血速度、减少患者等待时间、提高患者满意度。采集血液标本所需要准备的材料包括采血管、采血针、持针器、止血带、消毒剂、无菌棉签、止血用品、垫巾、锐器盒、个人防护用品。下面将逐一对以上材料进行详细说明。

一、采血管的选择

进行血液标本采集时宜使用真空采血管，真空负压采血管类型及适用检测范围见表 2-1。常用真空采血管类型及适用检测范围及各类真空采血管添加剂的详细信息见《WS/T 224—2002 真空采血管及其添加剂》。

表 2-1　真空负压采血管类型及适用检测范围

试管类型（管盖颜色）	添加剂	作用方式	适用检测范围
无添加剂的试管（白色）	无	无	临床生化、临床免疫学检测
促凝管（红色）	血凝活化剂	促进血液凝固	临床生化、临床免疫学检测、交叉配血
血清分离管（深黄色）	血凝活化剂、分离凝胶	促进血液凝固、凝胶用以分离血清	临床生化、临床免疫学检测
肝素锂抗凝管（深绿色）	肝素锂	灭活凝血因子 Xa、IIa	血氨、血液流变学检测

续表

试管类型（管盖颜色）	添加剂	作用方式	适用检测范围
血浆分离管（浅绿色）	肝素锂抗凝剂、分离凝胶	灭活凝血因子Ⅹa、Ⅱa 凝胶用于分离血浆	临床生化检测
肝素钠抗凝管（棕色）	肝素钠	灭活凝血因子Ⅹa、Ⅱa	临床生化检测、细胞遗传学检测
乙二胺四乙酸二钾或乙二胺四乙酸三钾抗凝管（紫色）	乙二胺四乙酸二钾（EDTA-K$_2$）或乙二胺四乙酸三钾（EDTA-K$_3$）	螯合钙离子	血液学检测、交叉配血

二、采血针的选择

将血液注入真空采血管的针具，主要包括直式采血针和蝶翼式采血针，分别简称为直针和蝶翼针。进行常规采血时宜使用直式采血针采血。需做血培养进行标本采集时，宜使用蝶翼采血针，直式采血针采血有可能会将培养瓶中培养基反冲至静脉内，同时也难以控制采血量。

（1）应根据患者静脉的特点、位置、采血量来选择合适的采血针针号，一般选用22G采血针。凝血功能与血小板功能相关检查、采血量大于20ml时，宜使用21G及以下的采血针。

（2）宜使用能够最大限度减少职业暴露的安全性采血针具。如使用注射器采血应配备转注装置，并制定减少职业暴露风险的相关规程。

三、持针器的选择

持针器是用于固定直式采血针、供采血人员持握进行静脉穿刺的器具。采血时应确保穿刺真空采血管管盖侧的针在保护套内，避免穿刺真空采血管管盖时误伤采血护理人员。其同样适用于蝶翼式采血针。

四、止血带的选择

条件允许的情况下宜选用卡扣式止血带，其优点为与皮肤接触面积较圆柱形止血带大、操作方便、可调节松紧度；卡扣式止血带可快速绑好，简化采血过程，节约整个采血时间。

五、消毒剂的选择

遵循《WS/T 367—2012 医疗机构消毒技术规范》及《WS/T 433—2013 静脉治疗护理技术操作规范》要求。

可使用的消毒剂包括（不限于）：碘酊与异丙醇复合制剂，葡萄糖酸洗必泰，聚维酮碘与乙醇复合制剂，碘、醋酸氯己定与乙醇复合制剂，医用酒精等。

六、棉签的选择

可选用 5 根或 20 根包装的无菌棉签，或自带消毒液的消毒棉签；门诊采血时建议使用自带消毒液的消毒棉签，更适合门诊节奏快的需求。

七、止血用品的选择

无菌棉球、纱布或棉签、低致敏性的医用胶带等。

八、垫巾的选择

应选用一次性治疗巾或者消毒垫巾。

九、锐器盒的选择

锐器盒应选择耐穿刺、防泄漏、带盖子并只能一次性使用的容器，使用时使用容积不宜超过 3/4，快到 3/4 时及时更换，且使用时间不宜超过 48 小时。

十、个人防护用品的选择

详见第八章。

第三章　血液标本采集操作规范

第一节　静脉采血操作流程

静脉采血是指将血液从循环系统通过穿刺抽出，是一种侵入性医疗操作技术，有助于疾病的诊断、治疗以及治疗效果的评价等，在临床上使用比较频繁，是最基本、最常见的护理操作技术。通过抽血化验可以比照个体与正常人标准值的差别，评价一个人的健康状况；可以协助医生查明原因，为诊断提供有力的证据；在治疗过程中可以监测疾病治疗的效果；可以通过静脉采血检测结果的变化调整治疗方案。

一、穿刺静脉的选择

静脉采血可根据患者的情况选择采血部位，首选手臂肘前区静脉，优先顺序依次为肘正中静脉、头静脉及贵要静脉。当无法在肘前区的静脉进行采血时，也可选择手背的浅表静脉。全身严重水肿、大面积烧伤等特殊患者无法在肢体找到合适的穿刺静脉时，可选择颈部浅表静脉、股静脉采血。不宜选用手腕内侧的静脉，因手腕内侧穿刺疼痛感明显且容易损伤神经和肌腱。不宜选用足踝处的静脉，因其可能会导致静脉炎、局部坏死等并发症。其他不宜选择的静脉包括：乳腺癌根治术后同侧上肢的静脉（3个月后无特殊并发症可恢复采血），化疗药物注射后的静脉，血液透析患者动静脉造瘘侧手臂的血管，穿刺部位有皮损、炎症、结痂、瘢痕的静脉。

二、操作流程

（一）肘正中静脉的采血流程

1. 护士准备

采血人员应保证自己的仪表符合要求，包括衣服干净整洁、头发不过肩、指甲符合要求。采血前佩戴医用口罩、帽子和手套，宜在完成每一位患者血液标本采集后更换手套，如条件不允许，至少在完成每一位患者血液标本采集后使用速干手消毒剂进行消毒，如采血过程中手套沾染血液或破损，应及时更换。

2. 用物准备

持针器、双向采血针、采血管、消毒棉签、干棉签、速干手消毒剂、一次性手套、一次性垫巾、止血带。

3. 核对信息

根据收费导诊单、条码核对病人姓名、性别、年龄、登记号，确认患者为采血者本人，再核对采血项目、采血管种类及根据采血项目的要求询问病人是否进食。

4. 绑扎止血带

在肘正中静脉上方 6cm 处绑扎止血带，选择粗、直、弹性好、血流丰富的肘正中静脉，如果绑扎止血带的部位皮肤有破损，宜选择其他的部位采血。止血带绑扎时间不宜超过 1 分钟，松紧度以可放入两根手指为宜。嘱患者握拳，使静脉更加充盈，以利于成功穿刺。

5. 消毒

以穿刺点为中心，以打圈的方式由内向外进行消毒，消毒面积为直径 5cm，顺时针消毒采血部位第一次，再逆时针消毒第二次，消毒剂发挥作用需与皮肤保持接触至少30 秒，待消毒剂自然干燥后穿刺，以防止标本溶血。

6. 穿刺

绑扎止血带，双向采血针连接持针器，进针前再次核对信息，以 15°～30°穿刺进针，见回血后松止血带，嘱患者松拳，按采血管的顺序依次采血，拔取采血管，将采血管内血液摇匀，放置于标本板，拔出采血针，处理锐器。嘱患者手臂伸直用两根无菌棉签按压穿刺点 3～5 分钟，凝血功能异常的患者应适当延长按压时间，避免剧烈运动（如打球、游泳、提重物）等，告知患者取报告的时间及地点，并再次核对信息。

7. 采血完毕

整理用物，脱取手套并洗手。

（二）贵要静脉的采血流程

1. 护士准备

采血人员应保证自己的仪表符合要求，包括衣服干净整洁、头发不过肩、指甲符合要求。采血前佩戴医用口罩、帽子和手套，宜在完成每一位患者血液标本采集后更换手套，如条件不允许，至少在完成每一位患者血液标本采集后使用速干手消毒剂进行消毒，如采血过程中手套沾染血液或破损，应及时更换。

2. 用物准备

持针器、双向采血针、采血管、消毒棉签、干棉签、速干手消毒剂、一次性手套、一次性垫巾、止血带。

3. 核对信息

根据收费导诊单、条码核对病人姓名、性别、年龄、登记号，确认患者为采血者本人，再核对采血项目、采血管种类及根据采血项目的要求询问病人是否进食。

4. 绑扎止血带

在肘正中静脉上方 6cm 处绑扎止血带，选择粗、直、弹性好、血流丰富的贵要静脉，如果绑扎止血带的部位皮肤有破损，宜选择其他的部位采血。止血带绑扎时间不宜超过 1 分钟，松紧度以可放入两根手指为宜。嘱患者握拳，使静脉更加充盈，以利于成功穿刺。

5. 消毒

以穿刺点为中心，以打圈的方式由内向外进行消毒，消毒面积直径5cm，顺时针消毒采血部位第一次，粘贴采血管，再逆时针消毒第二次，消毒剂发挥作用需与皮肤保持接触至少30秒，待消毒剂自然干燥后穿刺，以防止标本溶血。

6. 穿刺

绑扎止血带，双向采血针连接持针器，进针前再次核对信息，以15°~30°穿刺进针，见回血后松止血带，嘱患者松拳，按采血管的顺序依次采血，拔取采血管，将采血管内血液摇匀，放置于标本板，拔出采血针，处理锐器，嘱患者手臂伸直用两根无菌棉签按压穿刺点3~5分钟，凝血功能异常的患者应适当延长按压时间，避免剧烈运动（如打球、游泳、提重物）等，告知患者取报告的时间及地点，并再次核对信息。

7. 采血完毕

整理用物，脱取手套并洗手。

（三）静脉采血注意事项

静脉采血注意事项包括：

（1）采血前24小时内患者不宜饮酒，宜清淡饮食，勿劳累。前一天22：00后禁食，空腹要求至少8小时，以12~14小时为宜，但不宜超过16小时，过度空腹时，血液中的某些成分分解、释放，又可导致某些检验结果异常，如血糖、转铁蛋白可因空腹时间过长而降低，三酰甘油、游离脂肪酸反而增高。采血宜安排在上午7：00—9：00采血，空腹期间可少量饮水。

（2）采血前患者24小时不宜剧烈运动，运动后肌酸激酶会上升，如果活动后出现肌肉酸痛、心慌气短，此时不宜采血化验，采血当天患者宜避免情绪激动，采血前宜静息至少5分钟。若需运动后采血，则需遵循医嘱，并告知检验人员。

（3）患者应着装宽松衣物，避免袖口过紧引起止血困难，采血前不宜吸烟，烟中的尼古丁会对血液生化产生影响，所以采血当日应控制吸烟。

（4）落实好查对制度，查收费导诊单和条码信息是否一致（姓名、性别、年龄、登记号）、采血项目是否一致，注意条码提示要求，是否需要空腹、采样时间是否正确等，采血时不能拍打患者血管，避免溶血。

（5）有抗凝剂的标本采血后应立即180°颠倒混匀5~8次，动作宜轻柔，使血液与抗凝剂混匀，避免凝固。

（6）条形码竖向粘贴在采血管上，尽量居中，与采血管盖距离不宜过近，宜保持5~8mm，条码尽量在采血管原有标签纸上覆盖粘贴，保持观察窗口清晰可见。

（7）严格按照采血管顺序采血，防止检验结果不准确，世界卫生组织（WHO）推荐采血顺序为：血培养瓶—无添加剂的采血管—血凝管—促凝管—SST血清分离胶管—血浆管—PST血浆分离胶管—EDTA管—血液试管—血糖管。

（8）穿刺结束后，建议患者局部按压3~5分钟，不要揉搓，以免造成皮下血肿，每个人的凝血时间有差异，按压时间因人而异。采血后避免剧烈运动。

（9）若局部出现淤血，多数是由于按压方法不对或时间不足引起，24小时内可以冷敷，24 小时后可用温热毛巾湿敷，促进吸收。

（10）采血后若出现头晕、眼花、乏力等症状，应立即平卧，饮少量糖水，待症状缓解后再行离开。

三、静脉留置针

静脉留置针又称套管针，针芯的外套管可以在病人的血管内留置几天时间，穿刺时将外套管和针芯一起刺入血管中，当套管针送入血管后抽出针芯，仅将柔软的外套管留在血管内进行输液。静脉留置针材质柔软，不易损伤血管，能够保证患者输液的安全。采用静脉留置针能够减少静脉穿刺次数，从而减轻患者因反复穿刺产生的痛苦。

（一）适应证

静脉留置针主要针对需要长时间静脉给药，同时还要保护静脉血管的患者。例如手术后患者一般在手术室就置入留置针，方便术后给予抗生素、营养液等。

（二）优势

静脉留置针是在临床上被广泛应用的输液方法，得到患者和医务人员的一致认可，有以下优点：

（1）保护血管，静脉留置针柔韧性好、对血管刺激小、很少发生导管打折与导管尖端破损等。

（2）可以长时间留置，减少患者因反复穿刺造成血管损伤带来的痛苦。

（3）减少护理人员静脉穿刺的工作量，促进护理工作效率的提升。

（4）套管针的价格与普通的头皮针输液耗材基本相等，比较经济实用。

（三）注意事项

必须严格执行无菌技术操作规程，密切观察患者生命体征的变化及局部情况，每次输液前后均应检查穿刺部位及静脉走行方向有无红肿，并询问患者有无不适，如有异常情况，应及时拔出套管并做相应处理。

对使用静脉留置针的肢体应妥善固定，尽量减少肢体活动。以免留置针在血管内来回移动致静脉炎或血流不畅导致导管尖血液凝固，缩短留置时间。

每次输液前先抽回血，再用无菌生理盐水冲洗导管，如无回血，冲洗有阻力时，应考虑留置针导管堵塞，此时应拔出静脉留置针，切记不能用注射器使劲推注，以免将凝固的血栓推进血管，造成栓塞。

在使用留置针输液过程中，可持续热敷穿刺侧肢体，特别是湿热敷效果最好，热疗可改善血液循环，促进静脉回流，增加患者新陈代谢和白细胞吞噬功能，有助于血管壁创伤的修复，增强患者局部的抗炎能力。

营养不良、免疫力低下的患者，应加强营养，增强机体对血管壁创伤的修复能力和对局部炎症抗炎能力。

四、经外周静脉穿刺中心静脉置管

经外周静脉穿刺中心静脉置管（PICC）是利用导管从外周手臂的静脉进行穿刺，导管直达靠近心脏的大静脉，可避免化疗药物与手臂静脉的直接接触，加上大静脉的血流速度很快，可以迅速冲淡化疗药物，防止药物对血管的刺激，因此能够有效保护上肢静脉，减少静脉炎的发生，减轻患者的疼痛，提高患者的生命质量。

（一）适应证

经外周静脉穿刺中心静脉置管的适应证包括：
（1）需要长期静脉输液，但外周浅静脉条件差、不易穿刺成功者。
（2）需反复输入刺激性药物，如化疗药等。
（3）长期输入高渗透性或黏稠度高的药物，如高糖、脂肪乳、氨基酸等。
（4）需要使用压力或加压泵快速输液者。
（5）需要反复输入血液制品，如全血、血浆、血小板等。
（6）需要每日多次静脉采血检查者。

（二）优势

PICC可为长期静脉注射的肿瘤患者建立一条安全有效的静脉通道，具有以下优点：
（1）PICC的导管材料由特殊聚氨酯制成，有良好的组织相容性和顺应性，导管非常柔软、弹性好、不易折断，对血管刺激性小，在体内可留置6个月至1年，可减少反复静脉穿刺的痛苦。
（2）置管后患者的生活习惯基本不会受到影响，还可减少各类药物对血管内膜的刺激。
（3）留置导管末端接肝素锁，因肝素锁可防止导管内血液凝固，使细菌介入的可能性减少。

（三）注意事项

置管后注意观察穿刺部位及周围有无发红、肿胀、疼痛，有无脓性分泌物等异常情况，注意置管手臂有无肿胀、条索、疼痛，以及有无胸痛或心慌。
导管是否有漏液或其他异常。
导管体外的长度有无变化，管道均有刻度标示，注意观察管道的外露长度，及时发现导管脱出或进入。
注意观察敷料的干湿度，有无渗血或渗液。

第二节　动脉采血操作流程

动脉血气分析常用于临床检测患者的氧分压、二氧化碳分压，是判断呼吸功能和机体内环境酸碱平衡的重要检测项目之一，是临床医生确认患者是否缺氧、判断缺氧程度的有效手段，它能客观地反映患者呼吸衰竭的性质和程度。动脉血气分析结果对需要氧疗和机械通气的患者提供氧疗指导、调节机械通气参数、纠正酸碱平衡具有重要意义，具有实时、快速的优势。因动脉血气分析血液样本采集较静脉血采集操作要求高，且标本采集及送检过程中有很多因素会影响检测结果的准确性，进而影响医务工作者对患者实施正确的病情判断和诊疗措施。为保证检测结果的准确性，排除可能会导致延误患者的抢救时机、造成患者身心伤害、增加患者医疗费用及浪费人力物力等因素，应规范动脉血气分析样本采集操作。规范操作能有效提高样本合格率，提高检测结果的准确性。因此，动脉血气分析采集流程的规范化管理十分重要。

一、采集准备

（一）环境准备

应选择温度适宜、光线充足的清洁环境。

（二）护士准备

动脉穿刺难度较静脉穿刺大，需要护理人员保持良好的心态。很多低年资护理人员因不能准确定位，容易没有自信，手忙脚乱，惊慌失措，导致穿刺失败。因此，采血时护士要不急不躁，保持自信，确保一次性穿刺成功。

向患者解释此次操作的目的和意义，需要患者怎么配合，床旁采集动脉血气应嘱患者平卧或静坐五分钟，帮助患者缓解紧张情绪，提高穿刺成功率。如果门诊患者或患者刚运动过，应告知患者静坐 30 分钟后再行采集。

（三）用物准备

动脉采血用物准备包括：

（1）消毒剂：如 70％乙醇、碘伏、安尔碘、2％葡萄糖酸氯己定醇等。对于不同患者选择相对应的消毒剂（如对酒精过敏者选用碘伏或者安尔碘）。对早产儿及 2 个月以下的婴儿应慎用氯己定，因氯己定对皮肤有刺激性。

（2）无菌纱布、无菌棉签、无菌棉球等。

（3）采血器具：推荐使用专业动脉采血器，以避免影响钠、镁、钙等离子检测结果的准确性。如没有专业采血器，使用注射器采血时，可选择抗凝剂的浓度为 12500U/ml 的肝素稀释液，用注射用水 1∶10 稀释后冰箱保存，采血前吸取肝素稀溶液湿润整个注射器内腔后排空，每 0.1ml 足够抗凝 2ml 全血。

（4）手套：清洁或者一次性无菌手套。

（5）冷却剂：血液采集完成后，如无法及时送检，应准备容器加入冰水或者其他冷却剂，将温度保持在 0℃～4℃ 低温保存。容器应足够大，可将注射器针筒或采血器具完全放入。

（6）锐器盒：必须具有容器盖和清晰的生物危害标识。

（四）患者准备

1. 身份识别

查对患者腕带、住院号、床号、姓名、性别、年龄、检查项目。（图 3-1）

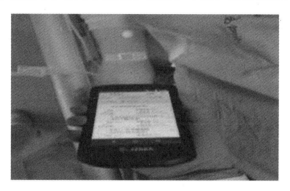

图 3-1　身份识别

2. 患者评估

评估患者的体温、吸氧方式、呼吸机参数、血氧饱和度数、吸氧浓度、血压。如果吸氧方式及呼吸机参数和吸氧浓度发生改变。应在采集前等待 30 分钟以达到稳定状态；患者血压如果过低或者采血处血管条件限制，动脉血无法自动充盈动脉采血器，应将针栓推至 0 刻度，缓慢抽拉采血。评估患者凝血功能，包括血小板计数、凝血结果分析、是否使用抗凝药物，凝血功能障碍者尽量避免穿刺股动脉。

3. 患者准备

住院部患者根据情况取平卧位或半卧位，门诊患者取坐位，上肢外展，手指自然放松，腕关节下垫一小软枕，掌心向上，使腕部保持过伸位置。（图 3-2）

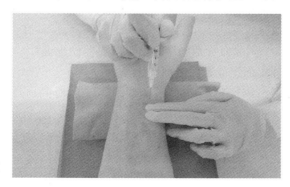

图 3-2　动脉血采集患者准备

4. 信息记录

及时记录患者基本信息：姓名、性别、年龄、科室及楼层、呼吸支持方式、吸氧浓度、体温、采集时间、采集部位、采集人。

二、操作流程

在选择采集血管时，应选择粗、直、弹性好的血管。应考虑是否易于穿刺，是否容易固定及按压，可能导致周围组织损伤的危险程度，评估患者穿刺部位的循环情况，避免穿刺远端发生缺血并发症。

（一）桡动脉穿刺流程

1. 桡动脉特点

桡动脉位于手腕部，搏动强，易于触摸，位置表浅，穿刺成功率高，不易发生血管神经损伤。桡动脉下方有韧带支撑，易于压迫固定止血，发生局部血肿概率低，因此桡动脉是首选采集部位。

适宜人群：桡动脉搏动明显且血管走向无异常、尺动脉侧支循环正常的人群，大部分正常人手部有来自尺动脉的侧支循环，但部分患者可能尺动脉循环不良，采集前则需要做艾伦（Allen）试验进行评定。

2. 艾伦试验方法

操作者同时按压患者桡动脉和尺动脉，嘱咐患者用力握拳、松拳数次，直至手掌变白，操作者松开对尺动脉的压迫，观察患者手掌颜色变化，若手掌颜色在 10 秒内恢复正常，则表明该侧尺动脉循环良好，可以采集动脉血；反之，则表明该侧手掌循环不良，不能采集该侧动脉血。

3. 采血方法

住院部根据患者情况，取平卧位或半卧位，门诊患者取坐位，上肢外展，手指自然放松，腕关节下垫一小软枕，掌心向上，使腕部保持过伸位置，确定穿刺位置，距离腕横纹处 1~2cm，手臂外侧 0.5~1cm 处，以桡动脉搏动最强烈处为穿刺点，操作者行七步洗手法后戴手套，以穿刺点为中心第一次以顺时针消毒，消毒范围直径 5cm，等待自然晾干，操作者第一次消毒自己左手食指和中指第 1、2 节指关节，第二次以穿刺点为中心逆时针消毒，再次消毒食指和中指，自然晾干后，操作者用消毒的手再次确认穿刺点，左手食指、中指放置于穿刺点上方，右手以握笔姿势持针在离穿刺点下方 1~2cm 处针尖斜面向上以 30°~45°顺血管走向进针，见回血即停止进针，待动脉血自动充盈至预留位置处拔针，立即用棉签或无菌棉球按压穿刺点上方 1~2cm 处，将针尖立即垂直插入橡皮塞。告知患者按压穿刺点 10~15 分钟。若患者有高血压或者凝血功能障碍，应适当延长按压时间直至不流血。

4. 标本处理

将针头拔出丢弃于利器盒，若标本有气泡，应立即排出气泡。然后垂直插入放置于台面上的螺旋盖内，上下颠倒 8 次，用双手掌心左右揉搓数次，保证血液与抗凝剂充分混合。（图 3-3）

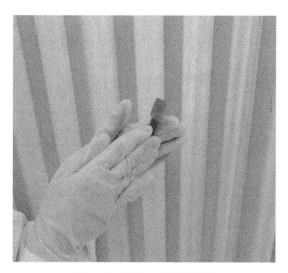

图 3-3 混合血液与抗凝剂

(二)肱动脉采集流程

1. 肱动脉特点

肱动脉位于肘窝处，位于肌肉和结缔组织深部，搏动不明显，易与各肌腱和静脉混淆，缺乏筋膜及骨骼支撑。血管直径较桡动脉粗，周围无静脉伴随，不易误采集静脉血，但较桡动脉易滑动，不易固定及压迫止血。若患者腕关节畸形或因外固定等因素不能从桡动脉采集时，可选用肱动脉采集。但因肱动脉周围有正中神经伴行，穿刺时可能导致神经损伤，若穿刺形成血栓，则会导致前臂血运障碍，因此不推荐首选肱动脉采血以及儿童采血肱动脉，尤其不推荐婴幼儿进行肱动脉采血。

2. 护士准备

采血时护士要保持不急不躁、自信的心态，确保一次性穿刺成功。向患者解释此次的操作目的和意义，需要患者怎么配合，床旁采集动脉血气分析血液标本应嘱患者平卧或静坐五分钟，帮助患者缓解紧张情绪，以保证检测结果的准确性，提高穿刺成功率。如果门诊患者或者患者刚运动过，应告知患者静坐 30 分钟后再行采集。

3. 物品准备

(1) 消毒剂，如 70％乙醇、碘伏、安尔碘、2％葡萄糖酸氯己定醇等，对于不同患者选择相对应的消毒剂（如对酒精过敏者选用碘伏或者安尔碘）。对早产儿及 2 个月以下的婴儿应慎用氯己定，因氯己定对皮肤有刺激性。

(2) 无菌纱布、无菌棉签、无菌棉球等。

(3) 采血器具：推荐使用专业动脉采血器，以避免影响钠、镁、钙等离子检测结果的准确性。如没有专业采血器，使用注射器采血时，可选择抗凝剂的浓度为 12500U/ml 的肝素稀释液，用注射用水 1∶10 稀释后冰箱保存，采血前吸取肝素稀溶液湿润整个注射器内腔后排空，每 0.1ml 足够抗凝 2ml 全血。

(4) 手套：清洁或者一次性无菌手套。

（5）冷却剂：采集完成后，如无法及时送检，应准备容器加入冰水或者其他冷却剂，将温度保持在 0℃～4℃ 低温保存。容器应足够大，可将注射器针筒或采血器具完全放入。

（6）锐器盒：必须具有容器盖和清晰的生物危害标识。

4. 患者准备

（1）身份识别：查对患者腕带、住院号、床号、姓名、性别、年龄、检查项目。

（2）患者评估：评估患者的体温、吸氧方式、呼吸机参数、氧饱和度数、吸氧浓度、血压。如果吸氧方式及呼吸机参数和吸氧浓度发生改变，应在采集前等待 30 分钟以达到患者稳定状态。如果患者血压过低或者受采血处血管条件限制，动脉血无法自动充盈动脉采血器，应将针栓推至 0 刻度，缓慢抽拉采血。评估患者凝血功能，包括血小板计数、凝血结果分析、是否使用抗凝药物。

（3）患者准备：住院患者根据情况取平卧位或半卧位，门诊患者取坐位，上肢外展，手指自然放松，肘关节下垫一小软枕，掌心向上，使肘关节保持过伸位置。

5. 信息记录

及时记录患者基本信息：姓名、性别、年龄、科室及楼层、呼吸支持方式、吸氧浓度、体温、采集时间、采集部位、采集人。

6. 穿刺方法

穿刺点为肱二头肌内测沟动脉搏动点最明显处，或者以肘横纹为横轴，肱动脉搏动为纵轴，确定交叉点周围 0.5cm 的范围，以肱动脉搏动最强烈处为穿刺点。操作者行七步洗手法洗手后戴手套，以穿刺点为中心第一次按顺时针消毒，消毒范围直径不小于 5cm，等待晾干，操作者第一次消毒自己左手食指和中指第 1、2 节指关节，第二次以穿刺点为中心逆时针消毒，再次消毒食指和中指，自然晾干后，操作者用已消毒的手再次确认穿刺点，左手食指中指放置穿刺点上方，右手以握笔姿势持针在离穿刺点下方 1～2cm 处针尖斜面向上以 45°顺血管走向进针，见回血即停止进针，待动脉血自动充盈至预留位置处拔针，立即用棉签或无菌棉球按压穿刺点上方 1～2cm 处，将针尖立即垂直插入橡皮塞。告知患者按压 10～15 分钟。若患者有高血压或者凝血功能障碍，应适当延长按压时间直至不流血。

7. 标本处理

将针头拔出丢弃于利器盒，若标本有气泡，应立即排出气泡。然后垂直插入放置于台面上的螺旋盖内，上下颠倒 8 次，用双手掌心左右揉搓数次，保证血液与抗凝剂充分混合。

（三）股动脉穿刺流程

1. 股动脉特点

股动脉位于腹股沟韧带下方 1～2cm，或耻骨和髂前上棘连线中点。穿刺时以搏动最明显处为穿刺点。股动脉管径粗大，搏动强烈，易于穿刺，但该动脉缺乏腿部侧支循环，股动脉一旦损伤，易累及患者下肢远端的血供。股动脉压力较大，穿刺后按压止血不方便，易导致出血，形成血肿、血栓，以及发生假性动脉瘤。因股动脉穿刺部位有阴毛，消毒不彻底易引起感染，股动脉周围有股静脉及股神经，穿刺时易采集静脉血及损害股神经。穿刺股动脉时要注意保护患者隐私，长期反复穿刺股动脉，可导致瘢痕组织增生，影响下肢血液循环。因此，股动脉为最后选择的穿刺部位。一般只有当四肢被约束，肱动脉不可使用或者穿刺失败时，以及抢救、全身血液循环不良时，才选择股动脉进行穿刺。新生儿慎选股动脉进行穿刺。

2. 护士准备

护士要保持不急不躁、自信的心理状态，确保一次性穿刺成功。

向患者解释此次的操作目的和意义，怎样操作，需要患者怎么配合，床旁采集动脉血气分析血液标本应嘱患者平卧或静坐五分钟，帮助患者缓解紧张情绪，以保证检测结果的准确性，提高穿刺成功率。

3. 物品准备

（1）消毒剂：如 70％乙醇、碘伏、安尔碘、2％葡萄糖酸氯己定醇等，对于不同患者选择相对应的消毒剂（如对酒精过敏者选用碘伏或者安尔碘）。对早产儿及 2 个月以下的婴儿应慎用氯己定，因氯己定对皮肤有刺激性。

（2）无菌纱布、无菌棉签、无菌棉球等。

（3）采血器具：推荐使用专业动脉采血器，以避免影响钠、镁、钙等离子检测结果的准确性。如没有专业采血器，使用注射器采血时，可选择抗凝剂的浓度为 12500U/ml 的肝素稀释液，用注射用水 1：10 稀释后冰箱保存，采血前吸取肝素溶液湿润整个注射器内腔后排空，每 0.1ml 足够抗凝 2ml 全血。

（4）手套：清洁或者一次性无菌手套。

（5）冷却剂：采集完成后，如无法及时送检，应准备容器加入冰水或者其他冷却剂，将温度保持在 0℃～4℃低温保存。容器应足够大，可将注射器针筒或采血器具完全放入。

（6）锐器盒：必须具有容器盖和清晰的生物危害标识。

4. 患者准备

（1）身份识别：查对患者腕带、住院号、床号、姓名、性别、年龄、检查项目。

（2）患者评估：评估患者的体温、吸氧方式、呼吸机参数、氧饱和度数、吸氧浓度、血压。如果吸氧方式及呼吸机参数和吸氧浓度发生改变，应在采集前等待 30 分钟以达到患者稳定状态。如果患者血压过低或者采血处血管条件限制，动脉血无法自动充盈动脉采血器，应将针栓推至 0 刻度，缓慢抽拉采血。评估患者凝血功能，包括血小板计数、凝血结果分析、是否使用抗凝药物。

（3）患者准备：采血前采取适当措施保护患者隐私，如屏风或床帘遮挡。协同患者褪去内裤，取平卧位躺于床上，下肢略外展，保持不动。

5. 信息记录

及时记录患者基本信息：姓名、性别、年龄、科室及楼层、呼吸支持方式、吸氧浓度、体温、采集时间、采集部位、采集人。

6. 采集方法

操作者行七步洗手法后戴手套，以穿刺点为中心第一次以顺时针消毒，消毒范围直径不小于5cm，等待自然干，操作者第一次消毒自己左手食指和中指第1、2节指关节，第二次以穿刺点为中心逆时针消毒，再次消毒食指和中指，自然待干后，操作者用消毒的手再次确认穿刺点，用已消毒的食指和中指置于股动脉搏动点最强烈处上方，两指稍分开，另一只手以持笔姿势在食指和中指中间，针头与皮肤呈90°垂直进针，见血后即停止进针，待动脉血自动充盈至预设位置。

7. 标本处理

将针头拔出丢弃于利器盒，若标本有气泡，应立即排出气泡。然后垂直插入放置于台面上的螺旋盖内，上下颠倒8次，用双手掌心左右揉搓数次，保证血液与抗凝剂充分混合。

（四）足背动脉穿刺流程

1. 足背动脉特点

足背动脉位于足背内外踝连线中点至第一跖骨间隙中点处。搏动点最明显处为穿刺点。足背动脉位置表浅，易于触及，但由于足背动脉较细且神经末梢丰富，一般作为桡动脉和肱动脉不能采集或采集失败时的选择。

2. 护士准备

采血时护士要保持不急不躁、自信的心理状态，确保一次性穿刺成功。

向患者解释此次的操作目的和意义，怎样操作，需要患者怎么配合，主动告知患者采集足背较其他部位疼痛感强烈一些，穿刺的时候需要忍耐，保持不动。床旁采集动脉血气分析血液样本应嘱患者平卧或静坐五分钟，帮助患者缓解紧张情绪，以保证检测结果的准确性，提高穿刺成功率。

3. 物品准备

（1）消毒剂：如70%乙醇、碘伏、安尔碘、2%葡萄糖酸氯己定醇等，对于不同患者选择相对应的消毒剂（如对酒精过敏者选用碘伏或者安尔碘）。对早产儿及2个月以下的婴儿应慎用氯己定，因氯己定对皮肤有刺激性。

（2）无菌纱布、无菌棉签、无菌棉球等。

（3）采血器具：推荐使用专业动脉采血器，以避免影响钠、镁、钙等离子检测结果的准确性。如没有专业采血器，使用注射器采血时，可选择抗凝剂的浓度为12500U/ml的肝素稀释液，用注射用水1:10稀释后冰箱保存，采血前吸取肝素溶液湿润整个注射器内腔后排空，每0.1ml足够抗凝2ml全血。

（4）手套：清洁手套或者一次性无菌手套。

（5）冷却剂：采集完成后，如无法及时送检，应准备容器加入冰水或者其他冷却剂，将温度保持在0℃~4℃低温保存（一般可保存2小时）。容器应足够大，可将注射器针筒或采血器具完全放入。禁用冰块，以避免破坏红细胞而发生溶血。

（6）锐器盒：必须具有容器盖和清晰的生物危害标识。

4. 患者准备

（1）身份识别：查对患者腕带、住院号、床号、姓名、性别、年龄、检查项目。

（2）患者评估：评估患者的体温、吸氧方式、呼吸机参数、氧饱和度数、吸氧浓度、血压。如果吸氧方式及呼吸机参数和吸氧浓度发生改变，应在采集前等待 30 分钟以达到患者稳定状态。如果患者血压过低或者采血处血管条件限制，动脉血无法自动充盈动脉采血器，应将针栓推至 0 刻度，缓慢抽拉采血。评估患者凝血功能，包括血小板计数、凝血结果分析、是否使用抗凝药物。

（3）患者准备：根据患者自身条件，取平卧位或者半坐卧位，足尖向前，足背稍紧绷。

5. 信息记录

及时记录患者基本信息：姓名、性别、年龄、科室及楼层、呼吸支持方式、吸氧浓度、体温、采集时间、采集部位、采集人。

6. 采集方法

操作者行七步洗手法后戴手套，以穿刺点为中心第一次以顺时针消毒，消毒范围直径不小于 5cm，等待自然晾干，操作者第一次消毒自己左手食指和中指第 1、2 节指关节，第二次以穿刺点为中心逆时针消毒，再次消毒食指和中指，自然晾干后，操作者用消毒的手再次确认穿刺点，用已消毒的食指和中指置于股动脉搏动点最强烈处上方，另一只手以持笔姿势在食指和中指下方 2cm 处，针尖与皮肤呈 15°～25°，顺血管方向进针，见血后停止进针，待动脉血自动充盈至预设位置。

7. 标本处理

将针头拔出丢弃于利器盒，若标本有气泡，应立即排出气泡。然后垂直插入放置于台面上的螺旋盖内。上下颠倒 8 次，用双手掌心左右揉搓数次，保证血液与抗凝剂充分混合。

（五）头皮动脉穿刺流程

1. 头皮动脉特点

头皮动脉位于颞部或颞顶部区域内，主要为颞浅动脉及其分支，一般较静脉隆起，不易被压瘪，有搏动。少数不隆起，但能触及搏动。呈皮肤色或浅红色。因婴幼儿头部易固定，所以头皮动脉采血一般是婴幼儿选择对象。采集时以触及搏动最强烈处为穿刺点。

2. 护士准备

护士应保持良好的心态。因动脉穿刺较静脉困难，婴幼儿穿刺较成年人困难，婴幼儿不会配合，许多家长也担心不能一次穿刺成功，增加了很多低年资护士的心理压力。采血时护士要保持不急不躁、自信的心理状态，确保一次性穿刺成功。

向患者家属解释此次的操作目的和意义，怎样操作。因婴幼儿看见白大褂就会产生恐惧感，不配合，则需要告知患儿家属怎样配合，让患儿家属安抚患儿，给患儿足够的安全感，使患儿保持平静，增加穿刺成功率。

3. 物品准备

（1）消毒剂：如 70% 乙醇、碘伏、安尔碘、2% 葡萄糖酸氯己定醇等，对于不同患者选择相对应的消毒剂（如对酒精过敏者选用碘伏或者安尔碘）。对早产儿及 2 个月以下的婴儿应慎用氯己定，因氯己定对皮肤有刺激性。

（2）无菌纱布、无菌棉签、无菌棉球等。

（3）采血器具：推荐使用专业动脉采血器，以避免影响钠、镁、钙等离子检测结果的准确性。如没有专业采血器，使用注射器采血时，可选择抗凝剂的浓度为12500U/ml的肝素稀释液，用注射用水1∶10稀释后冰箱保存，采血前吸取肝素溶液湿润整个注射器内腔后排空，每0.1ml足够抗凝2ml全血。

（4）手套：清洁手套或者一次性无菌手套。

（5）冷却剂：采集完成后，如无法及时送检，应准备容器加入冰水或者其他冷却剂，将温度保持在0℃～4℃低温保存（一般可保存2小时）。容器应足够大，可将注射器针筒或采血器具完全放入。禁用冰块，以避免破坏红细胞而发生溶血。

（6）锐器盒：必须具有容器盖和清晰的生物危害标识。

4. 患者准备

（1）身份识别：查对患者腕带、住院号、床号、姓名、性别、年龄、检查项目。

（2）患者评估：评估患者的体温、吸氧方式、呼吸机参数、氧饱和度数、吸氧浓度、血压。如果吸氧方式及呼吸机参数和吸氧浓度发生改变，应在采集前等待30分钟以达到稳定状态。如果患者血压过低或者采血处血管条件限制，动脉血无法自动充盈动脉采血器，应将针栓推至0刻度，缓慢抽拉采血。评估患者凝血功能，包括血小板计数、凝血结果分析、是否使用抗凝药物。

（3）患者准备：嘱咐患者家属给予患儿温柔的安抚，让患儿保持平静，让患儿取平卧位或侧卧位，一人固定患儿头部，家属固定四肢。

5. 信息记录

及时记录患者基本信息：姓名、性别、年龄、科室及楼层、呼吸支持方式、吸氧浓度、体温、采集时间、采集部位、采集人。

6. 采集方法

让患儿家属协同固定患儿四肢及头部，嘱咐患儿家长温柔抚摸患儿，给患儿足够的安全感，使患儿保持平静。操作者位于患儿近侧，消毒手指置于搏动点上方，另一只手以握笔姿势持针，针尖与皮肤呈15°～25°进针。见回血即停止进针，直至血液自动充盈至预设位置处后立即拔针。

7. 标本处理

将针头拔出丢弃于利器盒，若标本有气泡，应立即排出气泡。然后垂直插入放置于台面上的螺旋盖内，上下颠倒8次，用双手掌心左右揉搓数次，保证血液与抗凝剂充分混合。

（六）留置动脉导管采血流程

留置动脉导管的患者，可通过导管采集动脉血气标本。导管分为开放式和封闭式。

1. 开放式导管采血流程

（1）环境准备。应选择温度适宜、光线充足的清洁环境。

（2）护士准备。向患者解释此次的操作目的和意义，怎样操作，需要怎么配合，床旁采集动脉血气标本应嘱患者平卧或静坐五分钟，帮助患者缓解紧张情绪，以保证检测结果的准确性。

（3）物品准备。

1）消毒剂：70％乙醇、碘伏、安尔碘、2％葡萄糖酸氯己定醇等，对于不同患者选择相对应的消毒剂（如对酒精过敏者选用碘伏或者安尔碘）。对早产儿及 2 个月以下的婴儿应慎用氯己定，因氯己定对皮肤有刺激性。

2）无菌纱布、无菌棉签、无菌棉球等。

3）采血器具：推荐使用专业动脉采血器，以避免影响钠、镁、钙等离子检测结果的准确性。如没有专业采血器，使用注射器采血时，可选择抗凝剂的浓度为 12500U/ml 的肝素稀释液，用注射用水 1∶10 稀释后冰箱保存，采血前吸取肝素溶液湿润整个注射器内腔后排空，0.1ml 足够抗凝 2ml 全血。10ml 的空针，封管液，冲洗液。冲洗液可选用生理盐水（肝素可加可不加），若使用肝素生理盐水封管，推荐使用厂家配好的封管液，若条件有限，可于 500ml 生理盐水中加入 1000～2500U 肝素，即肝素浓度为 2～5U/ml。血液疾病患者或凝血功能障碍患者需要密切观察因肝素引起的血小板减少症及其后续的出血和血栓风险。

4）手套：清洁或者一次性无菌手套。

5）冷却剂：采集完成后，如无法及时送检，应准备容器加入冰水或者其他冷却剂，将温度保持在 0℃～4℃低温保存。容器应足够大，可将注射器针筒或采血器具完全放入。

6）锐器盒：必须具有容器盖和清晰的生物危害标识。

（4）患者准备。

1）身份识别：查对患者腕带、住院号、床号、姓名、性别、年龄、检查项目。

2）患者评估：评估患者的体温、吸氧方式、呼吸机参数、氧饱和度数、吸氧浓度、血压。如果吸氧方式及呼吸机参数和吸氧浓度发生改变。应在采集前等待 30 分钟以达到稳定状态。患者血压如果过低或者采血处血管条件限制，动脉血无法自动充盈动脉采血器，应将针栓推至 0 刻度，缓慢抽拉采血。评估患者凝血功能，包括血小板计数、凝血结果分析、是否使用抗凝药物。凝血功能障碍者，尽量避免穿刺股动脉。

（5）信息记录：及时记录患者基本信息，包括姓名、性别、年龄、科室及楼层、呼吸支持方式、吸氧浓度、体温、采集时间、采集部位、采集人。

（6）采集方式：将动脉采血器从无菌包装中取出，将针栓推至 0 刻度再拉至预设位置，让抗凝剂布满管腔管内壁。严格遵守无菌操作原则，戴手套消毒三通管道，用 10ml 空注射器连通患者端，抽出管道死腔内三倍的混合血液弃去，关闭三通管道，移除注射器。将动脉采血器与三通管道连接，打开三通管道，待血液自动充盈至预设位置，关闭三通管道，将动脉采血器与导管分离。若血液有气泡，反转采血器，将纱布置于动脉采血器上端，轻推针栓，缓慢将气泡排出。

（7）采血后处理：立即封闭动脉采血器，并根据相关产品说明书要求使血液与动脉采血器内的抗凝剂充分混匀，避免产生血凝块。贴好检验单，标记标本。冲洗导管，按压冲洗阀门，冲洗动脉导管，转动三通采血管，将三通管道内的血液冲洗干净，关闭三通管道。

2. 封闭式导管采血流程

（1）物品准备。

1）消毒剂：70％乙醇、碘伏、安尔碘、2％葡萄糖酸氯己定醇等，对于不同患者选择相对应的消毒剂（如对酒精过敏者选用碘伏或者安尔碘）。对早产儿及2个月以下的婴儿应慎用氯己定，因氯己定对皮肤有刺激性。

2）无菌纱布、无菌棉签、无菌棉球等。

3）采血器具：推荐使用专业动脉采血器，以避免影响钠、镁、钙等离子的检测结果。如没有专业采血器，使用注射器采血时，可选择抗凝剂的浓度为12500U/ml的肝素稀释液，用注射用水1：10稀释后冰箱保存，采血前吸取肝素溶液湿润整个注射器内腔后排空，0.1ml足够抗凝2ml全血。10ml的空针，封管液，冲洗液。冲洗液可选用生理盐水（肝素可加可不加），若使用肝素生理盐水封管，推荐使用厂家配好的封管液，若条件有限，可将500ml生理盐水中加入1000～2500U肝素，即肝素浓度为2～5U/ml。血液疾病患者或凝血功能障碍患者需要密切观察因肝素引起的血小板减少症及其后续的出血和血栓风险。

4）手套：清洁或者一次性无菌手套。

5）冷却剂：采集完成后，如无法及时送检，应准备容器加入冰水或者其他冷却剂，将温度保持在0℃～4℃低温保存。容器应足够大，可将注射器针筒或采集器具完全放入。

6）锐器盒：必须具有容器盖和清晰的生物危害标识。

（2）采集方式。严格遵守无菌操作原则，将动脉采血器从无菌包装中取出，针栓推至0刻度再拉至预设位置，使管腔内抗凝剂充满管壁。消毒采血窗，将动脉采血器与采血窗连接，待血液自动充盈采血器后，将动脉采血器与导管分离，用冲洗液冲洗导管，封闭导管。

（3）采血后处理。立即封闭动脉采血器，并根据相关产品说明书要求使血液与动脉采血器内的抗凝剂充分混匀，避免产生血凝块。贴好检验单，标记标本。冲洗导管，按压冲洗阀门，冲洗动脉导管，封闭导管。

三、注意事项

（一）关于申请单

（1）门急诊/住院部患者申请动脉血气检测均由医生通过医院信息管理系统申请。

（2）其他部门（如科研）或外院标本可使用申请单进行检测申请。

（3）标本必须贴有检测项目条码。

（4）申请单必须整洁，清楚地写明患者的姓名、性别、年龄、检测项目、诊断及医生签名和申请时间。

（5）同一患者做动脉血气检测，只需一张申请单，不同类型的标本检测须分别填写或开具检查单。

（6）申请单上应注明患者体温、血红蛋白和吸入氧量等信息，以便输入仪器计算出准确结果，如不标注以上信息，仪器将按体温37°、血红蛋白14g/L、吸入氧量20.9％

计算。

（二）标本标识

（1）标本管上应粘贴标有患者信息和检测项目信息的条码。（图 3-4）

（2）禁用错误标本管。

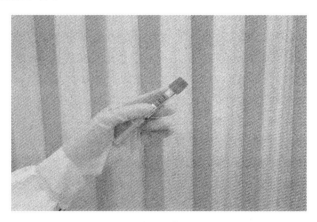

图 3-4　动脉血气分析标本

（三）标本处理

（1）使用专用动脉采血器采集动脉血，不能用头皮针穿刺血管，将头皮针的另一端连接专用动脉采血器，会造成进入大量空气及增加血液污染的风险。

（2）排出气泡及充分混匀是保证结果准确的基础，如果采血不顺畅、怀疑标本有血凝块，应重新采集。

（3）动脉血采集应在安静状态下采集，一般建议患者休息 30 分钟后采集。

（4）动脉血气标本采集后应立即送检，如不能立即送检，应将标本保存在 $0^{\circ}C \sim 4^{\circ}C$ 环境中，最好不要超过 2 小时。有研究表明，血气标本随搁置时间延长，pH 值、PO_2 逐渐下降，PCO_2 逐渐上升，这是由于血液离体后在密闭环境下，血液新陈代谢还在继续，不断消耗血样标本中的氧及产生乳酸等酸性代谢产物，使 pH 值和 PO_2 下降，PCO_2 上升。研究表明，标本在 $0^{\circ}C \sim 4^{\circ}C$ 环境下保存，0.5 小时内相关指标无明显变化；存放时间和温度、湿度均会影响血气分析结果，时间越长，湿度、温度越高，对结果影响越大。存放应避免温度降至 $0^{\circ}C$ 以下，因细胞中的水分子凝固会导致细胞破裂，造成标本溶血，导致检测结果异常。温度可影响钾离子在红细胞内外的运动，低温保存的血液标本仅能进行压力检测，不能用于电解质检测。运送过程中，应避免使用电动传送装置，因剧烈震荡会造成标本溶血，影响检测结果。

（5）如过患者病情许可，最好在停止给氧 30 分钟后再采集标本，否则应注明给氧方式及浓度。

（6）标本检测申请单应随标本运送，如果标本出现血液凝固、标本量不够、气泡过多、标识不清楚、动静脉混合血、静脉血、导管稀释血渗入等，应重新采集。

（7）送检后应在 30 分钟内检测，标本放置太久，血标本中的气体分压、血糖、乳酸等检测项目的准确性会受到干扰。为确保血标本合理抗凝，抗凝不当或混匀不当会导致血液样本凝固或产生微小凝块，影响检测结果准确性，因此建议使用专用动脉采血器具，按要求采集及混匀血标本。使用自配的抗凝剂时应避免标本稀释，标本稀释会导致动脉血报告离子值及代谢产物产生假性降低，影响检测准确性。造成标本稀释的主要原因是使用液态抗凝剂进行抗凝处理，使用动脉导管采集时，没有有效去除冲管液。因此，建议使用固态抗凝剂，通过导管取血时，应在去除导管三倍死腔体积的液体后（核实），再进行动脉血标本采集。

（8）患者血管条件允许的条件下，应尽量避免使用注射器。专用动脉采血器应避免针栓注射器。专用动脉采血器采集时应使血液自动充盈，如管壁内有气泡，应第一时间排出气泡。

（9）避免溶血。溶血的主要原因有采血器针管过细，使用注射器转移血标本，混匀标本用力过猛，使用气动转送装置运送血标本，使用冰块储存标本，使用冰水储存时标本未隔离。

（10）正确选择动脉血管，避免采集静脉血、动静脉混合血。

第三节　末梢采血操作流程

末梢采血是静脉采血的补充，在静脉采血不方便或患者存在某些特殊原因时，可采集患者末梢部位的血液来代替静脉血，一般采集肢体末端的血液或耳垂血，多选择手指指腹两侧为采血部位，婴幼儿可采集蹈趾或足跟血，以便进行相关检测。

一、指尖采血操作流程

指尖采血常用于血糖检测，也是糖尿病患者在家自行检测血糖的常用方法。同时也是婴幼儿血液标本采集的方法之一。本节以血糖检测指尖血的采集为例对末梢采血操作流程进行介绍。

（一）采集前准备

1. 环境准备　应选择温度适宜、光线充足的清洁环境。

2. 用物准备　消毒剂（70% 乙醇、碘伏、安尔碘），对于不同患者选择相对应的消毒剂（如对酒精过敏者选用碘伏或者安尔碘）、无菌纱布、无菌棉签、无菌棉球等。血糖仪；推荐使用专业指尖采血器，小儿采血用微量采血针、微量采血管；手套，清洁或者一次性无菌手套；弯盘；血糖试纸；速干手消毒液；记录本（床旁检测时）；锐器盒，必须具有容器盖和清晰的生物危害标识。

3. 护士准备　采集人员在标本采集前应穿工作服，佩戴好口罩、帽子，洗手，戴手套；核对患者申请单、导诊单和条码信息是否一致；核对患者姓名、性别、年龄、住院号、申请单项目；和患者沟通，询问患者是否患有糖尿病、上次进食的时间、运动及用药情况、是否有过敏史。并在操作过程中与患者进行沟通、交流,增加患者的安全感,减少紧张感。

4. 患者准备　洗手,将手掌向上平放于床边或操作台面上。

5. 评估患者　首选无名指,其次是中指和小指;选择指腹两侧为采血点;观察手指有无水肿或感染,皮肤周围有无红肿、破损、硬结;应轮换采血部位,避免采血部位形成硬痂。

6. 注意事项　注意检查血糖试纸的有效期,是否干燥,有无裂痕或折痕;血糖仪是否有电,是否干燥。

(二) 操作步骤

1. 测指尖血糖操作步骤

(1) 护士洗手、戴口罩,备齐用物,携用物至患者床旁或指定采集地点。

(2) 查对医嘱,核对患者的姓名、年龄、性别、住院号、检测项目。

(3) 向患者解释测血糖的目的和注意事项,确认患者进餐时间(第一口进食时间),协助患者取舒适体位。

(4) 检查患者手指皮肤,征求患者意见,选择穿刺部位,用75%乙醇消毒穿刺部位,待干。

(5) 检查试纸是否在有效期内。

(6) 再次用75%乙醇消毒穿刺点,待干。

(7) 检查血糖仪及试纸是否匹配,插入血糖试纸,等待血糖仪自检完成。

(8) 戴手套,再次核对医嘱及患者信息。

(9) 穿刺针刺破患者手指,使血液自然流出成滴。用棉签拭去第一滴血后翻转患者手指使针眼向下,轻挤针眼近心端使血流出成滴,将试纸条测试区轻触血滴至血样充足。

(10) 干棉签压迫针眼至少1分钟,彻底止血。

(11) 读取并告诉患者血糖值,住院患者将结果写在自己的登记本上,以便于查房时医生查看。

(12) 护士再次查对患者的信息,在记录本上记录血糖值和检测时间,并签名。

(13) 取出检测试纸,将一次性采血针和血糖试纸丢入专门的医疗废物回收桶,清洁血糖仪,洗手。

2. 小儿指尖血采集步骤

(1) 护士洗手、戴口罩,备齐用物,携用物至患者床旁或指定采集地点。

(2) 查对医嘱、核对患者的姓名、年龄、性别、住院号、检测项目。

(3) 嘱患儿家长配合握住患儿腕部,但不能太紧,以免影响血液循环。

(4) 用安尔碘棉签或酒精消毒液消毒采血部位(无名指或者中指),待干,用无菌采血针对准指尖血液循环较丰富的部位进针。

(5) 操作者用左手拇指与食指固定儿童的采血部位,然后用右手中指由近心端向远心端轻轻挤压,挤出的血滴要及时收集到无菌抗凝管内(血量大约10滴),立即盖好试管盖子，上下颠倒 8 次，保证血液与抗凝剂充分混匀。贴好患者检验单立即送检。

（6）采集完成后，将采血针置于锐器盒中，收拾用物，洗手。

（7）嘱患儿家长用棉签按压穿刺点 5 分钟，并告知取报告时间及地点。

（三）注意事项

（1）不宜采用含碘消毒剂（如碘酒、碘伏）消毒皮肤。碘酒、碘伏中的碘可以与血糖试纸中的酶发生反应，使检测结果产生误差。指导患者拟采血的手指下垂，必要时可由近心端向远心端按摩。

（2）采血部位应选择手指末节两侧，如手指温度过低，应让患者揉搓双手并轻轻按摩指端，使局部组织血液充盈后穿刺。大量静脉补液侧肢体、水肿或感染的部位不宜采血。

（3）穿刺后应待血液自然流出或轻轻挤压手指根部使血液流出，不可用力挤压穿刺部位，以免组织液混入血液，影响检测结果。

（4）正确采集患者血液后，用试纸测试区轻触患者指端血滴，至吸样窗口充满，血糖仪在测试过程中不得随意移动。

（5）操作过程中不要触碰试纸条的测试区，避免试纸发生污染。

（6）采血部位应交替轮换，不宜长期反复在同一部位穿刺，以免形成瘢痕。

（7）血糖仪的清洁。一般情况用干净的软布蘸蒸馏水清洁即可，若疑有血液污染，可用 75％乙醇擦拭消毒，但应避开血糖测试区。

（8）一定要在手指干燥状态下取血。酒精消毒后必须要等酒精完全挥发后，再用采血针刺破手指，以保证检测结果的准确性.

（9）可选择在无名指指尖两侧皮肤较薄处采血。因为此处血管丰富，而且神经末梢分布较少，采血前可将上臂下垂 10～15 秒，使指尖充血。扎针后，轻轻推压手指两侧至前端 1/3 处，让血慢慢溢出即可。

（10）血样不能重复添加。

（11）操作前检查仪器与试纸是否匹配，试纸是否过期或变质。

（12）血糖试纸的存放和使用：①取出试纸后立即盖紧瓶盖，试纸应立即使用；②保存在干燥处，温度不宜超过 30℃，不能冷藏；③试纸必须保存在原装试纸瓶中；④勿使用受潮、弯曲、有划痕或过期的试纸。

（13）采血量：血量不足或过多时，都会影响血糖检测值。血量不足时，测试区域吸垫未完全被血覆盖，使测得值偏低或测不出；血量过多，污染测试吸垫周围会测不到血糖值。

（14）将检测试纸插入仪器后，务必 2 分钟内完成操作过程。试纸开瓶后要在 3 个月内用完，否则对检测结果有影响。

（15）指尖采血是创伤性的操作，操作过程中要遵守无菌操作原则，并做好患者采血前心理护理，特别是对老年人和儿童。情绪紧张会使肾上腺素分泌增加，血糖也可随之增高，影响血糖检测的准确性。

（16）在应用血糖仪时，应注意仪器的保养，定期检测。

（17）血糖仪在第一次使用时，必须进行质控校准。且在更换电池、使用新的一瓶试纸、怀疑血糖仪或试纸出现问题时、血糖仪摔跌后应当进行追加质控。使用已知浓度的质控液校准，质控液在开瓶后 3 个月内有效，不宜储存在温度≥30℃的环境下，也不宜冷藏或冷冻，同时需注明开瓶时间，血糖仪质控值的正常范围应参照厂家仪器标准。

（18）护士必须懂血糖仪代码的解读，避免不必要的差错发生。以拜安进血糖仪为例，血糖仪代码提示问题及解决方法如表 3-1 所示。

表 3-1 常见血糖仪代码提示问题及解决方法

屏幕显示	提示问题	解决方法
L0	检测结果低于 0.6mmol/L	血糖过低，复测，立即通知医生，按医嘱进行有效的护理措施
H1	检测结果超过 33.3mmol/L	血糖过高，复测，血糖仍然过高时应立即通知医生
E1	温度超出范围	将血糖仪移至适合的操作温度（5℃～45℃环境）下，让血糖仪适应新的温度 20 分钟后再进行检测
E2	血样不足	取下试纸换新试纸后重新检测，待看到显示屏上的血滴样图标闪烁时再检测
E3	①用过的试纸 ②使用的质控液有误	①取下试纸换新试纸重新检测，等看到显示屏上的血滴样图标闪烁时再检测； ②如果进行质控液检测，必须使用血糖仪对应生产厂家指定的质控液
E4	血糖试纸插入不当	取下试纸重新正确插入
E7	错误的血糖试纸	取下试纸换新的正确的试纸重新检测
E5 E9 E12 E8 E13	软件或硬件有问题	取下试纸换新试纸重新检测，如果问题仍未解决需联系血糖仪制造方工作人员

（19）影响血糖结果准确性的因素：①贫血患者用血糖仪测定血糖结果偏低，红细胞增多症、脱水或高原地区的患者则会偏低；②消毒后手指未干就进行测量，残余消毒液影响测定值；③患者过度紧张会使血糖升高；④患者使用的某些药物会对测定结果有影响，如大量的维生素 C、谷胱甘肽等会使结果偏低，静脉滴注葡萄糖会使结果偏高；⑤大量输液也会影响测定结果。

（20）小儿指尖采血注意事项：

一定严格按照无菌操作原则操作，采血前嘱患儿家长做好患儿手部卫生清洁工作并保持干燥。

对末梢循环较差的患儿，尤其在寒冷的冬季，采血前应嘱咐患儿家长将患儿手捂热后再进行采血。出血量较少的患儿操作时应避免用力挤压，避免组织液混入，影响检测结果。

采血时操作者应将挤压出来的血滴迅速、准确地收集到微量采血管内，采集完成后应立即颠倒使抗凝剂与血液充分混匀。混匀力度应适中，避免因用力不当破坏红细胞。

采血完毕要及时送检，避免因放置时间过长影响检测结果。

护士不但要做到正确操作，还要根据患儿心理特点做好其思想工作，要以耐心、热心、同理心对待每一位患者。

二、足跟采血操作流程

足跟采血常用于新生儿，是新生儿筛查疾病的常用检测方法之一。

（一）采集前准备

1. 环境准备　应选择温、湿度适宜（室内温度 24℃~26℃，湿度约为 65%）、光线充足的清洁环境。

2. 用物准备　消毒剂（70%乙醇、碘伏、安尔碘），对不同患者选择相对应的消毒剂（如对酒精过敏者选用碘伏或者安尔碘）；无菌纱布、无菌棉签、无菌棉球等；无菌采血针；采血卡片；清洁或者一次性无菌手套；弯盘；速干手消毒液；锐器盒，必须具有容器盖和清晰的生物危害标识。

3. 护士准备　采集人员在标本采集前应穿工作服，佩戴好口罩、帽子，洗手、戴手套；核对患者申请单、导诊单和条码信息是否一致；核对新生儿姓名、性别、年龄、登记号、申请单项目；和新生儿家长沟通新生儿上次进食的时间、用药情况、是否有过敏史。在操作过程中与新生儿进行沟通、交流，增加新生儿安全感，减少紧张感。

4. 患者评估　仔细查对及评估新生儿的病情、穿刺部位的皮肤情况（如穿刺部位有无红肿、硬结、瘢痕及皮肤周围情况等）。

（二）操作步骤

（1）按七步洗手法洗手，佩戴好一次性医用外科口罩、帽子、一次性医用外科手套。

（2）准备好采血卡片，无菌采血针，75%乙醇棉球或乙醇棉签，无菌无滑石粉手套。

（3）核对信息：根据收费导诊单、条码核对新生儿姓名、性别、年龄、登记号，确认新生儿为采血本人，因新生儿无法自主回答问题，应询问家属核对新生儿信息。

（4）嘱咐家长将新生儿仰卧于操作台上，安抚新生儿情绪，抬高新生儿头部，使其足底位置低于心脏水平，注意保暖。必要时进行足浴或沐浴。

（5）再次查对新生儿的信息及检测项目。

（6）75%乙醇消毒新生儿足跟内外侧缘，直径应大于 3cm 以上。

（7）用无菌干棉签擦掉残余酒精后开始操作。

（8）将新生儿的足跟部位全部暴露出来，护理人员使用左手两指联合的方式，对其足跟进行紧握，在经过一段时间后，再慢慢放松，之后再进行紧握，一共重复两次。之后再顺着踝部前缘的位置，向其内部将垂直线测出来。当这条线和外侧缘出现交界之后，便能够确定穿刺点。当穿刺点得到明确之后，再进行消毒。针头和新生儿的皮肤之间保持 60°进针，深度不超过 2mm。在完成穿刺之后，再对其足跟进行放松。用左手对其足跟部进行固定，第一滴血用棉签全部擦拭干净。之后再对足跟进行多次挤压和放松，等到出现较大的血滴时，便可以正式取血。在进行取血的过程中，应当使采血卡上的滤纸直接和血滴完成接触，使血液自然吸入并渗透至滤纸的反面，确保滤纸正反两面渗透均匀，等到全部采集完之后，再使用棉签对穿刺点进行压迫，促使其能够尽快止血。

（9）操作完毕后再次查对姓名、性别、年龄、登记号及医嘱单。并告知新生儿家长取报告的时间及地址。

（三）注意事项

（1）使用采血卡片收集血液时，每个血斑不小于 9mm，一次要连续采集 3 个血斑。

（2）新生儿足浴与沐浴后足跟血采集的有关注意事项：①为了避免发生烫伤新生儿的情况，必须保证水温合适，需要采用精准度较高的温度计对水温进行测量，水温一般是 38℃～42℃；②采集血样时候保证动作轻柔，避免在采血过程中造成新生儿局部淤血的情况；③确保滤纸与血液的充分接触，血样的充足有利于降低检测误差；④尽量于新生儿接受母乳 1～1.5 小时之后进行足跟血采集，此时其血容量相对较高，有利于采集成功。

（3）标本应在自然环境下自然干燥 3～6 小时后再进行送检，如采集血样不能及时送检，需要将其放于塑料袋内给予特殊保存，必须确保 7 天之内送检。

（4）护理人员需要确保血样不可受到污染，以避免对检测结果产生影响。

（5）采血后局部按压止血，并将新生儿足部抬高，用无菌棉签轻压针眼，直到流血停止。不要使用胶布粘贴，穿刺后按压穿刺部位 5～10 分钟，不能揉搓采血部位，交代家属 24 小时内避免给新生儿洗澡。

三、耳垂采血操作流程

耳垂血通常用于治疗和测血糖。采集耳垂血多见于指尖血管塌陷或肿胀无法取血时。此外，耳垂放血也是一种治疗方法。

（一）采集前准备

1. 环境准备　应选择温湿度适宜、光线充足的清洁环境。

2. 用物准备　消毒剂（70%乙醇、碘伏、安尔碘），对于不同患者选择相对应的消毒剂（如对酒精过敏者选用碘伏或者安尔碘）；无菌纱布、无菌棉签、无菌棉球等；血糖仪；放血用三棱针；测血糖推荐使用专业指尖采血器；清洁或者一次性无菌手套；弯盘；血糖试纸；速干手消毒液；记录本（床旁检测时）；锐器盒，必须具有容器盖和清晰的生物危害标识。

3. 护士准备　应保证自己的仪表符合要求，衣服干净整洁，头发不过肩，指甲符合要求。

4. 患者评估　仔细查对及评估患者的病情、穿刺部位的皮肤情况（如穿刺部位有无红肿、硬结、瘢痕及皮肤周围情况等）。告知此次操作的目的、方法，以及如何配合。

5. 患者准备　取坐位，嘱咐患者自行稍用力挤压按摩耳垂 1 分钟左右。新生儿仰卧于操作台上，抬高新生儿头部，注意保暖。

（二）操作步骤

耳垂采血测血糖的操作步骤如下：

（1）护理人员洗手、戴口罩，备齐用物，携至患者床旁或指定采集地点。

（2）查对医嘱、核对患者的姓名、年龄、性别、登记号、检测项目，如果患者昏迷、意识不清，或婴儿无法自主回应，应询问家属核对患者信息。

（3）向患者及家属解释测血糖的目的和注意事项及具体方法，确认患者进餐时间（第一口进食时间），协助患者取舒适体位。

（4）检查患者耳垂皮肤情况、征求患者意见，选择穿刺部位，75％乙醇消毒耳垂内外侧缘，直径应大于 3cm 以上，晾干。

（5）检查试纸是否在有效期内。

（6）再次用 75％乙醇消毒穿刺点，晾干。

（7）检查血糖仪及试纸是否匹配，将血糖试纸插入血糖仪，待血糖仪自检完成出现血滴提示。

（8）戴手套，再次核对医嘱及患者信息。

（9）左手轻轻握住患者耳垂，将采血部位皮肤绷紧后，用右手持采血针在耳垂采血部位穿刺，刺入深度小于 3mm。穿刺点在耳垂正下方，使血液自然流出成滴，用棉签拭去第一滴血后，将试纸条测试区轻触血滴直至血样充足。

（10）采血完成，用干棉签压迫针眼至少 1 分钟，彻底止血。

（11）读取并告诉患者血糖值，住院患者将结果写在自己的登记本上，以便于查房时医生查看。

（12）护理人员再次查对患者的信息，在记录本上记录血糖值和检测时间，并签名。

（13）取出检测试纸，将一次性采血针和血糖试纸丢入专门的医疗废物回收桶，清洁血糖仪，洗手。

第四章　血液标本采集与储存规范

第一节　临床血液学检验标本

一、临床基础检验血液标本

（一）全血细胞分析

全血细胞分析（CBC）是指对血液里的红细胞、白细胞、血小板等有形成分进行分析的检验技术，临床通常称之为血常规检查，全血细胞分析包括：白细胞计数（WBC）和分类计数（DC）、红细胞计数（RBC）、血红蛋白测定（Hb）、红细胞比积（Hct）、红细胞三种平均指数（MCV、MCH、MCHC）、红细胞分布宽度（RDW）、血小板计数（PLT）和血小板参数（MPV、PCT、PDW），以及白细胞直方图（WBC histogram）、红细胞直方图（RBC histogram）、血小板直方图、DIFF散点图等参数。

全血细胞分析＋网织红细胞（RET）计数：除上述CBC参数外，还包括Ret计数、低荧光强度网织红细胞（LFR）、中荧光强度网织红细胞（MFR）、荧光强度网织红细胞（HFR）及RET散点图等参数。

1. 标本类型　EDTA抗凝血。

2. 患者准备　患者无须空腹，但应处于静息状态，避免剧烈运动、饱食、情绪激动；冬季患者从室外进入室内后，应使患者暖和后采集标本，采集时最好使患者处于卧位或坐位。

3. 采集人群　常规检验，临床常用于感染性疾病、贫血性疾病、血液系统恶性肿瘤如急性白血病等患者的检查。也常用于某些疾病的治疗观察，如恶性肿瘤放化疗后。

4. 标本收集　静脉血或动脉血，使用加EDTA抗凝剂（浓度为1.5～2.2mg/ml血液）的紫头管采集血液至刻度并立即混匀。也可采集末梢血后使用微量吸管吸取$20\mu l$血液，立即注入相应稀释液中混匀。

5. 拒收原因　血量太多（超过要求的20%）或太少（低于要求的20%），标本有凝块，条形码不清楚，标本采集后超过8小时等。

6. 标本稳定性及保存

（1）使用末梢血做细胞分析时，采集标本后应及时检测，最好在2小时内完成，且不能放冰箱冷藏。

（2）抗凝静脉血标本应在 2 小时内检测完毕，如遇到特殊情况不能及时检测标本，可放置于 4℃ 冰箱中，上机检测前需将其取出平衡至室温，混匀后再测定。

（二）红细胞沉降率

红细胞沉降率（ESR）简称血沉，是指在规定条件下，离体抗凝全血中的红细胞自然下沉的速度。

1. 标本类型　EDTA 或枸橼酸钠抗凝血。

2. 患者准备　生育期女性病人尽量在非月经期采血，采血前要求病人静坐休息 3~5 分钟，建议采集空腹血，脂血会对结果造成一定影响。

3. 采集人群　各种急慢性感染或非感染性炎症、组织损伤及坏死的患者或者恶性肿瘤等患者，以及红细胞数明显增多和血浆纤维蛋白原明显减少患者的动态监测。

4. 标本收集

（1）含 EDTA 抗凝剂（浓度为 1.5~2.2mg/ml 血液）的紫头管，采集血液至刻度并立即混匀。

（2）含枸橼酸钠抗凝剂（浓度为 109mmol/L）1：4 抗凝的黑头管，采集血液后立即混匀。

（3）采血过程需顺利，溶血或有细小凝块的血液标本均会影响血沉结果。

5. 拒收原因　血量太多（超过要求的 20%）或太少（低于要求的 20%），标本有凝块，标本采集后超过 8 小时等。

6. 标本处理　标本采集后应及时送检，检测前应充分混匀标本。

7. 标本稳定性及保存　采血后立即送检，室温下保存不超过 2 小时，4℃ 冰箱保存不超过 6 小时，温度过高会使血沉加快。

（三）外周血细胞形态检查

应用显微镜或自动化仪器对外周血中细胞形态与数量的变化进行检查，对诊断疾病和观察疗效具有重要的意义。

1. 标本类型　EDTA 抗凝血。

2. 患者准备　血液采集前患者避免剧烈运动，处于静息状态，如已做运动，需休息 15 分钟后采血，冬季需保持血液循环通畅，注意不能在输液的同侧肢体采集标本。

3. 采集人群　本项检查对部分血液系统疾病患者如缺铁性贫血、遗传性球形红细胞增多症、巨幼红细胞性贫血、特发性血小板减少性紫癜、白血病、骨髓增生异常综合征等有重要的临床意义。

4. 标本收集　静脉血或动脉血，使用加 EDTA 抗凝剂（浓度为 1.5~2.2mg/ml 血液）的紫头管采集血液至刻度并立即混匀。

5. 拒收原因　标本血量太多（超过要求的 20%）或太少（低于要求的 20%），标本有凝块，标本采集后超过 8 小时等。

6. 标本稳定性及保存　采血应立即送检，并在 4 小时内制备血涂片，放置时间太久会改变血细胞形态，标本不能冷藏。

（四）血小板光学法计数

血小板（PLT）是外周血中体积最小的血细胞，具有维持血管内皮完整性以及黏附、聚集、释放、促凝和血块收缩等生理功能。本方法在计数低血小板，有小红细胞、红细胞碎片或者大血小板的标本时比常用的电阻抗法准确。

1. 标本类型　EDTA抗凝血。

2. 患者准备　血液采集前患者避免剧烈运动，处于静息状态，如已做运动，需休息15分钟后采血，冬季需保持血液循环通畅，注意不能在输液的同侧肢体采集标本。尽量避免如ATP、细胞毒剂和免疫抑制剂类药物的干扰。

3. 采集人群　适用于特发性血小板减少性紫癜（ITP）或者血涂片上见较多小红细胞、红细胞碎片、大血小板的患者。

4. 标本采集　静脉血或动脉血，使用加EDTA抗凝剂（浓度为1.5~2.2mg/ml血液）的紫头管采集血液至刻度并立即混匀。采血过程需顺利，细小凝块的血液标本会影响血小板计数结果。

5. 拒收原因　血量太多（超过要求的20%）或太少（低于要求的20%），标本有凝块，标本采集后超过8小时等。

6. 标本稳定性及保存　一般标本在2小时内检测完毕，如遇到特殊情况不能及时检测标本，可放置于4℃冰箱中，上机检测前需将其取出平衡至室温，混匀后再测定。

（五）血涂片查疟原虫

疟原虫是疟疾的病原体，从患者血液中检出疟原虫，是疟疾确诊的依据。

1. 标本类型　EDTA抗凝血。

2. 患者准备　在病人发热时采集标本，并可多次采集。采血的时间根据各种疟原虫在人体外周血中出现的规律决定，间日疟、三日疟患者可在发作后任何时间进行采血，发作后10小时以内最佳；恶性疟在发作后20小时内采血最佳。

3. 采集人群　怀疑有疟疾的患者。

4. 标本采集　使用加EDTA抗凝剂（浓度为1.5~2.2mg/ml血液）的紫头管采集血液至刻度并立即混匀。也可按常规方法采集末梢血推成血膜备用。

5. 拒收原因　标本有凝块等。

6. 标本稳定性及保存　采血后应立即送检。检验后的剩余血液可以放冰箱保存3天，经妥善处理后弃之。阳性血片和穿刺涂片可室温保存多年。

二、流式细胞术标本

流式细胞术（FCM）是利用流式细胞仪进行的一种单细胞（或微粒）定量分析和分选技术。常见流式细胞术检测项目有急性白血病免疫分型、B/T淋巴细胞增殖性疾病免疫分型、PNHCD55、CD59检测、白血病/淋巴瘤免疫分型（复查）/微小残留白血病检测、TCRvβ克隆性检测、ZAP70、CD38（CLL）、CD34阳性细胞计数等。

1. 标本类型　EDTA抗凝血、骨髓等。

2. 患者准备　无须空腹，无须特殊准备。

3. 采集人群　主要适用于部分血液系统疾病的患者。ZAP70、CD38（CLL）的检测仅适用于 CLL/SLL 患者。

4. 标本采集　使用加 EDTA 抗凝剂的紫头管采集血液至刻度并立即混匀。

5. 拒收原因　标本放置时间过长（超过 48 小时）。

6. 标本稳定性及保存　标本采集后立即送检。检验后剩余的血液、骨髓液标本不保存，用塑料袋包扎，经高压消毒后由医院派专人收集，集中处理。

三、血栓与止血标本

（一）止凝血和纤溶检测

人体的止血、抗凝和纤溶系统在生理情况下处于相互制约的动态平衡状态。病理情况下，止血、抗凝或纤溶任一个或多个系统出现异常则平衡失调，导致出血或血栓形成。因此，止血、凝血和纤溶筛查试验是筛查和诊断出血和血栓性疾病的重要手段。

目前，临床上的止、凝血和纤溶常用筛查试验包括凝血酶原时间（PT）、活化部分凝血活酶时间（APTT）、凝血酶时间（TT）、纤维蛋白原（FIB）、抗凝血酶Ⅲ（ATⅢ）、D-二聚体（D-dimer）定量、纤维蛋白（原）降解产物定量（FDP）。通常术前凝血常规检查（4 项）包括 PT、APTT、FIB、TT 测定，DIC 常规检查（7 项）包括 PT、APTT、FIB、TT、ATⅢ、D-二聚体定量、FDP 定量测定。

1. 标本类型　枸橼酸抗凝血。

2. 患者准备　无须空腹，但采集前病人应避免服用肝素、双香豆素类抗凝药、避孕药，避免高脂饮食。

3. 采集人群　适用于止凝血和纤溶功能异常的患者，服用抗凝药物等需长期监测的患者。

4. 标本收集　使用装有 0.109mol/L（3.2％）枸橼酸钠抗凝剂的蓝头管采集静脉血 1.8ml 或 2.7ml（注意看试管上标明的标本采集量）。血细胞比容（Hct）大于 55％时，抗凝剂与血液的比例应按下式调整：抗凝剂量（ml）＝（100－Hct）×血液（ml）×0.00185。

5. 拒收原因　标本凝集、标本抗凝剂比例不当、抗凝剂不当（抽错管）等。

6. 标本稳定性及保存　采血后立即送检，不能及时检测的标本 2℃～8℃可储存 6 小时，分离后的血浆标本－20℃保存 14 天，－80℃可保存 1 个月。

（二）纠正试验

通过将患者的血浆与正常人的混合血浆按照比例混合后，重新检测相关检查项目。患者延长的检查项目若能被正常混合血浆纠正，则提示患者为凝血因子缺乏；若不能纠正，则提示受检血浆中有特异性或非特异性抗凝物质存在。常用的纠正试验包括 APTT 纠正试验和 PT 纠正试验。

1. 标本类型　枸橼酸钠抗凝血。

2. 患者准备　对是否空腹不做要求，但采集前病人应避免服用肝素、双香豆素类抗凝药、避孕药，避免高脂饮食。

3. 采集人群　适用于 APTT 和 PT 等检验项目延长的患者。

4. 标本收集　使用装有 0.109mol/L（3.2%）枸橼酸钠抗凝剂的蓝头管采集静脉血 1.8ml 或 2.7ml（注意看试管上标明的标本采集量）。血细胞比容（Hct）大于 55% 时，抗凝剂与血液的比例应按下式调整：抗凝剂量（ml）=（100－Hct）×血液（ml）×0.00185。

5. 拒收原因　标本已凝集、标本抗凝剂比例不当、抗凝剂不当（抽错管）。

6. 标本稳定性及保存　采血后应立即送检，不能及时检测的标本可于 2℃~8℃ 储存 6 小时，分离后的血浆标本 －20℃ 保存 14 天，－80℃ 可保存 1 个月。

（三）Ⅷ因子活性测定

Ⅷ因子是内源性凝血途径中一种重要的凝血因子。Ⅷ因子活性测定可用于血友病 A 的诊断、临床分型，还可用于凝血机制失调及高凝状态的诊断。

1. 标本类型　枸橼酸钠抗凝血。

2. 患者准备　无须空腹，但采集前病人应避免服用肝素、双香豆素类抗凝药、避孕药，避免高脂饮食、饮酒等。

3. 采集人群　适用于血友病 A、血管性血友病患者以及血栓前状态和血栓性疾病的患者。

4. 标本收集　标本采集时要顺利。使用装有 0.109mol/L（3.2%）枸橼酸钠抗凝剂的蓝头管采集静脉血 1.8ml 或 2.7ml（注意看试管上标明的标本采集量）。血细胞比容（Hct）大于 55% 时，抗凝剂与血液的比例应按下式调整：抗凝剂量（ml）=（100－Hct）×血液（ml）×0.00185。

5. 拒收原因　标本已凝集、标本抗凝剂比例不当、抗凝剂不当（抽错管）。

6. 标本稳定性及保存　采血后立即送检，不能及时检测的标本可于 2℃~8℃ 储存 4 小时，－20℃ 保存 14 天。

（四）Ⅸ因子活性测定

血浆凝血因子Ⅸ活性测定即抗血友病球蛋白 B（AHG B）测定，可以诊断遗传性血友病 B。

1. 标本类型　枸橼酸钠抗凝血。

2. 患者准备　无须空腹，但采集前病人应避免服用肝素、双香豆素类抗凝药、避孕药，避免高脂饮食、饮酒等。

3. 采集人群　适用于血友病 B、获得性因子Ⅸ的缺乏患者以及血栓前状态和血栓性疾病等的患者。

4. 标本收集　使用装有 0.109mol/L（3.2%）枸橼酸钠抗凝剂的蓝头管采集静脉血 1.8ml 或 2.7ml（注意看试管上标明的标本采集量）。血细胞比容（Hct）大于 55% 时，抗凝剂与血液的比例应按下式调整：抗凝剂量（ml）=（100－Hct）×血液（ml）×0.00185。

5. 拒收原因　标本已凝集、标本抗凝剂比例不当、抗凝剂不当（抽错管）。

6. 标本稳定性及保存 采血后立即送检，不能及时检测的标本可于 2℃~8℃储存 4 小时，−20℃保存 1 个月。

（五）蛋白 C 活性检测

蛋白 C（PC）是体内重要的抗凝因子，其主要作用是活化后可灭活凝血因子Ⅷa 与凝血因子Ⅴa，抑制血液凝固。蛋白 C、蛋白 S、蛋白 C 抑制物和血栓调节蛋白共同组成机体内重要的蛋白 C 抗凝系统，在血液凝固和纤溶过程起着重要的平衡作用。

1. 标本类型 枸橼酸钠抗凝血。

2. 患者准备 无须空腹，但采集前病人应避免服用肝素、双香豆素类抗凝药、避孕药，避免高脂饮食。

3. 采集人群 适用于先天性或者获得性蛋白 C 缺乏症的患者以及遗传性易栓症的患者。

4. 标本收集 使用装有 0.109mol/L（3.2%）枸橼酸钠抗凝剂的蓝头管采集静脉血 1.8ml 或 2.7ml（注意看试管上标明的标本采集量）。标本采集时应避免溶血。血细胞比容（Hct）大于 55% 时，抗凝剂与血液的比例应按下式调整：抗凝剂量（ml）=（100−Hct）×血液（ml）×0.00185。

5. 拒收原因 标本已凝集、标本抗凝剂比例不当、抗凝剂不当（抽错管）。

6. 标本稳定性及保存 采血后应立即送检，全血标本可储存 1 天，血浆 20℃~25℃可储存 8 小时，2℃~8℃储存 7 天，−20℃保存 1 个月。

（六）蛋白 S 活性检测

蛋白 S（PS）是一种维生素 K 依赖性酶原，可协同活化蛋白 C（APC），消除凝血因子Ⅹa 对凝血因子Ⅴa、凝血因子Ⅸa 对凝血因子Ⅷa 的保护作用，使之被水解。蛋白 S、蛋白 C、蛋白 C 抑制物和血栓调节蛋白共同组成机体内重要的蛋白 C 抗凝系统，在血液凝固和纤溶过程起着重要的平衡作用。

1. 标本类型 枸橼酸钠抗凝血。

2. 患者准备 无须空腹，但采集前病人应避免服用肝素、双香豆素类抗凝药、避孕药，避免高脂饮食。

3. 采集人群 适用于先天性蛋白 S 缺乏症的患者以及遗传性易栓症等患者，也可用于肝病、系统性红斑狼疮（SLE）、原发性血小板减少性紫癜（ITP）、心脑血管疾病、肾病综合征等患者。

4. 标本收集 使用装有 0.109mol/L（3.2%）枸橼酸钠抗凝剂的蓝头管采集静脉血 1.8ml 或 2.7ml（注意看试管上标明的标本采集量）。标本采集时应避免标本溶血。血细胞比容（Hct）大于 55% 时，抗凝剂与血液的比例应按下式调整：抗凝剂量（ml）=（100−Hct）×血液（ml）×0.00185。

5. 拒收原因 标本已凝集、标本抗凝剂比例不当、抗凝剂不当（抽错管）。

6. 标本稳定性及保存 采血后应立即送检，血浆于 15℃~25℃可储存 4 小时，−20℃保存一个月，使用前冷冻血浆必须在 37℃溶解 10 分钟，4 小时内完成检测。

（七）狼疮抗凝物质检测

狼疮抗凝物质（LAC）是一种作用于磷脂的 IgG 或 IgM 抗磷脂抗体，在体内和体外凝血试验中，磷脂对凝血酶原酶复（合）体活化起模板作用的。通过对 LAC 的检测，可以诊断抗磷脂抗体综合征（APS）、多发性血栓形成和习惯性流产等疾病。

1. 标本类型　枸橼酸钠抗凝血。

2. 患者准备　无须空腹，但采集前病人应避免高脂饮食。

3. 采集人群　适用于 APS、SLE、自发性流产、多发性血栓形成、血小板减少症、恶性肿瘤和药物所致的免疫反应等。也适用于自身免疫性疾病或淋巴增生性恶性损害的患者等。

4. 标本收集　使用装有 0.109mol/L（3.2%）枸橼酸钠抗凝剂的蓝头管采集静脉血 1.8ml 或 2.7ml（注意看试管上标明的标本采集量）。黄疸、脂血、溶血标本都可影响检测结果。血细胞比容（Hct）大于 55% 时，抗凝剂与血液的比例应按下式调整：抗凝剂量（ml）＝（100－Hct）×血液（ml）×0.00185。

5. 拒收原因　标本已凝集、标本抗凝剂比例不当、抗凝剂不当（抽错管）。

6. 标本稳定性及保存　采血后应立即送检。

（八）血管性血友病因子检测

血管性血友病因子（vWF）为血管内皮损伤的重要标志物，它与一系列心血管疾病如动脉粥样硬化、急性冠状动脉综合征、心房颤动等均关系密切。通常包括 vWF：Ag 测定和 vWF：AC 测定。

1. 标本类型　抗凝静脉血。

2. 患者准备　无须空腹，但采血前不吃过于油腻、高蛋白食物，避免大量饮酒，避免剧烈运动。

3. 采集人群　主要适用于血管性血友病患者，也可用于心肌梗死、心绞痛、脑血管病变、肾脏疾病、肝脏疾病、糖尿病、妊娠期高血压疾病的患者。

4. 标本收集　使用装有 0.109mol/L（3.2%）枸橼酸钠抗凝剂的蓝头管采集静脉血 1.8ml 或 2.7ml（注意看试管上标明的标本采集量）。血细胞比容（Hct）大于 55% 时，抗凝剂与血液的比例应按下式调整：抗凝剂量（ml）＝（100－Hct）×血液（ml）×0.00185。

5. 拒收原因　标本已凝集、标本抗凝剂比例不当、抗凝剂不当（抽错管）。

6. 标本稳定性及保存　采血后应立即送检，及时分离血浆，血浆标本于 2℃～8℃ 可保存 24 小时，－20℃ 可保存 1 个月，使用前冷冻血浆必须在 37℃ 溶解至少 15 分钟，检测前摇匀。

（九）普通肝素抗凝治疗监测

通过对抗Ⅹa因子活性的检测可检查患者血浆中普通肝素的功能水平，从而对应用普通肝素进行预防和治疗的病人进行监测。普通肝素抗凝治疗监测的检测为多种试验的组合，包括 APTT 测定，抗 Xa（肝素）因子活性测定，AT 测定。

1. 标本类型　枸橼酸钠抗凝血。

2. 患者准备　对是否空腹不做特殊要求，但采集前病人应避免服用肝素、双香豆素类抗凝药、避孕药，避免高脂饮食。监测峰值，皮下注射后 3~4 小时采血；监测谷值，皮下注射后 7~8 小时采血。

3. 采集人群　适用于服用抗凝药物（普通肝素）需长期监测的患者。

4. 标本收集　使用装有 0.109mol/L（3.2%）枸橼酸钠抗凝剂的蓝头管采集静脉血 1.8ml 或 2.7ml（注意看试管上标明的标本采集量）。血细胞比容（Hct）大于 55% 时，抗凝剂与血液的比例应按下式调整：抗凝剂量（ml）＝（100－Hct）×血液（ml）×0.00185。

5. 拒收原因　标本已凝集、标本抗凝剂比例不当、抗凝剂不当（抽错管）。

6. 标本稳定性及保存　采血后应立即送检，不能及时检测的标本可于 2℃~8℃ 储存 6 小时，分离后的血浆标本 －20℃ 可保存 14 天，－80℃ 可保存 1 个月。

（十）低分子量肝素抗凝治疗监测

低分子肝素是由普通肝素解聚制备而成的一类分子量较低的肝素的总称。通过对抗 Xa 因子活性的检验可检查患者血浆中低分子肝素的功能水平，从而对应用低分子肝素进行预防和治疗的患者进行监测。低分子量肝素抗凝治疗监测的检测项目为多种试验的组合，包括抗 Xa（低分子肝素）因子活性测定，AT 测定。

1. 标本类型　枸橼酸钠抗凝血。

2. 患者准备　无须空腹，但采集前病人应避免服用肝素、双香豆素类抗凝药、避孕药，避免高脂饮食。监测峰值，皮下注射后 3~4 小时采血；监测谷值，采血时间为下一次使用低分子肝素之前。

3. 采集人群　适用于服用抗凝药物（低分子量肝素）需长期监测的患者。

4. 标本收集　使用装有 0.109mol/L（3.2%）枸橼酸钠抗凝剂的蓝头管采集静脉血 1.8ml 或 2.7ml（注意看试管上标明的标本采集量）。血细胞比容（Hct）大于 55% 时，抗凝剂与血液的比例应按下式调整：抗凝剂量（ml）＝（100－Hct）×血液（ml）×0.00185。

5. 拒收原因　标本已凝集、标本抗凝剂比例不当、抗凝剂不当（抽错管）。

6. 标本稳定性及保存　采血后应立即送检，不能及时检测的标本可于 2℃~8℃ 储存 6 小时，分离后的血浆标本 －20℃ 可保存 14 天，－80℃ 可保存 1 个月。

（十一）血小板聚集试验

人体血液循环中的血小板呈分散状，血小板之间的相互黏附称为血小板聚集。血小板聚集试验是在特定的连续搅拌条件下，于富含血小板的血浆中加入多种诱导剂诱导血小板聚集，通过一定手段测定并计算血小板聚集的功能。

1. 标本类型　枸橼酸钠抗凝血。

2. 患者准备　患者宜空腹采血，采血前 12 小时内禁高脂饮食及烟酒；采血前患者应处于静息状态（运动可激活血小板）；检测前 1 周停服避孕药及阿司匹林等抗血小板聚集药物。

3. 采集人群　血小板无力症、巨大血小板综合征等怀疑有血小板聚集功能缺陷的患者，服用抗血小板药物后需长期监测的患者。

4. 标本收集　使用装有 0.109mol/L（3.2%）枸橼酸钠抗凝剂的蓝头管采集空腹静脉血三管（注意试管上标明的标本采集量）并立即混匀。

5. 拒收原因　标本已凝集、标本抗凝剂比例不当、抗凝剂不当（抽错管）。

6. 标本稳定性及保存　采血后应立即送检，室温下保存不超过 2 小时，血小板悬液不能放冰箱保存。

（十二）全血黏度测定

全血黏度是一个综合性指数，它是血浆黏度、血细胞压（比）积、红细胞变形性和聚集能力、血小板和白细胞流变特性的综合表现，是血液随不同流动状况（切变率）及其他条件而表现出的黏度。

1. 标本类型　肝素及 EDTA 抗凝血。

2. 患者准备　患者应处于静息状态，标本采集前 12 小时患者应禁食。

3. 采集人群　适用于心血管疾病、血液性疾病的患者。

4. 标本收集　患者空腹，采集肝素钠抗凝（绿头管）的全血 2 管和 EDTA 抗凝（紫头管）的全血 1 管。采集时止血带压迫时间应尽可能缩短，使用大孔径针头。避免震荡试管，避免标本溶血、凝固或出现凝块。

5. 拒收原因　标本已凝集、标本抗凝剂比例不当、抗凝剂不当（抽错管）。

6. 标本稳定性及保存　采血后应立即送检，标本应在 2 小时内完成检测，不能及时检测的标本可于 2℃~8℃储存 12 小时，标本不能在 0℃ 以下存放。

（十三）血栓弹力图检测

血栓弹力图（TEG）是反映血液凝固动态变化（包括纤维蛋白的形成速度、溶解状态和凝状的坚固性、弹力度）的指标。血栓弹力图的主要指标有：反应时间（R）、凝固时间（K）、凝固角（α）、图中两侧曲线的最宽距离（MA）、MA 后 30 分钟血凝块减少速率（Ly30）、MA 后 30 分钟血凝块将要溶解的百分比（EPL）等。

1. 标本类型　枸橼酸钠抗凝血。

2. 患者准备　无须空腹，但采集前病人应避免服用肝素、双香豆素类抗凝药、避孕药，避免高脂饮食。

3. 采集人群　血栓弹力图可用于评估患者凝血状态、血栓风险，监测抗凝和处理药物的疗效，指导个体化的抗血小板治疗。适用于存在血栓性疾病、血小板异常性疾病、凝血因子缺陷性疾病、纤溶亢进性疾病等的患者。

4. 标本收集　使用装有 0.109mol/L（3.2%）枸橼酸钠抗凝剂的蓝头管采集静脉血 1.8ml 或 2.7ml（注意看试管上标明的标本采集量）。

5. 拒收原因　标本已凝集、标本抗凝剂比例不当、抗凝剂不当（抽错管）。

6. 标本稳定性及保存　采血后应立即送检，在 2 小时内完成检测。

（十四）易栓症筛查

易栓症是指患者存在抗凝蛋白、凝血因子、纤溶蛋白等遗传性或获得性缺陷，或者存在获得性危险因素而具有高血栓栓塞倾向。本项检测项目为多种试验的组合，包括 PC 测定、PS 测定、LA 测定、AT 测定。

血标本采集参见各分项项目。

四、溶血性贫血检测血液标本

（一）酸溶血试验

酸溶血试验又称 Ham 试验，阵发性睡眠性血红蛋白尿（PNH）患者体内存在对补体敏感的红细胞，其红细胞在酸性（pH 值 8.4～8.5）正常血清中孵育，补体被激活，PNH 红细胞破坏而产生溶血，而正常红细胞不被溶解，无溶血现象。

1. 标本类型　肝素抗凝血。
2. 患者准备　患者需空腹，避免高脂饮食。
3. 采集人群　适用于阵发性睡眠性血红蛋白尿症、遗传性球形红细胞增多症、自身免疫性溶血性贫血等患者。
4. 标本收集　采集肝素抗凝血 3ml，采集过程中避免溶血。
5. 拒收原因　标本凝集、溶血等。
6. 标本稳定性及保存　标本及时送检，4 小时内检测完毕。

（二）蔗糖溶血试验

用于检测 PNH 患者的红细胞缺陷。患者的红细胞在低离子强度的蔗糖溶液中对补体敏感性增强，经孵育，补体与红细胞膜结合加强，使补体敏感红细胞的膜形成缺损，结果导致蔗糖溶液通过缺损处进入红细胞内，引起渗透性溶血，而正常人红细胞则不发生溶血。

1. 标本类型　枸橼酸钠抗凝血。
2. 患者准备　患者需空腹，避免高脂饮食。
3. 采集人群　适用于阵发性睡眠性血红蛋白尿症患者的简易筛选试验，也可用于遗传性球形红细胞增多症、自身免疫性溶血性贫血的患者。
4. 标本收集　使用装有 0.109mol/L（3.2%）枸橼酸钠抗凝剂的蓝头管采集静脉血 1.8ml 或 2.7ml（注意看试管上标明的标本采集量）。
5. 拒收原因　标本凝集，用错抗凝剂等。
6. 标本稳定性及保存　标本及时送检，室温放置，4 小时内检测完毕。

（三）热溶血试验

利用患者的红细胞在其自身的血清（含补体）中，于 37℃下孵育后，由于葡萄糖分解产酸使血清酸化，从而导致有内在缺陷的红细胞溶解。

1. 标本类型　非抗凝血。
2. 患者准备　患者需空腹，避免高脂饮食。
3. 采集人群　适用于阵发性睡眠性血红蛋白尿症等患者的简易筛选试验。
4. 标本收集　无须抗凝的新鲜红头管血 3ml。
5. 拒收原因　标本使用抗凝剂。
6. 标本保存　标本采集后立即送检，6 小时内检测完毕。

（四）血红蛋白电泳

血红蛋白电泳是根据不同血红蛋白的电荷和分子量在电场中的泳动速度不同，将血红蛋白区分开并测定其含量。血红蛋白电泳在临床上常用于血红蛋白疾病的诊断，如各种地中海贫血，通过与正常人的血红蛋白电泳图谱进行比较，可发现异常血红蛋白区带，是地中海贫血的筛查试验之一。

1. 标本类型　抗凝血（肝素、EDTA 等）。
2. 患者准备　患者需空腹，避免高脂饮食。
3. 采集人群　适用于各种血红蛋白疾病的患者，常见的如各种地中海贫血。
4. 标本收集　采集新鲜肝素抗凝血 3ml，也可采用 ACD 液、草酸盐、EDTA 等抗凝，采集过程中避免溶血或凝固。
5. 拒收原因　标本凝集等。
6. 标本稳定性及保存　标本在 4 小时内完成检测，4℃可保存 12 小时。如遇特殊情况，可制成血红蛋白液加盖于−20℃保存 1 周。

（五）红细胞渗透脆性试验

测定红细胞对各种浓度低渗盐溶液的抵抗力。脆性增加主要见于遗传性球形红细胞增多症、椭圆形红细胞增多症和部分自身免疫性溶血性贫血；脆性降低主要见于珠蛋白生成障碍性贫血，血红蛋白 C、D、E 病，缺铁性贫血，肝脏疾病等。

1. 标本类型　肝素抗凝血。
2. 患者准备　患者需空腹，避免高脂饮食。
3. 采集人群　对遗传性球形红细胞增多症、椭圆形红细胞增多症和部分自身免疫性溶血性贫血等患者具有重要的意义，也适用于珠蛋白生成障碍性贫血、血红蛋白病、缺铁性贫血、肝脏疾病等的诊断。
4. 标本收集　采集肝素抗凝血 3ml，标本采集时应避免标本溶血，应避免使用枸橼酸盐、草酸盐和 EDTA 盐抗凝，以防止增加离子强度。
5. 拒收原因　标本已凝集、抗凝管用错。
6. 标本稳定性及保存　待检标本室温放置，4 小时内检测完毕。

（六）冷凝集素试验

冷凝集素是一种可逆抗体，在低温下可与自身红细胞、"O"型红细胞或患者同型红细胞发生凝集，当温度增高时，凝集块又消失。冷凝集素综合征患者检测结果为阳性，其效价多高达 256 以上，此外，支原体肺炎、传染性单核细胞增多症、疟疾、肝硬化、多发性骨髓瘤、淋巴瘤等亦可见增高。

1. 标本类型　非抗凝血。

2. 患者准备　患者需空腹，避免高脂饮食。

3. 采集人群　适用于冷凝集素综合征患者及支原体肺炎、传染性单核细胞增多症、疟疾、肝硬化、多发性骨髓瘤、淋巴瘤等患者。

4. 标本收集　无须抗凝的新鲜红头管血 3ml。

5. 拒收原因　使用抗凝血等。

6. 标本稳定性及保存　标本注明采集时间后立即送检，放入 37℃ 恒温箱，不可放入冰箱，以防止冷凝集素被红细胞吸收出现假阴性结果。

第二节　临床生物化学检验标本

临床生物化学检验是临床检验的重要组成部分之一，对很多疾病的诊断有重要价值，常见的检测项目有电解质、血糖、血脂、肝功能、肾功能、心肌标志物等。生化检验的标本类型有多种，其中血液标本最为常见，本节主要介绍血液标本采集的要求。

一、无机离子检测血液标本

生化无机离子检测主要包括：钾离子（K^+）、钠离子（Na^+）、氯离子（Cl^-）、钙离子（Ca^{2+}）、镁离子（Mg^{2+}）、磷（P）、二氧化碳（CO_2）、铁离子（Fe^{2+}）和总铁结合力（TIBC）等。

1. 标本类型　血清/血浆。

2. 患者准备　空腹 8~12 小时为宜，尽量避免食用可影响标本检测结果的食物或药物。

3. 采集人群　各种原因导致的电解质平衡紊乱和骨代谢异常的患者。铁和总铁结合力的检测对缺铁性贫血的诊断、疗效的评估等具有重要的临床意义。

4. 标本收集　静脉血（红头管/绿头管，3ml）采集过程中应避免溶血。不能使用 EDTA、枸橼酸盐或草酸盐作抗凝剂，因 EDTA、枸橼酸盐或草酸盐为钙螯合抗凝剂，与血液中的钙离子结合可使结果假性降低，如需急诊检测可用肝素抗凝管。

5. 拒收原因　采集容器不正确，标本量过少，严重脂血、溶血等。

6. 标本稳定性及保存　标本及时送检，尽快分离血清（浆）。不能及时检测的标本可于 4℃~20℃ 保存 6 小时，−20℃ 保存 14 天，−80℃ 保存 1 个月。

二、肝胆胰功能检测血液标本

生化肝胆胰功能检测主要包括：总蛋白（TP）、白蛋白（ALB）、球蛋白（GLB）、总胆红素（TB）、直接胆红素（DB）、总胆汁酸（TBA）、天门冬氨酸氨基转移酶

（AST）、丙氨酸氨基转移酶（ALT）、碱性磷酸酶（ALP）、γ－谷氨酰基转化酶（GGT）、胆碱酯酶（CHE）、淀粉酶（AMY）、脂肪酶（LIP）、胰淀粉酶（P－AMY）、血氨（AMON）等。

1. 标本类型　血清/血浆。

2. 患者准备　空腹 8~12 小时为宜，尽量避用使用可影响肝功能的药物，避免剧烈运动，避免高蛋白饮食，血氨易受高脂肪乳糜影响。

3. 采集人群　适用于各种原因导致的肝胆胰异常的患者。

4. 标本收集　静脉血（红头管/绿头管，3ml），避免溶血及暴露在强烈日光下；血氨标本使用 EDTA 抗凝静脉血（紫头管，3ml），不建议使用其他抗凝剂。

5. 拒收原因　采集容器不正确，标本量过少，严重脂血、溶血等。

6. 标本稳定性及保存　采集标本后室温 2 小时内送检，尽可能快地分离血清（浆），不能及时检测的标本于 2℃~8℃可保存 7 天。血氨标本保持于 4℃或冰水中尽快送检，到达实验室后必须尽快分离血浆并检测，2℃~8℃可稳定 3 小时，－20℃可稳定 24 小时。

三、肾功能检测血液标本

肾功能检测主要包括：尿素（Urea）、尿酸（UA）、肌酐（Cr）、估算肾小球滤过率（eGFR）、胱抑素 C（Cys-c）、中性粒细胞明胶酶相关载脂蛋白（NGAL）。

1. 标本类型　血清/血浆，NGAL（血清/血浆/随机尿）。

2. 患者准备　空腹 8~12 小时为宜，避免高蛋白、高脂饮食。

3. 采集人群　适用于各种原因导致的肾脏疾病患者，尿酸的检测对痛风患者具有重要的临床意义。

4. 标本收集　静脉血（红头管/绿头管，3ml），避免溶血。

5. 拒收原因　采集容器不正确，标本量过少，严重脂血、溶血。

6. 标本稳定性及保存　采集标本后室温 2 小时内送检，不能及时检测的标本于 2℃~8℃可储存 7 天，Cys－c 检测只能保存 2 天。

四、糖代谢相关检测血液标本

糖代谢检查主要包括空腹血糖（GLU）、乳酸（Lac）、糖化白蛋白（GA）、β－羟丁酸（β－HBA）、糖化血红蛋白（HbA1c）、口服糖耐量试验（OGTT）等。

1. 标本类型　血清/血浆。

2. 患者准备

(1) 口服葡萄糖耐量试验（OGTT）：①试验前三天，每日饮食中糖含量不应低于 150g，且维持正常活动；②影响试验的药物应在三日前停用（如避孕药、利尿剂、肾上腺能阻滞剂、苯妥英钠、烟酸），服用糖皮质激素者不宜做 OGTT；③试验前一天晚餐后禁食，禁食时间大于 8 小时，不超过 16 小时；④急性感染、创伤或其他应激情况，不宜做 OGTT；⑤整个试验期间不可吸烟、喝咖啡、茶和进食；⑥坐位采血后 5 分钟内饮入 250ml 含 75g 无水葡萄糖的糖水，以后每隔 30 分钟采血一次，共四次（必要时可增加次数)。

(2) 糖化血红蛋白、糖化白蛋白无须空腹。

(3) 检测乳酸无须空腹,采血前应至少休息 30 分钟后采血,尽量不使用止血带,且患者不要用力握拳。

3. 采集人群　主要适用于一般生化体检及糖尿病诊断、监测。

4. 标本收集

(1) OGTT 试验标本为静脉血(灰头管,3ml)。

(2) 空腹葡萄糖标本为静脉血(红头管/绿头管/灰头管,3ml)。

(3) 乳酸标本为静脉血(灰头管,3ml)。

(4) 糖化血红蛋白标本为静脉血(灰头管或紫头管,3ml)。

(5) 糖化白蛋白标本为静脉血(红头管/绿头管,3ml)。

5. 拒收原因　采集容器不正确,标本量过少,严重脂血、溶血等。

6. 标本稳定性及保存　采集标本后应立即送检,如使用红头管、绿头管糖酵解可使血糖每小时下降 5%,应尽快分离血清(浆),最好使用送检保存待检,并在 1 小时内分离血浆测定。糖化血红蛋白标本在 4℃可稳定 7 天。

五、血脂相关检测血液标本

生化检验血脂类检查主要包括甘油三酯(TG)、胆固醇(CHOL)、高密度脂蛋白胆固醇(HDL-C)、低密度脂蛋白胆固醇(LDL-C)、脂蛋白(a)[Lp(a)]和载脂蛋白 AI。

1. 标本类型　血清/血浆。

2. 患者准备　患者采血前 2 周保持平时的饮食习惯,采血前 8~12 小时应空腹,避免剧烈运动,避免摄入高脂食物,避免降脂药物、避孕药等影响。

3. 采集人群　主要适用于脂代谢异常如冠心病、动脉粥样硬化等患者。

4. 标本收集　静脉血(红头管/绿头管,3ml),不可使用柠檬酸、草酸、氟化物抗凝。

5. 拒收原因　采集容器不正确,标本量过少,严重脂血、溶血等。

6. 标本稳定性及保存　采集标本后室温 2 小时内送检,室温下保存不超过 3 小时,不能及时检测的标本于 2℃~8℃可储存 4 天,-20℃下 Lp(a)可稳定 3 个月,其他项目的标本可长期保存。

六、心肌损伤标志物相关检测血液标本

生化检验心肌损伤标志物相关检测主要包括乳酸脱氢酶(LD)、肌酸激酶(CK)、肌酸激酶同工酶[CK-MB(mass)]、α-羟基丁酸脱氢酶(HBDH)、氨基末端脑钠肽前体(NT-proBNP)、肌红蛋白(Mb)、肌钙蛋白 T(TnT)等。

1. 标本类型　血清/血浆。

2. 患者准备　无须空腹,患者采血前 24 小时避免剧烈运动,避免摄入高脂食物。

3. 采集人群　主要适用于冠心病、心肌疾病和心力衰竭等患者。

4. 标本收集　静脉血（红头管/绿头管，3ml），避免溶血，不可使用草酸盐、氟化物抗凝剂（抑制 LDH 活性）。

5. 拒收原因　采集容器不正确，标本量过少，严重脂血、溶血等。

6. 标本稳定性及保存　采集标本后应立即送检，CK 和 CK－MB（mass）活性不稳定，需避光保存。不能及时检测的标本放置于 2℃～8℃可储存数天。LDH 对低温敏感，应在室温保存。

七、其他生化检测血液标本

（一）乙醇

1. 标本类型　血清/血浆。
2. 患者准备　无须空腹，无须特殊准备。
3. 采集人群　适用于需要定量检测乙醇浓度者。
4. 标本收集

静脉血（红头管/绿头管，3ml）。抽取标本时，不可用乙醇消毒皮肤。
5. 拒收原因　采集容器不正确，标本量过少，严重脂血、溶血等。
6. 标本稳定性及保存　采集标本后室温 2 小时内送检，标本必须密闭保存。

（二）同型半胱氨酸

1. 标本类型　血清/血浆。
2. 患者准备　患者采血前 2 周保持平时的饮食习惯，采血前 8～12 小时应空腹，避免剧烈运动，避免摄入高脂食物。
3. 采集人群　主要适用于心血管疾病如冠心病、动脉粥样硬化等患者。
4. 标本收集　静脉血（红头管/绿头管，3ml），避免溶血。
5. 拒收原因　采集容器不正确，标本量过少，严重脂血、溶血等。
6. 标本稳定性及保存　采集标本后立即送检，采血后 1 小时内离心。室温下保存不超过 3 小时，不能及时检测的标本于 2℃～8℃可保存 4 天，－20℃下可长期保存。

（三）葡萄糖－6－磷酸脱氢酶

1. 标本类型　肝素抗凝血。
2. 患者准备　患者需空腹，避免高脂饮食。
3. 采集人群　怀疑葡萄糖－6－磷酸脱氢酶缺乏所致溶血性疾病。
4. 标本收集　静脉血（紫头管，3ml）。
5. 拒收原因　采集容器不正确，标本量过少，严重脂血、溶血等。
6. 标本稳定性及保存　采集标本后室温 2 小时内送检，全血标本于 4℃冰箱可保存数天。

（四）血气分析

血气分析是应用血气分析仪，通过测定人体血液的 H^+ 浓度和溶解在血液中的气体（主要指 CO_2、O_2），来了解人体呼吸功能与酸碱平衡状态的一种检测手段，它能直接反映肺换气功能及酸碱平衡状态。

1. 标本类型　动脉全血。

2. 患者准备　患者应处于安静、呼吸稳定的状态，一般建议患者休息 30 分钟后采集。吸氧的患者，如病情许可，最好在停止给氧 30 分钟后再采血，否则应注明给氧浓度。

3. 采集人群　血气分析用于检测机体是否存在酸碱平衡失调、缺氧以及缺氧的程度。一般适用于外科手术创伤以及呼吸衰竭的患者、肺部严重感染的患者，心肺复苏后、各种原因所导致的急慢性阻塞性肺疾病需机械通气者，另外，也可用于因各种不明原因出现呼吸困难、发绀者，要根据患者的具体情况进行分析。

4. 标本收集　肝素抗凝动脉血（肝素化空针，2ml），标本采集后应密封针头以隔绝空气，将注射器在手中来回搓动，以确保抗凝。排出气泡和充分混匀是保证检测结果的基础，采血不顺、怀疑有凝块的标本必须重新采集。

5. 拒收原因　标本凝集、标本量过少、标本误抽为静脉血、标本接触空气等。

6. 标本稳定性及保存处理　血液采集后低温送检为宜，在 30 分钟内完成检测。如需存放，应保存于冰水或 4℃ 冰箱中，但最多不得超过 2 小时。

（五）血清蛋白电泳

电泳方法测定血清中各类蛋白占总蛋白的百分比。对于肝、肾疾病和多发性骨髓瘤的诊断有意义。

1. 标本类型　血清。

2. 患者准备　患者应空腹，避免高糖、高脂饮食。

3. 采集人群　对肝、肾疾病和多发性骨髓瘤患者的诊断有意义。

4. 标本收集　静脉血（红头管，3ml），避免溶血，不可使用抗凝剂。

5. 拒收原因　使用抗凝血、标本量过少、严重脂血、溶血等。

6. 标本稳定性及保存　采集标本后室温 2 小时内送检，应尽可能快地分离血清。不能及时检测的标本于 2℃~8℃ 可保存 7 天。

（六）冷球蛋白

冷球蛋白是一种在寒冷环境下会凝胶化或沉淀的免疫球蛋白，血清标本应保存在 37℃ 水浴环境下，使其不凝集，然后分配到两个容器，一个放冰箱，另一个放室温，并观察标本在 24 小时内的沉淀或胶冻情况。

1. 标本类型　血清。

2. 患者准备　无须空腹，无须特殊准备。

3. 采集人群　冷球蛋白检测对类风湿关节炎、系统性红斑狼疮、干燥综合征和脉管炎等患者有重要的临床意义。冷球蛋白血症也是慢性丙型肝炎患者常见的临床表现。

4. 标本收集　采集后将静脉血 3～5ml 注入 37℃标本管（水浴）中，立即送检。

5. 拒收原因　未注入 37℃标本管（水浴）中立即送检，标本量过少，严重脂血、溶血等

6. 标本稳定性及保存　标本采集后必须保持 37℃，并立即送检。

（七）血浆渗透压

血浆渗透压是评价体内水平衡的最重要的参数。

1. 标本类型　肝素抗凝血浆。

2. 患者准备　无须空腹，某些药物可影响结果，检测前应详细告知医生近期所使用的药物。

3. 采集人群　适用于各种原因导致的水平衡紊乱的患者。对各种休克、呼吸心搏骤停及外科危重患者的监测和人工透析监测都具有重要意义。

4. 拒收原因　采集容器不正确，标本量过少，严重脂血、溶血等。

5. 标本收集　空腹静脉血（绿头管，3ml），标本采集时不宜使用止血带，避免血液标本与外界空气接触。

6. 标本稳定性及保存　采集标本后室温 2 小时内送检，标本必须密闭保存。

第三节　临床免疫学血液标本

一、特定蛋白检测血液标本

特定蛋白检测项目包括免疫球蛋白 IgG、IgA、IgM、IgE，免疫球蛋白 G 亚类（IgG_4），补体 C3、C4，备解素因子 B（PFB），急性时相反应蛋白（CRP、AAG、CER、HPT、PAB、AAT、hsCRP、SAA、TRF），M 蛋白（IFE、κ、λ、FLC），血 β_2 微球蛋白（β_2-MG），恶性贫血相关检测（叶酸、维生素 B_{12}、抗内因子抗体），类风湿因子（RF），抗链球菌溶血素"O"（ASO），可溶性转铁蛋白受体（sTfR），血清抗 C1q 抗体 IgG（抗 C1q 抗体）。胃功能特定蛋白检测，包括胃蛋白酶原Ⅰ（PG-Ⅰ）、胃蛋白酶原Ⅱ（PG-Ⅱ）、胃泌素-17（G-17）。天疱疮特定蛋白检测，包括抗桥粒芯蛋白 1（Dsg1）、抗桥粒芯蛋白 3（Dsg3）、BP180 抗体。

1. 患者准备　无特殊要求，以早晨空腹（空腹 8 小时，不宜超过 14 小时）采血为佳，恶性贫血相关检测项目不需空腹。

2. 标本类型　血清。

3. 标本采集　使用无抗凝剂的真空采血管（红色帽）或含有惰性分离胶的真空采血管（黄色帽），采集空腹静脉血约 3ml。

4. 拒收原因　标本量过少、采集容器不正确、采集方法不当，严重脂血、溶血的标本。

5. 标本稳定性及保存　采血后及时送检，无法立即送检时应将血清分离并保存在 2℃~8℃冰箱中；标本室温放置不超过 2 小时，2℃~8℃可保存 1 周，−20℃可保存 1 个月，−70℃可保存更长时间。检测标本不可反复冻融。

二、肿瘤、炎症、骨代谢标志物检测血液标本

（一）肿瘤标志物检测

肿瘤标志物检测项目包括铁蛋白（ferritin），癌胚抗原（CEA），甲胎蛋白（AFP）、癌抗原 15−3（CA 15−3），癌抗原 19−9（CA 19−9），癌抗原 125（CA 125），癌抗原 72−4（CA 72−4），非小细胞肺癌相关抗原（CYFRA21−1），神经元特异性烯醇化酶（NSE），总前列腺特异性抗原（total−PSA），游离型前列腺特异性抗原（free−PSA），胃泌素释放肽前体（ProGRP），鳞状细胞癌相关抗原（SCC），人附睾蛋白 4（HE4），热休克蛋白 90α（Hsp90α），血清异常凝血酶原检测（PIVKA−Ⅱ），绒毛膜促性腺激素（β−HCG）等。

（二）炎症标志物检测

炎症标志物检测项目包括白细胞介素 6（IL−6）、降钙素（PCT）等。

（三）骨代谢标志物检测

骨代谢标志物检测项目包括骨特异性碱性磷酸酶（β−ALP），Ⅰ型胶原羧基末端肽（β−Cross Laps），血清骨钙素−N 端片段（N−MID），总Ⅰ型胶原氨基端延长肽（tP1NP），甲状旁腺素（PTH），25−羟基维生素 D（25−OH−Vit D）等。

1. 患者准备　无特殊要求，其中 Hsp90α 需采集空腹血，其余无须空腹。
2. 标本类型　血清或血浆。
3. 标本采集　使用无抗凝剂的真空采血管（红色帽）或含有惰性分离胶的真空采血管（黄色帽），采集空腹静脉血约 3ml；其中 Hsp90α、PTH、25−OH−Vit D 应使用含 EDTA 抗凝剂的紫头管采集。
4. 拒收原因　标本量过少，采集容器不正确，采集方法不当，严重脂血、溶血的标本。
5. 标本稳定性及保存　采血后及时送检，无法及时送检时应将血清分离并保存在 4℃~8℃冰箱中；标本室温放置不超过 2 小时，2℃~8℃可保存 1 周，−20℃可保存 1 个月，−70℃可保存更长时间。检测标本不可反复冻融。

三、自身抗体检测血液标本

自身抗体检测项目包括抗核抗体（ANA），ENA 抗体谱，抗双链 DNA 抗体（dsDNA），抗角蛋白抗体（AKA），抗中性粒细胞胞质抗体（ANCA），抗肾小球基底膜抗体（GBM），自免肝病相关抗体（AMA−M2，SLA，LC−1，LKM），抗磷脂综合征（APS）相关抗体，循环免疫复合物（CIC），抗平滑肌抗体（SMA）IgG 型，糖尿

病相关自身抗体等。

1. 患者准备　无特殊要求。

2. 标本类型　血清。

3. 标本采集　使用无抗凝剂的真空采血管（红色帽）或含有惰性分离胶的真空采血管（黄色帽），采集空腹静脉血约3ml。

4. 拒收原因　标本量过少，采集容器不正确，采集方法不当，严重脂血、溶血等。

5. 标本稳定性及保存　采血后及时送检，无法及时送检时应将血清分离并保存在2℃~8℃冰箱中；标本室温放置不超过2小时，2℃~8℃可保存1周，−20℃可保存1个月，−70℃可保存更长时间。检测标本不可反复冻融。

四、激素检测血液标本

激素检测项目通常包括：①甲状腺功能激素：总三碘甲腺原氨酸（T_3）、甲状腺素（T_4）、促甲状腺激素（TSH）、游离三碘甲状腺原氨酸（FT_3）、游离甲状腺素（FT_4）、抗甲状腺球蛋白抗体（TGAb）、抗甲状腺过氧化物酶抗体（TPOAb）、人甲状腺球蛋白（HTG）、促甲状腺激素受体抗体（TRAb）、反三碘甲状腺原氨酸（rT_3）；②性激素：睾酮（T）、游离睾酮（FT）、孕酮（P）、雌二醇（E_2）、促黄体生成激素（LH）、促卵泡激素（FSH）、催乳素（PRL）、抗米勒管激素（AMH）、性激素结合球蛋白（SHBG）；③肾上腺激素：皮质醇（cortisol）、促肾上腺皮质激素（ACTH）、17−α羟孕酮（17α−OHP）、醛固酮（ALD）、血浆肾素活性（PRA）、血管紧张素Ⅱ（Ang−Ⅱ）、儿茶酚胺（包括肾上腺素和去甲肾上腺素）；④生长调控激素：生长激素（GH）、胰岛素样生长因子−1（IGF−1）；⑤血糖调节激素：胰岛素、C肽（C−P）。

1. 患者准备　ALD、PRA、Ang−Ⅱ等检测需住院按规定卧位或立位采血、并注明采血体位；胰岛素、C肽释放试验按医嘱可在空腹及餐后（葡萄糖及馒头餐）不同时间采集，患者准备见OGTT。

2. 标本类型　血清、血浆。

3. 标本采集

（1）采集容器（表4−1）。

表4−1　激素血液标本采集容器

容器盖颜色	抗凝剂	标本类型及分析项目
红色	无	血清：用于一般激素项目分析，试管内无任何添加物
黄色	无	血清：试管内含有促凝剂和分离胶，通过离心可快速分离血清，适用于部分检测，如胰岛素、C肽和冬季或急诊快速分离血清
绿色	肝素锂	血浆：用于检测儿茶酚胺及需要快速分析的急诊标本等
紫色	EDTA	血浆：用于检测ACTH、PTH等项目 全血：用于检测糖化血红蛋白等项目

（2）采集要求：采集静脉血约 3ml。ACTH、皮质醇等项目按医嘱时间点采集；ACTH 检测标本采集后立即放置冰水中送检。

4. 拒收原因　标本量过少，采集容器不正确，采集方法不当，严重脂血、溶血的标本。

5. 标本稳定性及保存　采血后及时送检，无法及时送检时应将血清分离并保存在 2℃~8℃冰箱中；标本室温放置不超过 2 小时，2℃~8℃可保存 1 周，−20℃可保存 1 个月，−70℃可保存更长时间。检测标本不可反复冻融。ACTH 应及时送检，2 小时内完成检测。

五、细胞免疫检测血液标本

细胞免疫检测项目包括 T 细胞亚群（CD3、CD4、CD8）及 T 细胞亚群绝对计数、自然杀伤细胞（natural killer cell，NK 细胞）及 NK 细胞绝对计数、B 细胞（CD19、CD5）及 B 细胞绝对计数、人白细胞抗原 HLA−B27。

1. 患者准备　无特殊要求，以早晨空腹（空腹 8 小时为佳，不宜超过 14 小时）采血为佳。

2. 标本类型　肝素抗凝全血。

3. 标本采集　使用含肝素抗凝剂的真空采血管（绿色帽），采集静脉血约 3ml。

4. 拒收原因　标本量少，采集容器不正确，采集方法不当，严重脂血、溶血等。

5. 标本稳定性及保存　采血后及时送检，无法及时送检时应将全血保存在 18℃~25℃环境中。

六、细胞因子检测血液标本采集

细胞因子有可溶性白细胞介素 2 受体（sIL−2R）、白细胞介素 8（IL−8）、白细胞介素 10（IL−10）、白细胞介素 1β（IL−1β）、肿瘤坏死因子−α（TNF−α）、促红细胞生成素（erythropoietin，EPO）等。

1. 患者准备　无特殊要求。

2. 标本类型　血清。

3. 标本采集　使用无抗凝剂的真空采血管（红色帽）静脉血约 3ml。

4. 拒收原因　标本量过少，采集容器不正确，采集方法不当，严重脂血、溶血的标本。

5. 标本稳定性及保存　采血后及时送检，无法及时送检时应将血清分离并保存在 2℃~8℃冰箱中；标本室温放置不超过 2 小时，2℃~8℃可保存 1 周，−20℃可保存 1 个月，−70℃可保存更长时间。检测标本不可反复冻融。

第四节　临床治疗性药物监测血液标本

治疗性药物监测（therapeutic drug monitoring，TDM）是指根据药动学原理，采用准确度高、灵敏度可靠的方法，对血液和其他体液中的药物浓度进行测定并取得有关参数，为临床用药科学化、个体化、合理化提供依据，从而提高药物疗效，避免药物中毒反应，保证药物治疗的有效性和安全性。

1. 患者准备　根据药物监测的要求、目的及具体药物而定。

2. 标本类型　血清、血浆或全血。

3. 标本采集

（1）采集容器根据具体药物而定：检测地高辛需用无抗凝剂的真空采血管（红色帽）；检测他克莫司（普乐可复、新普乐可复）和西罗莫司需用含 EDTA 抗凝剂的真空采血管（紫色帽）；其他药物检测项目需用含肝素抗凝剂的真空采血管（绿色帽）。

（2）采集要求：普通药物血药浓度监测原则上要求病人服药达到稳态血药浓度后再进行监测。谷浓度采样时间为服用下一剂量药物前。抗癫痫药物一般应在第 1 次用药后 1~2 周开始监测，采样时间为服药后 2~4 小时。其余样本按要求采样。

4. 拒收原因　标本量过少，采集容器不正确，采集方法不当，严重脂血、溶血的标本。

5. 标本稳定性及保存　采血后及时送检，无法及时送检时应将血清分离并保存在 2℃~8℃冰箱中；标本室温放置不超过 2 小时，2℃~8℃可保存 1 周，−20℃可保存 1 个月，−70℃可保存更长时间。

6. 注意事项

（1）苯妥英（phenytoin，dilantin，PHT）采血时间：用药 6 天后，静滴：给药后 2~4 小时；口服：服药后 3 小时。

（2）卡马西平（carbamazepine，CBZ）采血时间：用药 6 天后，服药后 2~4 小时。

（3）苯巴比妥（phenobarbital，PB）采血时间：用药 6 天后，服药后 2~4 小时。

（4）丙戊酸（valproic acid，VPA）采血时间：用药 6 天后，服药后 2~4 小时。

（5）环孢霉素 A（cyclosporine A）采血时间：口服多剂量达到稳态后，C_0（谷浓度），口服下一剂量前立即采血；C_2（峰浓度），于服药后 2 小时采血。临床通常同时采用 C_0 和 C_2 监测 CsA 全血浓度。

（6）他克莫司（tacrolimus，普乐可复或新普乐可复，FK506）采血时间：口服多剂量达到稳态后，谷浓度，为口服药物前采集。

（7）霉酚酸（mycophenolic acid，MPA）血浆浓度测定采血时间：口服多剂量达到稳态后，使用吗替麦考酚酯（骁悉©）的患者分别于服药前（0h）、服药后 0.5 小时（0.5h）、服药后 2 小时（2h）和服药后 4 小时（4h）各采集静脉血 3ml；使用麦考酚钠肠溶片（米芙©）的患者分别于服药前（0h）、服药后 1.5 小时（1.5h）、服药后 4 小时（4h）和服药后 6 小时（6h）各采集静脉血 3ml。

（8）西罗莫司、万古霉素、阿立哌唑、阿米替林、地西泮、阿普唑仑、甲氨蝶呤（methotrexate，MTX）、多塞平、劳拉西泮、氯氮、万拉法新、碳酸锂、华法林、地高辛（digoxin，DG）采血时间：口服多剂量达到稳态后，谷浓度，口服下一剂前采血。

第五节　临床微生物检验血液标本

一、血培养

血培养是诊断血液感染的重要手段，因此，通过血培养迅速检测和鉴定血液及骨髓中的病原菌已成为临床微生物实验室中一项重要的检测项目。对入院的危重患者在未进行系统性抗生素治疗前，应及时进行血培养检查。

（一）血培养适应证及采集套数

1. 一套血培养　从一个穿刺部位抽取血液，分别注入需氧和厌氧血培养瓶进行需氧和厌氧培养。

2. 适应证

（1）急性脓毒症：使用抗微生物药物之前，10 分钟内从不同部位采集 2~3 套血培养。

（2）急性细菌性心内膜炎：抗微生物药物治疗前 1~2 小时内，从 3 个不同部位采集 3 套血培养。如 24 小时培养阴性，则再采集 2 套。

（3）疑似菌血症：起始抗微生物药物治疗前，24 小时内从不同部位采集 2~4 套，间隔不小于 3 小时。

（4）不明原因发热：从不同部位采集 2~4 套 。

（5）疑似菌血症（儿科患者）：立即采集血液标本，接种儿童血培养瓶，建议采集 2 套。

（6）导管相关的血流感染：

方法 1：未拔除导管的情况下，同时从留置管和外周静脉采集血液，各采集 1 套血培养。

方法 2：拔除导管的情况下，剪下 5cm 导管尖端送检培养，同时送检一套外周血液培养。

（二）血培养采集方法

1. 培养瓶消毒
（1）用 75％乙醇或碘溶液消毒血培养瓶橡皮塞子，大约作用 60 秒。
（2）用无菌棉签清除橡皮塞子表面剩余的酒精。

2. 皮肤消毒
为防止皮肤寄生菌对标本的污染，皮肤消毒严格按以下步骤进行：
（1）75％乙醇擦拭静脉穿刺部位并作用 30 秒钟以上。
（2）用碘酊或碘伏棉签（1％~2％碘酊 30 秒或 10％碘伏 60 秒），从穿刺点向外以 1.5~2cm 直径画圈进行消毒。

（3）用 75％乙醇脱碘。

（4）碘过敏患者，在第一步基础上再用 75％乙醇消毒 60 秒钟，待穿刺部位酒精挥发干燥后穿刺采血。

3. 静脉采血

（1）注射器无菌穿刺静脉取血后，针头直接注入血培养瓶（不可注入抗凝血）。

（2）轻轻颠倒培养瓶，混匀，以防血液凝固。

4. 标本保存与转运

标本应采用密封的塑料袋和硬质防漏的容器运送。转运应由经过培训的专人负责。使用气动传输方式运送标本时，提前确认剧烈震荡、温度等因素不对检验结果产生影响。

采血后血培养瓶应立即送到实验室。如不能及时送检，应置于室温，切勿冷藏、冷冻。

5. 注意事项

用作培养的血液均不应该在静脉或动脉的导管中抽取，除非静脉穿刺无法得到血液或血培养用于评价与导管相关性感染。如果抽取了导管血，也应同时在其他部位穿刺获取非导管内静脉血液进行血培养。

二、真菌 1－3－β－D 葡聚糖检测

真菌 1－3－β－D 葡聚糖检测又称 G 试验，用比浊法测定人血清中的真菌 1－3－β－D 葡聚糖。

1. 标本类型　血清。

2. 采集人群　怀疑深部真菌感染患者。

3. 患者准备　患者不需特殊准备，坐位或卧位采集静脉血。

4. 标本采集　空腹静脉血，使用 G 试验专用采血管采集 3～5ml。

5. 拒收原因　未使用专用采血管，标本量少，严重脂血、黄疸、溶血等。

6. 标本保存与稳定性　于 2℃～8℃可保存一周。

三、曲霉菌半乳甘露聚糖抗原（GM）试验

1. 标本类型　血清、肺泡灌洗液。

2. 采集人群　怀疑深部曲霉菌感染患者。

3. 患者准备　患者不需特殊准备，坐位或卧位采集静脉血。

4. 标本采集　空腹静脉血，使用红头采血管采集 3～5ml。血清样本必须未受到真菌孢子和（或）细菌污染。样本不可暴露在空气中。

5. 拒收原因　标本量少，严重脂血、溶血，或被污染。

6. 标本稳定性及保存　未开启的样本储存于 2℃～8℃可稳定达 5 天，首次启封后，实验前储存于 2℃～8℃冰箱可以稳定 48 小时，如要求储存更长的时间，可将血清储存于－70℃冰箱中。

四、结核感染 T 细胞 γ 干扰素释放试验（TB－IGRA）

通过结核分枝杆菌特异性重组抗原刺激结核分枝杆菌感染者特异性 T 淋巴细胞并使其增殖、释放 IFN－γ，通过检测样本中 IFN－γ 含量，从而判断患者是否感染结核分枝杆菌。

1. 标本类型　血浆。
2. 采集人群　怀疑结核分枝杆菌感染患者。
3. 患者准备　患者不需特殊准备，坐位或卧位采集静脉血。
4. 标本采集　静脉血，使用肝素抗凝大绿头管采集 4～6ml。
5. 拒收原因　送样时间错误，采血管错误，标本量少，严重脂血、溶血等。
6. 标本稳定性及保存　采集的全血标本需在 2 小时内按"N""T""P"的顺序加入三种培养管中并置 37℃温箱培养。培养后经过离心分离得到的血浆可在 2℃～8℃保存 2 天，长期储存应于－20℃低温冻存，冻融次数应不超过 2 次。

五、间日和恶性疟原虫抗原检测

实验采用高度特异的抗体抗原反应及胶体金免疫层析技术，定性检测全血中是否含有恶性疟原虫和间日疟原虫。

1. 标本类型　全血。
2. 采集人群　怀疑疟原虫感染患者。
3. 患者准备　患者不需特殊准备，坐位或卧位采集静脉血。
4. 标本采集　使用肝素或 EDTA 抗凝紫头管采集静脉血 1～2ml。
5. 拒收原因　送样时间错误，采血管错误，标本量少等。
6. 标本稳定性及保存　标本应立即送检，如标本不能及时检测，可在 2℃～8℃保存 7 天。长期保存需冷冻于－20℃，反复冻融次数不超过 3 次。

六、幽门螺杆菌抗体检测

幽门螺杆菌（helicobacter pylori，HP）感染人体后通过体液免疫而产生 HP 抗体，应用胶体金免疫层析技术检测人静脉全血或血清、血浆中的幽门螺杆菌 IgM、IgG 抗体。

1. 标本类型　血清。
2. 采集人群　体检人群或者胃部疾病患者。
3. 患者准备　患者不需特殊准备，坐位或卧位采集静脉血。
4. 标本采集　红头管采集静脉血 3～5ml。
5. 拒收原因　采血管错误，标本量少等。
6. 标本稳定性及保存　血清或血浆样本于 2℃～8℃可保存 5 天，－20℃至少可保存 3 个月。样本避免溶血或反复冻融。

七、隐球菌抗原检测/隐球菌抗原滴度检测

应用免疫层析方法对血清、血浆和脑脊液（CSF）中隐球菌多个种属（包括新型隐球菌和格特隐球菌）的荚膜多糖抗原进行定性或半定量检测。

1. 标本类型　血清、血浆。
2. 采集人群　怀疑隐球菌感染患者。
3. 患者准备　患者不需特殊准备，坐位或卧位采集静脉血。
4. 标本采集　绿头管或红头管采集静脉血 3～5ml。
5. 拒收原因　标本量少，严重脂血、黄疸、溶血等。
6. 标本稳定性及保存　2℃～8℃可放置 72 小时。−20℃以下可保存更长时间，不建议反复冻融。

第六节　临床分子生物学血液标本

一、感染性疾病相关检测项目的血液标本

应用血液样本进行病原微生物鉴定、定量、分型、耐药检测等，包括乙肝病毒DNA（HBV−DNA）实时荧光定量检测、人巨细胞病毒 DNA（CMV−DNA）实时荧光定量、EB 病毒 DNA（EBV−DNA）实时荧光定量、高精度 HBV 病毒载量分析（高精度 HBV−DNA 定量）、高精度 HCV 病毒载量分析（高精度 HCV−RNA 定量）、高精度 HIV 病毒载量分析（高精度 HIV−RNA 监测）、HBV 病毒基因分型及 4 种耐药分析、HCV 病毒基因测序分型、BK−JC 病毒载量分析等。

1. 标本类型
（1）HBV−DNA 实时荧光定量检测、CMV−DNA 实时荧光定量检测、EBV−DNA 实时荧光定量检测：枸橼酸钠抗凝血浆。
（2）高精度 HBV−DNA 定量、高精度 HCV−RNA 定量、高精度 HIV−RNA 监测、HBV 病毒基因分型及 4 种耐药分析、HCV 病毒基因测序分型：EDTA 抗凝血浆。
（3）BK−JC 病毒载量分析：枸橼酸钠抗凝全血。

2. 患者准备　采血前应处于平静状态，避免激烈运动，无须空腹，禁高脂肪、高蛋白、高色素等饮食。避免在输脂肪乳过程中采血，禁止在输液的同侧手臂采集血液。

3. 标本采集　EDTA 和枸橼酸盐是首选的抗凝剂，不可使用肝素抗凝；如必须用肝素处理的血浆，可以向标本中加入肝素酶以分解肝素。

4. 拒收原因　标本采集时间超过规定时间（一般不超过 4 小时）；样本量不足，采集容器错误，抗凝剂错误，标本有凝块，标本溶血。

5. 标本保存与稳定性
（1）HBV−DNA、CMV−DNA 、EBV−DNA 实时荧光定量检测、BK−JC 病毒载量分析，可在 2℃～8℃下保存 3 天。

（2）HCV-RNA、HIV-RNA 等病毒 RNA 测定：如为抗凝全血标本，应在抗凝后 6 小时内进行分离血浆；血浆标本可在 -20℃冰箱短期（1~2 周）保存；-70℃下可长期保存。

（3）由于靶核酸（尤其 RNA）易受核酸酶的作用而迅速降解，为使临床标本中可能存在的核酸酶失活，可加入离散剂，如 4mol/L 异硫氰酸胍盐，同时与还原剂如 β 巯基乙醇或二巯基乙醇一起使用。使用 GITC 作为稳定剂保存靶核酸为 RNA 的标本，在室温下可保存约 7 天。

二、遗传性疾病相关检测项目的血液标本

遗传性疾病包括单基因遗传病和染色体病。相关监测项目包括：进行性肌营养不良症相关基因分析（DMD/BMD）、脊肌萎缩症相关基因分析（SMA）、α-地中海贫血基因分析、β-地中海贫血基因分析、共济失调（SCA1、2、3）基因分析、共济失调（SCA6、7）基因分析、亨廷顿舞蹈病基因分析、Y 染色体微缺失检测、性别分化异常基因检测（含 SRY）、外周血淋巴细胞培养染色体核型分析等。

1. 标本类型　枸橼酸钠抗凝全血和肝素抗凝全血。

2. 患者准备　采血前应处于静状态，应避免激烈运动，无须空腹，禁高脂肪、高蛋白、高色素等饮食。避免在输脂肪乳过程中采血，禁止在输液的同侧手臂采集血液。

3. 标本采集

（1）诊断遗传性疾病的 DNA 检测：枸橼酸钠抗凝全血管（浅蓝管）采血 3~5ml。

（2）外周血淋巴细胞培养染色体核型分析：肝素抗凝管（绿头管）采血 3~5ml。

（3）注意事项：细胞体外培养时，一旦样本被污染，可导致细胞死亡。因此，在采集过程中应一定要将污染减小至最低程度，严格执行三步消毒后，方可进行静脉穿刺：①用 75％乙醇擦拭静脉穿刺部位至少 30 秒；②用碘酊或碘伏棉签（1％~2％碘酊 30 秒或 10％碘伏消毒 60 秒），从穿刺点向外以 1.5~2cm 直径画圈进行消毒；③用 75％乙醇脱碘；④对碘过敏的患者，只能用 75％乙醇消毒 60 秒钟，待穿刺部位酒精挥发干燥后穿刺采血。

4. 拒收原因　标本采集时间超过规定时间（一般不超过 4 小时）；样本量不足，采集容器错误，抗凝剂错误，标本有凝块，标本溶血。

5. 标本处理及保存

（1）遗传病相关基因的 DNA 的测定：2℃~8℃不超过 24 小时，-20℃不超过 3 个月。提取的 DNA 模板，可于 2℃~8℃保存 2 天。

（2）外周血淋巴细胞培养染色体核型分析样本：采样后当日送检，由工作人员立即接种。外周血标本室温保存时间应不超过 8 小时，当日无法接种的标本和接种后的标本可于 4℃保存。4℃可保存 7 天之内的标本。

三、血液肿瘤相关检测项目的血液标本

血液肿瘤相关检测涉及血液肿瘤的诊断、分型、治疗、耐药等，项目包括 BCR/ABL 融合基因定量、BCR-ABL P210 定量、BCR-ABL P190 定量、PML-RARa 混

合型定量、JAK2 V617F 突变、AML1/ETO 定量、CBFβ−MYH11 定量、MLL−AF4 定量、E2A−PBX1 定量、SIL−TAL1 定量、TEL−AML1 定量、8 种常见融合基因筛选、ALL 相关 9 种融合基因定性、AML 相关 13 种融合基因定性、白血病相关 41 种融合基因筛查、FLT3 基因突变分析 C−kit 基因突变分析、NPM1 基因突变分析、CEBPa 基因突变分析、DNMT3A 基因突变分析、AML 相关预后基因突变分析、ABL 基因激酶区突变分析以及骨髓细胞培养染色体核型分析等。

1. 样本类型　枸橼酸钠或 EDTA 抗凝全血。

2. 患者准备　患者采血前应处于平静状态，应避免激烈运动，无须空腹，禁高脂肪、高蛋白、高色素饮食。避免在输脂肪乳过程中采血，禁止在输液的同侧手臂采集血液。

3. 标本采集　外周血白细胞计数正常的患者，用真空采血针取肘部静脉或其他部位的静脉血 3～5ml 或 2～4ml 的骨髓样本注入含枸橼酸盐抗凝剂的浅蓝色采血管或含 EDTA 抗凝剂的紫头管中，立即轻轻将试管颠倒混匀 5 次以上。如白细胞计数升高或偏低，相应调整标本采集量（有核细胞总数要达到 5×10^6 以上）。

4. 拒收原因　标本采集时间超过规定时间（一般不超过 4 小时）；样本量不足，采集容器错误、抗凝剂错误、标本有凝块，标本溶血。

5. 标本处理与保存

（1）标本采集后尽快送检，室温中保存不得超过 4 小时。

（2）若为 DNA 的测定，可在 2℃～8℃下保存 3 天，−20℃保存不超过 3 个月；对于 RNA 测定，应尽快提取，若为 RNA 模板，则需在−20℃保存。

（3）标本检测后的血样管加盖密封冷藏（2℃～8℃）保存 3 天，以备复查。提取的 DNA 模板，可在 2℃～8℃保存 2 天。若为 RNA 模板，则需在−20 ℃保存。

四、器官移植配型分子诊断相关检测项目的血液标本

器官移植检测主要为组织配型及术后其他检测。组织配型检测包括受者的 HLA 抗原分型及 HLA 抗体分析、供者与受者的 HLA 抗原及抗体分析、供者与受者交叉配合实验等。具体项目包括：人组织相容性抗原（HLA）基因分型（中分辨）［HLA−DNA（中）］、移植相关抗体检测（HLA−Ab）、群体反应性抗体（PRA）检测、HLA−Ⅰ类抗体特异性高分辨检测（HLA−Ⅰ）、HLA−Ⅱ类抗体特异性高分辨检测（HLA−Ⅱ）、补体依赖淋巴细胞毒交叉配合试验（CDC）。

1. 标本类型

（1）HLA−DNA（中）：EDTA 抗凝全血。

（2）HLA−Ab、PRA 检测、HLA−Ⅰ、HLA−Ⅱ：血清。

（3）CDC：供者，肝素抗凝全血；受者，血清。

2. 患者准备

采血前应处于平静状态，应避免激烈运动，HLA 相关抗体检测需空腹，其余项目则无须空腹，禁高脂肪、高蛋白、高色素饮食。避免在输脂肪乳过程中采血，禁止在输液的同侧手臂采集血液。

3. 标本采集

（1）HLA-DNA（中）：EDTA抗凝紫头管采集静脉血全血6ml。

（2）HLA-Ab、PRA检测、HLA-Ⅰ、HLA-Ⅱ：无抗凝剂真空采血管（红色帽）采集静脉血全血2ml。

（3）CDC：供者，静脉采血6ml于两管肝素抗凝绿头管内，充分混匀；受者，静脉采血2ml于红头管内。

4. 拒收原因

标本采集时间超过规定时间（一般不超过4小时）；样本量不足，采集容器错误、抗凝剂错误、标本有凝块，标本溶血。

5. 标本处理与保存

（1）HLA-DNA（中）：采样后当日送检，提取DNA后-20℃保存。

（2）HLA-Ab、PRA检测、HLA-Ⅰ、HLA-Ⅱ相关抗体的测定：室温下24小时内分离血清于-20℃保存。

（3）CDC：供者样本切勿放冰箱，在24小时内分离淋巴细胞，立即进行实验。受者样本则应室温下24小时内分离血清，置56℃水浴30分钟灭活补体后，于-20℃保存。

五、亲子鉴定分子诊断相关检测项目的血液标本

临床上亲子鉴定DNA检测中主要的分析对象为人体的血液、组织、毛发和血痕等，为确保检测的准确性，应首选血液样本（抗凝血或血痕）。血斑可以取耳缘处或指尖血，婴儿可以采集足跟血。也可请专业人士采集，取1～2ml血液，装于EDTA抗凝管中，并做好标记。

1. 标本类型 耳垂血、指尖血、足跟血或EDTA抗凝全血。

2. 患者准备 样本采集前，采集所有鉴定对象合照和所有鉴定对象与采样人合照。患者采血前应处于平静状态，应避免激烈运动，无须空腹，禁食高脂肪、高蛋白、高色素饮食。取指尖血前应清洁双手。

3. 标本采集

（1）血痕标本采集。样本采集人对鉴定对象的样本采集处进行清洁、消毒后用采血针刺破皮肤，挤压穿刺附近组织，同时将采血卡靠近穿刺部位，使血液在滤纸上形成5～6个血痕，每个血痕直径为0.5～0.8cm。样本采集完后，被鉴定人手持该样本拍照，每个样本附参照直尺拍照。照片采集完后，样本自然晾干放入密封收集袋内。样本采集后，被鉴定人在样本采集卡上签字确认样本与其卡片上信息准确无误，未成年人由监护人或委托人代为签字确认，并在签名上留下右手拇指或食指指纹。

（2）抗凝全血标本采集。用真空采血针取肘部静脉或其他部位的静脉血1～2ml注入含EDTA-K$_2$抗凝剂的紫头管中，立即轻轻将采血管颠倒混匀5次以上，以使血液充分与抗凝剂混匀，并在试管上做好标志。样本采集完后，被鉴定人手持该样本拍照。照片采集完后，将样本放入密封收集袋内。样本采集后，被鉴定人在样本采集卡上签字，确认样本与其卡片上信息准确无误，未成年人由监护人或委托人代为签字确认，并

在签名上留下右手拇指或食指指纹。

4. 拒收原因　标本收集容器不符合规定；标本标识不清；保本运送不符合相应要求等。

5. 标本处理与保存

（1）标本采集后尽快送检。

（2）血痕样本一般自然晾干后可在常温保存，而血液样本则需冻存。

六、药物相关基因检测项目的血液标本

药物相关基因检测可通过对药物代谢酶和药物靶点基因进行检测，在药物使用前对不同的个体进行药物相关基因及其表达产物的分子进行检测对指导临床合理化用药，实现个体化的精准医疗具有重要意义。

1. 样本类型　EDTA 抗凝全血。

2. 患者准备　采血前应处于平静状态，应避免激烈运动，无须空腹，禁高脂肪、高蛋白、高色素饮食。避免在输脂肪乳过程中采血，禁止在输液手臂的同侧采集血液。

3. 标本采集　用真空采血针取肘部静脉或其他部位的静脉血 2~5ml 注入含 EDTA 抗凝剂的紫头管中，立即轻轻将采血管颠倒混匀 5 次以上，以使其充分和抗凝剂混匀。

4. 拒收原因　标本采集时间超过规定时间（一般不超过 4 小时）；样本量不足，采集容器错误、抗凝剂错误、标本有凝块，标本溶血。

5. 标本处理与保存

（1）可在 2℃~8℃下保存，保存时间不宜超过 24 小时。

（2）标本检测后的血样管加盖密封冷藏（2℃~8℃）保存 3 天，以备复查。提取的 DNA 模板，于 2℃~8℃保存 2 天。

七、其他特殊检测项目的血液标本

（一）循环肿瘤 DNA 用药基因检测

循环肿瘤 DNA（circulating tumor DNA，ctDNA）是癌症患者血液中来自肿瘤细胞基因组的循环 DNA 片段，主要来源于凋亡或坏死肿瘤细胞内遗传物质的释放和肿瘤细胞分泌的外泌体。因进入血液循环的 ctDNA 具有 15min~2.5h 的半衰期，ctDNA 可为"实时"肿瘤生物标志物，因此能更准确地反映肿瘤负荷。目前，ctDNA 用药基因检测可作为各种实体瘤靶向用药及化疗用药的依据。

1. 样本类型　血浆。

2. 患者准备　采血前应处于平静状态，避免激烈运动，禁食高脂肪、高蛋白、高色素等饮食。避免在输脂肪乳过程中采血，禁止在输液手臂的同侧采集血液。

3. 标本采集

（1）标本容器。含有白细胞稳定剂的专用游离 DNA 抗凝采血管。

（2）标本采集。采血针采集肘部静脉或其他部位的静脉血 10~20ml，注入含有白细胞稳定剂的专用游离 DNA 抗凝采血管，然后立即轻轻将采血管颠倒混匀 5 次以上，以

使其和抗凝剂充分混匀。

4. 拒收原因　标本采集时间超过规定时间（一般不超过 4 小时）；样本量不足，采集容器错误、抗凝剂错误、标本有凝块，标本溶血。放化疗后 1 周内；服用靶向药物后 24 小时以内；输血后 24 小时以内；手术 2 周内；炎症急性期。

5. 标本保存与稳定性

（1）血浆分离前常温保存不超过 24 小时，勿放冰箱。

（2）含有白细胞稳定剂的采血管可以在长达 48 小时内进行样本处理。

（3）运输会使样品处于不利的状态和温度中，如晃动和极端的低温或高温。如果在运输前将血浆分离并冷冻，通常需将样本保持冷冻并避免冻融。需要过夜运输的未经处理的样本采集在装有白细胞稳定剂的采血管中，并保持室温和最小的温度波动。

（二）循环肿瘤细胞叶酸受体检测（CTCs‐叶酸受体）

早期肺癌甚至癌前病变的患者外周血中存在循环肿瘤细胞（circulating tumor cells，CTCs），可通过识别肿瘤细胞表面的叶酸受体（folate receptor，FR）来定量检测 CTCs。

1. 标本类型　全血。

2. 患者准备　采血前应处于平静状态，应避免激烈运动，禁高脂肪、高蛋白、高色素等饮食。避免在输脂肪乳过程中采血，禁止在输液手臂的同侧采集血液。

3. 标本采集　抽取病人静脉血 4ml 注入加有 EDTA 抗凝剂的紫头管，上下颠倒 7~8 次混匀。

4. 拒收原因　标本采集时间超过规定时间（一般不超过 4 小时）；样本量不足，采集容器错误、抗凝剂错误、标本有凝块，标本溶血。

5. 标本处理及保存

（1）标本应尽快送检，如不能马上送检，应于 4℃~10℃储存，并在 24 小时之内进行检测。需冷链运输，温度应保持在 4℃~10℃。

（2）受试者白细胞含量应在（2.0~10.0）×10^6/ml 范围内，超过该范围的白细胞量均会影响检测结果的准确性。目前血液中叶酸含量对检测结果的影响尚不明确，叶酸大剂量服用以及长期服用者的检测结果应谨慎对待。

第七节　临床输血科检验标本

一、ABO、RhD 血型鉴定标本

ABO 血型取决于红细胞上是否存在 A 和（或）B 抗原，以及血清中是否存在抗 A 和（或）抗 B 抗体。Rh 阳性和 Rh 阴性表型是由红细胞上 D 抗原的存在或缺失决定的。

1. 标本类型　静脉 EDTA 抗凝血，紧急情况下可用动脉血。

2. 采集人群　需要输注血液制品的患者，以及新生儿溶血病的新生儿、产妇。

3. 患者准备　无特殊准备。

4. 标本收集　紫头管采集血液 2ml，轻轻混匀后立即送检；严禁从输液管道采集标本，如必须从输液管道采集，需先用生理盐水冲洗管道，并弃去最初抽取的 5ml 血液。

5. 拒收原因　样本量不足，采集容器错误、抗凝剂错误、标本有凝块，标本溶血。

6. 标本保存与稳定性　标本密封放于 2℃~8℃冰箱可保存 20 天。

7. 临床意义　ABO 血型在输血和移植中具有重要的临床意义。ABO 血型抗体有可能导致携带相应抗原的输注红细胞被迅速破坏，引起溶血性输血反应（HTR）。IgG 型抗-D 血型抗体可以在妊娠期间通过胎盘，这可能导致异源免疫胎儿溶血性贫血，通常称为胎儿和新生儿溶血性疾病（HDFN）。ABO 抗体可引起不相容的肾、肝和心脏移植的超急性排斥反应。ABO 不兼容可能导致骨髓移植中注入的红细胞的溶血，在非清髓性干细胞移植中会导致纯红细胞再生发育不良和延迟红细胞嵌合。

二、交叉配血试验标本

交叉配血试验是指受血者血清加供血者红细胞悬液及供血者血清加受血者红细胞悬液，同时进行凝集试验。交叉配血试验可进一步证实受血者和供血者之间是否存在血型不合，以保证受血者的输血安全。

1. 标本类型　静脉 EDTA 抗凝血。

2. 采集人群　需要输注红细胞血液制品的患者。

3. 患者准备　无须特殊准备。

4. 标本采集　紫头管采集血液 2ml，轻轻混匀后立即送检；严禁从输液管道采集标本，如必须从输液管道采集，需先用生理盐水冲洗管道，建议丢弃的血量应等于导管长度的 3 倍。

5. 拒收原因　样本量不足，采集容器错误、抗凝剂错误、标本有凝块，标本溶血。

6. 标本保存与稳定性　标本密封放于 2℃~8℃冰箱可保存 7 天。

7. 临床意义　交叉配血试验用输入患者体内献血者的红细胞与患者的血液做检测，如此可再次确认输入的红细胞与患者血液的配合度，避免因输血引起溶血性输血反应，确保输血安全。

三、抗体筛查试验标本

在有输血史或者妊娠史的患者体内可能存在免疫性的针对红细胞血型抗原的抗体。无输血或者妊娠史的患者体内有时也会存在天然抗体。献血者红细胞上的抗原和患者体内的抗体可能会导致输注红细胞发生溶血。所有需要输血的患者都应进行抗体筛查试验。

1. 标本类型　静脉 EDTA 抗凝血或不抗凝血。

2. 采集人群　需输注红细胞血液制品的患者。

3. 患者准备　无须特殊准备。

4. 标本采集

（1）如患者在过去 3 个月内有输血史或妊娠，或患者的病史未知，必须在预计输血前 3 天内进行抗体筛选。

（2）严禁从输液管道获取血液标本，需从输液对侧肢体或其他部位采集血液标本。如必须从静脉输液管采集，则必须停止输液并冲洗输液管，丢弃血量应等于导管长度的 3 倍。

5. 拒收原因　样本量不足，采集容器错误、抗凝剂错误、标本有凝块，标本溶血。

6. 标本保存与稳定性　标本密封放于 2℃～8℃冰箱可保存 7 天。

7. 临床意义　抗体筛查试验是研究潜在溶血性输血反应和免疫溶血性贫血的主要试验之一，抗体检测方法的重点是"不规则"或"意外"抗体，而不是 ABO 系统的"预期"抗体。当在抗体筛选中检测到意外抗体时，应执行抗体鉴定以确定所存在抗体的特异性，从而保证输血的安全性。

四、抗体鉴定标本

抗体筛查试验若出现阳性结果，就需要进行进一步检测其抗体的性质及临床意义。采用一组或者多组谱细胞与患者体内抗体进行反应，在不同的反应介质下观测分析结果，最后鉴定出患者体内存在的抗体种类，并结合患者病史，进一步判断抗体的存在是否会造成输血反应。

1. 标本类型　静脉 EDTA 抗凝血或不抗凝血。

2. 采集人群　需输注红细胞血液制品且抗体筛查试验结果呈阳性的患者。

3. 患者准备　无须特殊准备。

4. 标本采集　推荐采集肘部静脉，试验方法不同，标本用量也有差异，一般 5～10ml 全血可满足鉴定简单抗体的相关试验；更复杂的抗体鉴定则需要更多的全血。

5. 拒收原因　样本量不足，采集容器错误、抗凝剂错误、标本有凝块，标本溶血。

6. 标本保存与稳定性　标本密封放于 2℃～8℃冰箱可保存 7 天。

7. 临床意义　进行抗体鉴定可以确定患者体内所存在抗体的特异性。从而选择与患者体内抗体相对应抗原阴性的献血者的血液进行输注，减少患者发生免疫性溶血反应的危险。

五、直接抗球蛋白试验标本

直接抗球蛋白试验用于检测红细胞上是否被 IgG 或补体成分致敏，又称直接 Coombs 试验。

1. 标本类型　静脉 EDTA 抗凝血。

2. 采集人群　抗体筛查阳性或怀疑红细胞被抗体或补体致敏的患者。

3. 患者准备　无须特殊准备。

4. 标本采集　紫头管采集血液 2ml，轻轻混匀后立即送检。

5. 拒收原因　样本量不足，采集容器错误、抗凝剂错误、标本有凝块，标本溶血。

6. 标本保存与稳定性　标本密封放于 2℃～8℃冰箱可保存 7 天。

7. 临床意义　直接抗球蛋白试验用于自身免疫性溶血性贫血、药物相关免疫性溶血、新生儿溶血病的诊断，以及溶血性输血反应的调查。

六、新生儿溶血病试验标本

新生儿溶血病是指由于母子血型不合，母亲体内产生与胎儿血型抗原不配的血型抗体，这种抗体通过胎盘进入胎儿体内引起同族免疫性溶血，常见的有 Rh 血型系统和 ABO 血型系统的血型不合。

1. 标本类型　静脉 EDTA 抗凝血或不抗凝血。

2. 采集人群　怀疑有新生儿溶血病的患儿。

3. 患者准备　无须特殊准备。

4. 标本采集

（1）紫头管和红头管各采血 2ml，可在患儿颈静脉采血，必要时可从股静脉、大隐静脉、锁骨下静脉、脐旁静脉等处采血。但在这些部位采血，必须在有经验护理人员的指导下进行，或由临床医生采集，以免发生意外事故。

（2）标本采集后轻轻混匀并立即送检。

5. 拒收原因　样本量不足，采集容器错误、抗凝剂错误、标本有凝块。

6. 标本保存与稳定性　标本密封放于 2℃~8℃冰箱可保存 7 天。

7. 临床意义　新生儿溶血病检测主要是检测胎儿有无 ABO 血型系统溶血反应。若非 ABO 血型系统抗体，则有可能是抗－RhD 或者其他血型系统抗体引起的新生儿溶血病，需要做进一步的检测。

七、产前诊断试验标本

产前诊断试验是指通过检测孕妇的 ABO 及 RhD 血型，抗体筛查，孕妇 IgG 抗体效价来预防新生儿溶血病或评估产生新生儿溶血病的风险。

1. 标本类型　静脉 EDTA 抗凝血。

2. 采集人群　RhD 阴性，母婴血型不合以及有妊娠史或输血史的孕妇。

3. 患者准备　无须特殊准备。

4. 标本采集　紫头管采集血液 2ml，轻轻混匀后立即送检；严禁从输液管道采集标本，如必须从输液管道采集，需先用生理盐水冲洗管道，并弃去最初抽取的 5ml 血液。

5. 拒收原因　样本量不足，采集容器错误、抗凝剂错误、标本有凝块，标本溶血。

6. 标本保存与稳定性　标本密封放于 2℃~8℃冰箱可保存 7 天。

7. 临床意义　孕妇产前诊断可以检测孕妇的 ABO 及 RhD 血型，及早发现 ABO 及 RhD 母婴血型不合，可预防新生儿溶血病的发生。

八、血小板抗体筛查标本

血小板抗体筛查试验可检测患者体内是否含有血小板同种抗体。

1. 标本类型　静脉 EDTA 抗凝血。

2. 采集人群　胎母同种异体免疫血小板减少症、输血后紫癜、被动同种异体免疫血小板减少症、移植相关同种异体免疫血小板减少症患者，以及多次输注红细胞血液制品或者血小板的患者。

3. 患者准备　无须特殊准备。

4. 标本采集　紫头管采集血液 2ml，轻轻混匀后立即送检；严禁从输液管道采集标本，如必须从输液管道采集，需先用生理盐水冲洗管道，并弃去最初抽取的 5ml 血液。

5. 拒收原因　样本量不足，采集容器错误、抗凝剂错误、标本有凝块，标本溶血。

6. 标本保存与稳定性　标本密封放于 2℃～8℃冰箱可保存 7 天

7. 临床意义　血小板抗体筛查可以检测血小板 HLA 抗原和 HPA 抗原抗体，可作为血小板输注无效的辅助诊断，帮助临床医生查明患者血小板输注无效的原因，以便对患者进行进一步的诊治。

九、ABO 亚型鉴定标本

进行 ABO 血型检测时有时会发现凝集反应减弱，在排除患者疾病原因导致的抗原位点减少后，应进行进一步的检测，可以确定患者是否存在 ABO 血型的亚型。

1. 标本类型　静脉 EDTA 抗凝血。

2. 采集人群　ABO 血型检测结果异常患者。

3. 患者准备　无须特殊准备。

4. 标本采集　紫头管采集血液 2ml，轻轻混匀后立即送检。

5. 拒收原因　样本量不足，采集容器错误、抗凝剂错误、标本有凝块，标本溶血。

6. 标本保存与稳定性　标本密封放于 2℃～8℃冰箱可保存 7 天。

7. 临床意义　检测 ABO 亚型可以为选择相合献血者红细胞提供依据，避免因为血型检测不清楚，而造成输血反应。

十、Rh 分型检测标本

Rh 分型检测包括红细胞上 D、C、c、E 和 e 抗原的血清学检测。

1. 标本类型　静脉 EDTA 抗凝血。

2. 采集人群　需要多次输血患者及疑似发生免疫性新生儿溶血病的孕妇。

3. 患者准备　无须特殊准备。

4. 标本采集　紫头管采集血液 2ml，轻轻混匀并立即送检；严禁从输液管道采集标本，如必须从输液管道采集，需先用生理盐水冲洗管道，并弃去最初抽取的 5ml 血液。

5. 拒收原因　样本量不足，采集容器错误、抗凝剂错误、标本有凝块，标本溶血。

6. 标本保存与稳定性　标本密封放于 2℃～8℃冰箱可保存 20 天。

7. 临床意义　Rh 分型试验可以检测出患者的表型，以及献血者的 Rh 分型，以便为患者输血提供相容的红细胞悬液。同时也可以筛查孕妇的 Rh 分型，为预防新生儿溶血病提供依据，以便及早采取治疗措施，避免和缓解新生儿溶血病的发生。

十一、Rh 弱 D 型检测标本

RhD 等位基因编码的 RhD 蛋白带有氨基酸置换，导致了多种 D 抗原变异型，包括弱 D、部分 D 和 Del 表现型。D 抗原的表达包括量的变化和质的变化。

1. 标本类型　静脉 EDTA 抗凝血。

2. 采集人群　RhD 初筛阴性孕妇以及需要输血患者。

3. 患者准备　无须特殊准备。

4. 标本采集　紫头管采集血液 2ml，轻轻混匀并立即送检；严禁从输液管道采集标本，如必须从输液管道采集，需先用生理盐水冲洗管道，并弃去最初抽取的 5ml 血液。

5. 拒收原因　样本量不足，采集容器错误、抗凝剂错误、标本有凝块，标本溶血。

6. 标本保存与稳定性　标本密封放于 2℃～8℃冰箱可保存 20 天。

7. 临床意义　弱 D 型检测对于献血者和受血者意义不同。若检测到献血者为弱 D 型，应该将此献血者所献红细胞当成 Rh 阳性血液使用。若检测到弱 D 是受血者，则此受血者应该输注 Rh 阴性红细胞血液制品，否则弱 D 型受血者输注 RhD 阳性红细胞后可产生抗-D 抗体。

第五章　特殊类型血液标本采集规范

第一节　特殊人群血液标本采集规范

一、新生儿静脉血液标本采集

在临床上，新生儿静脉采血是一项有一定难度的护理操作，究其原因，主要有四个方面：①患儿方面：新生儿年龄小，血管较细，害怕、易哭闹后血管收缩，体位摆放不易，未妥善固定；②家属方面：看患儿哭闹，不知所措，爱子心切，对护士期望高，若久久未穿刺成功，家属易出现过激言语；③护士方面：新生儿血管细，要求护士技术娴熟，患儿哭闹不配合及家属的抱怨，易给护士造成很大的心理压力；④环境方面：新生儿在陌生而嘈杂的环境中更易哭闹；⑤制度方面：缺乏对护士采血技术的培训、考核及有效性评价。以上种种原因都给新生儿静脉采血带来了极大的难度和挑战。提高新生儿静脉采血质量，提高采血工作效率，最大限度地减轻患儿的痛苦，是新生儿采血工作的主要目标，这就要求护理人员不仅要有扎实的理论知识，过硬的采血操作技能，还应有良好的心理素质和有效的沟通技巧，根据实际情况随机应变，提高新生儿静脉穿刺的成功率。

（一）新生儿生理、心理及血管特点

新生儿在陌生的环境容易因缺乏安全感而感到害怕和恐惧，天生好动不配合，易哭闹，不受控制，固定较困难；新生儿皮下脂肪厚，再加上尚未发育成熟血管较细，不易扪及血管，给静脉采血带来了极大难度和挑战。所以给新生儿采集血液的护理人员必须经过良好、专业的技术培训，具备规范、娴熟的采血技术，以减轻新生儿的疼痛和心理创伤。

（二）新生儿静脉采血前准备

1. 新生儿静脉采血有效沟通技巧

（1）采血前向患儿家属着重强调采血时固定新生儿的重要性以及配合的要点，并示范固定方法，让家属快速掌握固定技巧，有效配合。

（2）做好家属的心理工作，是取得穿刺成功的重要条件之一。与家属沟通时要有耐心，详细讲解患儿血管的特点及穿刺的注意事项，注意说话时的语气、语调，以取得家

属的理解及配合。

（3）新生儿对家属有依恋情结，在采血时，尽量让患儿由家属陪伴；可以专设新生儿采血窗口及采血床，周围墙壁张贴花鸟、动画等图案，或用玩具、小卡片等来逗乐患儿，减少患儿不适感，分散注意力。

2. 体位固定方法

体位固定对于接受血液采样患儿的安全十分重要，也关系到能否一次性穿刺成功。

（1）新生儿肢体短小，而采血窗口是按一般成人身高来定做的，若家属抱着患儿坐位采血，高度可能达不到操作台面，家属比较费力；同时患儿手臂较短，伸入采血窗口里面有难度，患儿与采血护士的距离较远。因此，可让患儿平躺于操作台上，手臂伸入采血窗口，减少患儿与护士的距离。护士不必过度前倾身体，重心稳定，节省体力，从而提高采血穿刺成功率。

（2）家属与患儿面对面逗乐患儿，转移患儿注意力，减少患儿乱动，也减少患儿疼痛，以便护士更好地操作。

（3）家属固定患儿时，大拇指往下按住患儿肘部静脉的下段，既可以阻断穿刺侧末梢静脉回流，使局部静脉血量增加，血管充盈，易于触摸，又可以帮助护士绷紧采血部位的皮肤，缩短针尖在皮肤和皮下的穿刺距离，减轻穿刺疼痛感。在家属的帮助下，护士就可以腾出双手，先用左手指腹寻找血管走向，常规消毒皮肤后，右手持针穿刺。

（4）若患儿较躁动，家属固定配合不好，护士既要负责固定体位，又要寻找血管，一旦患儿躁动不安扭动身体，血管方向就会随之发生改变，针头容易穿破血管或滑出血管外，增加再次穿刺的风险。为此，采血护士应找其他采血护士协助家属一起固定患儿。如有必要，可采取以下措施协助采血者：①家属有节奏地握紧患儿的手腕，确保能有充足的血液；②给患儿保暖，用衣服或毯子包住患儿，尽量只露出穿刺部位，温暖的环境会让患儿血管扩张，从而增加血流量；③用透照器或袖珍光笔照射手背静脉和肘部静脉。

3. 新生儿静脉采血部位的选择

采血部位和程序的选择（静脉、指尖和足跟）取决于需采集的血量和实验室检测的项目。对于新生儿，静脉采血是新生儿采血的首选方法，比足跟采血的疼痛感小。但这种方式需要由经验丰富并经过专业培训的采血护士来完成。指尖和毛细血管采集的血液和动脉血液的含氧量接近，只适用于个别检测项目，且易受皮肤菌群影响，采集标本总量较小。

（三）新生儿不同部位静脉采血技巧

1. 肘部静脉

肘部静脉位于肘窝里，血管交通支多，较粗直，易固定，穿刺后易于观察，是患儿静脉采血的首选部位。肘部分布的静脉分别有肘正中静脉、贵要静脉、头静脉等。其中肘正中静脉位置表浅，管径较大，血管外径在儿童为 0.2cm，具有较恒定的与深静脉相连的交通支，且无神经相伴，是临床上静脉穿刺的理想部位。肘正中静脉固定后不易扭动，且对应皮肤敏感性较其他部位弱，进针时疼痛感也会较轻一些。具体方法：于肘上

5cm 处扎止血带，用左手指腹触摸肘窝处血管，走向笔直且富有弹性的即为肘正中静脉。常规消毒皮肤后，针尖斜面向上，与皮肤呈 15°~30°进针，见回血后连接采血管采血即可。

2. 颈外浅静脉

患儿取侧仰卧位，使肩平行于操作台边缘，头偏向一侧，肩下垫一软枕，充分暴露穿刺部位，一名护士面对患儿，双手固定患儿头部。采血者站在患儿头部，常规消毒皮肤待干，用左手食指压住静脉近心端，右手持采血针与皮肤呈 30°进针，见回血后固定好针头，连接采血管取所需血量即可。

以上两种静脉采血方法均不能采血时，再选择足背静脉、足踝静脉或股静脉进行采血。

（四）新生儿静脉采血操作流程

1. 身份识别

采血前要通过以下方法核对确认患儿的身份信息：

（1）通过绑在患儿手上或脚踝的腕带确认患儿身份信息。

（2）有家属或监护人在场，通过他们询问患儿的信息。

（3）核对内容：与家属一起核对医嘱单上患儿的姓名、性别、年龄和住院登记号，确认患儿身份。

2. 新生儿采血器具选择

（1）使用带翼钢针，最好是 23 号针头或 23 号针头加延长管，避免使用大于 25 号的针头，以免增加溶血的可能性。

（2）蝴蝶针匹配使用注射器或带调节装置的真空管，蝴蝶针的进针和移动更方便，但附带的注射器可能会给采血带来困难。

（3）根据采集的需要，使用 1~5ml 的注射器；用大号注射器采血形成的血管内真空常导致静脉塌陷。

（4）使用真空管时，选择容量小和负压较低的真空管（1ml 或 5ml），有助于避免静脉塌陷，减少溶血风险。

尽可能使用带有针帽或有避免血液暴露措施的安全采血设备，自动失效（AD）注射器为注射而设计，不适合用于静脉采血。

3. 采血准备

（1）采血人员准备：准备穿刺前，采血人员应保证自己仪表端庄，包括衣帽整洁、头发不过肩和指甲符合要求。采血人员使用速干手消毒液或流动水按规定的七步洗手法进行手消毒。

（2）用物准备：真空采血管、蝴蝶针（23 号或 25 号带有延长管，在未穿刺前，试管和针头呈分离状态）、治疗盘、消毒液、无菌干棉签、标签、止血带、治疗巾、试管架、手套、医嘱执行单、速干手消毒液、感染性废物桶、生活废物桶、锐器盒。使用之前检查用物是否包装完整无破损，在有效期范围内，用物摆放整齐，以不违背无菌原则且取用方便为宜。

（3）新生儿静脉采血流程。

1）进行手卫生；

2）核对患儿身份和采血项目、采血管数量及颜色，并做好解释说明；

3）患儿取合适体位并固定；

4）在穿刺点上方约两指宽处绑好止血带；

5）戴无菌手套；

6）将带翼注射装置一端与真空管的一端接好，贴好采血管条码后将收集试管插入试管架，直至收集管能与针头相连；

7）拔去蝴蝶延长管底部的塑料套；

8）消毒采血部位、晾干；

9）第二次核对患儿信息、采血项目、采血管数量及颜色。

10）在进针点下方两指宽处用拇指绷紧皮肤，穿刺进针，见有回血后，将针头插入真空管；

11）在收集到足够血液后，松开止血带；

12）慢慢拔出针头，用无菌干棉签按压穿刺点；

13）把蝴蝶管从真空试管盖上取下；

14）将蝴蝶针弃入锐器盒；

15）再次核对患儿信息和采血项目，无误后扫描电子条码录入电脑系统；

16）处理被污染的用物，脱下手套，放入黄色垃圾桶；

17）进行手卫生。

（五）新生儿采血风险告知及注意事项

1. 风险告知

（1）由于新生儿血管较细且不易触摸等原因，若一次穿刺不成功，可能需要多次穿刺。

（2）患儿血管较细，血流速度较慢，血液标本因血凝或溶血，导致无法检测或影响检测结果的准确性，需再次采血。

（3）采血后可能发生出血、血肿、疼痛、感染、静脉炎、神经损伤、血栓等并发症。

（4）若采血部位为小儿颈外浅静脉，则有发生血气胸、呼吸暂停、窒息等其他意外情况的风险。

2. 注意事项

（1）采血前了解患儿饮食情况，若患儿已进食，即使无须空腹采血，也应休息1~2小时才能采血，以免患儿哭闹引起呛咳或误吸。

（2）患儿在陌生的环境中易哭闹、躁动，采血过程中，需多人固定患儿肘关节、肩关节、腕关节等部位，固定时防止用力不当导致患儿关节脱位，造成患儿二次伤害。

（3）采血后指导患儿家属用无菌干棉签纵向三横指按压穿刺部位5~10分钟，有凝血功能障碍者应延长按压止血时间。

二、新生儿毛细血管血液采集

手指、足跟及耳垂（较少用）毛细血管血液采集适用于所有年龄段的患者，可用于一些特殊的、需要的血量少的检测项目。临床上常将此法用于新生儿和儿童患者。

1. 采血部位

毛细血管血液采集的部位主要取决于患儿的年龄和体重，出生＜6个月，体重在3～10公斤，选择足跟采样，进针位置：足底表面的中间或外侧；出生≥6个月，体重超过10公斤，选择手指采样，进针位置为指腹的一侧，垂直于指纹线，最好选择第三或第四根手指进行采样，避免使用拇指和食指，因其有结茧，小指组织较薄，也不应选择。

2. 穿刺针的选择

（1）穿刺针长度：足跟采血时，针头长度一般短于2.4mm，对于早产的新生儿，可用0.85mm的穿刺针。穿刺时避免选择在足跟后侧穿刺，以免扎到骨头。

（2）指尖采血的合适深度：6个月到8岁的儿童为1.5mm。

3. 采血顺序

按照血液学检测标本、生化检测标本、血库保存标本的顺序采集；这样可以避免血小板凝聚现象，如果需要两个以上的样本量，最好选择静脉采血，使结果更加准确。

4. 毛细血管采血流程

（1）核对患儿信息；

（2）向家属解释说明操作目的、意义及固定方法，以取得合作；

（3）准备穿刺针、收集管和其他辅助材料、设备；

（4）进行手卫生；

（5）戴无菌手套；

（6）选择采血部位，常规消毒后晾干；

（7）穿刺皮肤；

（8）拭去第一滴血；

（9）按压手指或足跟；

（10）按压穿刺点止血；

（11）合理处理锐器，处理用过的废弃物；

（12）数据录入。

5. 注意事项

（1）采血前取得家属配合，嘱咐固定方法十分关键，以取得一次性穿刺成功。

（2）新生儿毛细血管穿刺时禁止使用碘伏，可以使用酒精。

（3）采血时家属可有节律地按压和放松患儿手腕，注意保暖，可使局部血流量增加。

（4）穿刺后最好拭去第一滴血，因其可能含有组织液或皮肤碎片；按压手指或足跟时勿用力过度，以免导致组织液稀释血样，增加溶血风险。

（5）不使用手术刀片进行皮肤穿刺，不重复使用同一根穿刺针或在同一个部位进行多次穿刺，以免造成感染。

（6）若经过两次穿刺仍未取到合格的血样，应重新考虑是否继续或取消采血，以免增加医患纠纷的发生风险。

6. 并发症

（1）新生儿手指穿刺可能会导致神经损伤；

（2）血肿或静脉分支处破裂致无法再次穿刺；

（3）足跟中间穿刺时如果损伤胫动脉可能会导致静脉坍塌；

（4）跟骨骨髓炎；

（5）结痂；

（6）反复使用粘性胶带导致过敏或皮肤破损；

（7）严重者可能会导致全身骨头坏死（长期影响）。

三、系统性硬化病患者静脉血液标本采集

（一）系统性硬化病的定义及临床分期

系统性硬化病（systemic sclerosis，SSc）又称硬皮病，是一种以皮肤变硬和增厚为主要特征的结缔组织病，多数发病年龄为 30～50 岁，病程 2～20 年，病死率较低。因SSc 患者大多存在皮肤间质及血管的纤维化，给临床采血带来了较大困难。根据患者皮肤病变情况，临床诊断可分为 3 期：水肿期、硬化期和萎缩期，不定期血液检测可为评估 SSc 各阶段的治疗效果提供依据。针对不同时期患者皮肤及血管病理状态，选择不同的穿刺方法，不仅可以提高穿刺成功率，减少患者的疼痛，还能保证血液标本的质量，提高检验结果的准确性。

（二）系统性硬化病患者不同分期的血管特点

1. 水肿期

患者皮肤呈非凹陷性水肿或凹陷性水肿，手臂肿胀，皮肤颜色苍白或淡黄，皮温偏低，出汗减少，表皮可出现小的皲裂，指尖脂肪垫消失，皱纹减少并且逐渐蔓延，看不到静脉血管走向，触摸也难以扪及，使穿刺难度加大。

2. 硬化期

患者皮肤因结缔组织化，血管变硬、变细，发生纤维化，表皮干燥、蜡黄，皮肤增厚变硬，无弹性，紧绷、发亮，不易捏起，严重者皮肤似皮革，坚硬，触摸时很难分辨血管的弹性及走向。

3. 萎缩期

患者皮肤变薄，皮下组织和肌肉萎缩，皮肤紧贴于骨骼；血管萎缩后失去了正常的弹性，埋于硬化的皮肤和纤维化的肌肉之间，肉眼难以分辨，用手触摸难以寻找，使静脉穿刺成功率大大降低。

（三）系统性硬化病患者的静脉穿刺方法

由于硬皮病患者静脉穿刺难度较大，最好安排经验丰富的护士采血。患者端坐于采血窗口前，采血前确保环境宽敞明亮，便于采血时有良好的操作视野。操作前向患者解释，说明穿刺难度较大，采血过程中会有轻微疼痛感，取得患者主动配合，以便顺利完成操作。

1. 上肢静脉大角度穿刺法

（1）水肿期。患者静脉血管较深。扎好止血带，常规皮肤消毒后，用已消毒左手的食指和中指同时按压穿刺点周围皮肤5秒以上，待血管周围组织间隙水肿被推开，出现凹陷而显现血管时，迅速穿刺。进针动作敏捷，以免水肿组织恢复原状后很难再次找到血管。

（2）硬化期。仔细寻找，尽量选择硬化程度较轻的血管节段作为穿刺点。穿刺尽量选择细针头，在减少对末梢血管的损伤的同时，确保进针的准确性，减少患者的疼痛感。常规消毒后用左手食指和中指稍用力按压穿刺点，并向左右滑动，同时用右手掌挤压患者前臂肌肉，利于确定和感知血管走向，或者用右手拇指从穿刺点下方往近心端轻轻推移皮肤，使要穿刺的血管充盈，以便感知表浅的血管走向。确定血管的位置及走向后，用指甲轻轻划痕做一标记。再常规消毒穿刺点两遍，针尖与皮肤呈30°～45°快速进针（常规静脉穿刺是与皮肤呈15°～30°），通过减小针头与皮肤的接触面积，从而快速穿过皮肤，提高穿刺成功率。当针尖进入皮肤后，放平进针角度呈10°，沿划痕方向缓慢进针，当感觉到针下有落空感时，连接采血管，按采血顺序采集血液标本。

（3）萎缩期。采血前首先评估患者的血管情况，若血管较差，可嘱患者先热敷或按摩穿刺部位几分钟。为防止烫伤和皮肤损伤，可先用垫手巾包裹好穿刺侧皮肤。由于萎缩期静脉血管塌陷，在表皮很难判断血管走向，可用食指和中指按压穿刺部位数秒钟，待皮肤凹陷血管显现时迅速穿刺，在针进入血管腔后套上采血管，按采血顺序采集血标本。

不同时期的SSc患者因皮肤及血管病变情况的不同，采血时可一边轻轻按摩皮肤一边找血管，在一定程度上可以促进血液循环，使血管充盈，减少反复穿刺的痛苦。确实难以找到血管时，可以询问患者之前采血部位的分布，缩短寻找血管的时间和范围。此外，由于患者皮肤变薄、在摩擦或碰撞后很容易出现溃烂，在选择血管时应特别注意不能用力过大，以免给患者造成新的创伤和痛苦。

2. 颈外静脉穿刺法

患者取去枕仰卧位，肩下垫一软枕，头尽量后仰并偏向穿刺静脉对侧，采血护士站于患者头侧，按常规消毒皮肤后，于患者下颌角与锁骨上缘中点连线的颈外静脉上1/3处穿刺，保持针尖与皮肤呈90°进针，见到回血后，降低进针角度，沿血管方向平行进针，使针尖完全进入血管后连接采血管，完成血液标本的采集。

SSc在门诊采血中是较为常见的疾病，为减少患者的痛苦，提高采血工作效率，采血时可安排有经验的采血护士对低年资护士进行模拟培训、操作演练，教授血管判定、穿刺技巧等，更好地为患者提供高效、优质、精湛的服务。

四、老年患者静脉血液标本采集

随着社会经济的发展、人口老龄化加剧，老年人常患有各种慢性疾病，需定期到门诊随访复诊。由于各种因素对老年患者血管的影响，采血难度加大。研究和创新老年患者采血技巧，对减少患者痛苦，提高穿刺成功率和患者满意度都有十分重大的意义。

（一）老年患者的血管及心理特点

1. 老年患者的皮肤及血管特点

（1）随着年龄的增长，老年人皮下脂肪减少，皮肤松弛、干燥，颜色较深，老年斑也逐渐增多，肉眼寻找血管较困难。

（2）老年患者随着年龄的增长，各项生理功能都有不同程度的衰退，其血管也会出现退行性改变，静脉管壁增厚、变硬，血管弹性降低、管腔狭窄，血管浅且易滚动不易固定，容易刺破。

（3）长期静脉输液或静脉注射高浓度药物，使老年患者的静脉内膜发生炎症，血管脆性增加，易造成血管破裂。另外，日常服用的药物可能对血管有损伤，再加上定期复查，抽血次数多，血管难免有不同程度的损伤，能供选择的穿刺血管少。

（4）老年人的血流速度较慢，血液黏稠度高，特别是患高脂血症的老年人，静脉穿刺后回血缓慢，血液标本容易凝血。

2. 老年患者的心理特点

老年人患慢性疾病较多，病程长，易产生孤僻、焦虑、悲观等负性情绪，医院就医流程繁多，老年患者在陌生的环境会产生强烈的无助感，采血过程中护士应注意多关心患者，减少患者的负性情绪。

（二）老年患者静脉采血技巧

1. 采血前解释说明

老年患者体弱多病，心理承受能力低。特别是一些本身血管情况较差的患者，容易紧张，害怕一次性穿刺不成功。因此，在采血前应与患者建立良好的护患关系，或建议患者休息至少30分钟后采血。采血时在言语上多关心体贴患者，以便取得其信任和配合。护士遇到动作缓慢、反应迟钝、吐词不清、听力下降的老年患者时，一定要耐心解答患者的疑问，做到态度和蔼、语言亲切、耐心倾听，主动积极帮助患者解衣挽袖，协助其取舒适体位，增加患者的安全感和信任感，有利于采血的顺利完成。

2. 不同静脉血管的穿刺技巧

协助患者取合适体位，护士选好静脉穿刺部位，常规消毒皮肤，扎好止血带，准备穿刺。

（1）浅、短静脉的穿刺技巧：如穿刺手背静脉时，选择距静脉稍远处皮肤进针，进针时要浅而准，从血管上方正面稍远皮肤处轻轻挑起皮肤，沿血管方向进针即可。

（2）较粗、直静脉的穿刺技巧：用大拇指绷紧穿刺处皮肤，针尖呈30°～40°从血管上方直接进针，以减少患者的疼痛刺激。

（3）较细静脉的穿刺技巧：从静脉血管的下方进针，进针时动作轻柔、缓慢，以免较脆的血管破裂，先穿刺皮肤后再穿刺血管，见回血后针头向前进少许，再加以固定，以免针尖脱出。

（4）充盈不足静脉穿刺技巧：老年人由于有效循环血量不足或存在微循环障碍，血管塌陷，表现为血管扁平、弹性差，肉眼在皮肤表面很难判断血管的走向。采血前10分钟可用热毛巾或暖水袋热敷，或者扎上止血带，嘱患者握拳数次，或在穿刺侧血管处向近心端方向轻推血管，使血管充盈后再行穿刺。穿刺后确定采血针在血管内未见回血时，可松开止血带，左手轻轻挤压穿刺点上方血管促进血液流动，以免血流速度缓慢引起标本凝血。

3. 不同类型老年患者的静脉穿刺技巧

（1）肥胖型：由于饮食结构和生活方式的改变，目前我国超重和肥胖人群逐渐上升。有高血脂、高血糖的老年患者体型大多较肥胖，皮下脂肪厚且松软。采血时能触摸到血管，肉眼从皮肤表面看不明显或完全看不见。穿刺时护士可通过手指感知血管的位置和深浅，进针时食指和中指绷紧穿刺处皮肤，固定好血管后沿血管走向，从血管上方缓慢进针，当感觉到针头刺入血管的落空感并见回血后，连接采血管即可。

（2）消瘦型：由于患慢性疾病，老年人能量消耗增加，皮下脂肪减少。有的老年人的血管通过肉眼就能清晰看见。但老年人的皮肤松弛、干燥，血管弹性差，血管较细，掌握相应的穿刺技巧能大大提高穿刺成功率。穿刺时食指和中指绷紧皮肤，固定好血管，避免血管滑动，右手持针从血管上方进针，进针角度可稍低，轻轻刺入血管，见回血后再向前进针少许，连接采血管采血即可。在穿刺过程中，特别注意掌握好进针的力度，不可用力过猛，以免穿破血管壁，导致皮下淤血、肿胀等并发症的发生。

（3）水肿型：患心脏病、肾病的老年患者多有肢体水肿，由于患者皮肤肿胀，血管深埋在组织中，无法看清或摸到。因此护士必须熟练掌握人体血管的分布情况，选择较表浅的血管，如手背静脉、腕部静脉、足背静脉。穿刺前常规消毒左手食指后，向下稍用力按压穿刺处片刻，将皮下水肿压退，当能感知到深部血管时，立即进针穿刺，以防组织水肿复原后，再次看不清血管而无法穿刺成功。

（4）偏瘫型：在为偏瘫患者行静脉采血时一般选择健侧血管进行穿刺。心血管患者动脉粥样硬化、肿瘤患者长期化疗、偏瘫患者静脉血栓等各种因素，都会导致血管存在不同程度的损伤，加之老年患者血管弹性下降、管腔变小、滑动不易固定，又大大地加大了穿刺的难度。采血时应选择型号较小的针头，穿刺时动作应轻柔缓慢，才能保证穿刺成功。

（三）注意事项

（1）老年患者在人多嘈杂、空气不流通、闷热的环境中，难免会产生紧张、焦虑、恐惧等情绪，采血前应耐心接待患者，协助其取舒适的体位，主动询问患者是否有晕针、晕血、疼痛等不适，特别是年老体弱、病情危重的患者，在采血过程中应密切观察患者的病情变化，若有紧急情况，立即通知医生及时处理。

（2）在选择穿刺部位的时候，最好选择弹性好、不易滑动的血管，操作时动作轻柔、缓慢、角度准确，最好一次性穿刺成功。

（3）老年患者血管脆性大，末梢血循环差，不宜过紧、过长时间地绑扎止血带，以免导致血液循环不畅，造成微小血栓形成。采血过程中不要重力拍打血管，以免血管局部压力增大，脆性增加，当进针时血管压力突然释放，血液瞬间冲入皮下导致血管破裂，造成穿刺失败。

（4）老年患者血管壁较脆、弹性差，凝血功能下降，且老年患者知识缺乏，按压时只按压皮肤穿刺点而忽略了血管穿刺点，血管穿刺点会不断渗血，造成穿刺部位血肿和皮下淤血。因此，护士在拔针后应将干棉签沿血管向心方向纵向压迫进针点及上方0.5cm处，嘱患者保持前臂肘部伸直状态，按压时不可揉搓，按压时间以5～10分钟为宜，有凝血功能障碍者，应持续按压30分钟以上，直到不出血为止。嘱患者采血后24小时内穿刺侧肢体勿用力提重物，洗澡时不要揉搓穿刺点，防止穿刺点渗血。

五、肥胖患者静脉血液标本采集

肥胖患者因皮下脂肪丰富，手背、足背脂肪堆积，皮肤松弛，血管位置深且不易看清而增加了护士采血的难度，导致静脉穿刺失败。反复穿刺可造成血管不同程度的损坏，也无形中增加了患者的痛苦，使患者对静脉采血产生恐惧心理。为了提高穿刺成功率，避免给患者造成不必要的痛苦和心理压力，护士进行静脉采血前要做好患者的心理工作和对静脉的评估，专业技术必须过硬，心理素质强，尤其要熟悉人体静脉的解剖结构。

（一）肥胖患者的血管特点

静脉采血是一项侵入性的有创护理操作，在一定程度上使皮肤和静脉的完整性受损，刺激上皮组织游离神经末梢而引发疼痛。

肥胖患者的静脉血管难以辨认，静脉采血最常用的是肘正中静脉，虽其位置较深，但容易触及且位置比较固定，血管有弹性。穿刺前，观察穿刺部位皮肤有无破损，按压有无疼痛感。

（二）肥胖患者静脉采血前的准备

1. 解释说明　为肥胖患者静脉采血前，应做好患者的心理准备，和患者有效沟通，耐心向其讲解患者静脉暴露不明显可能导致穿刺失败，请其在采血过程中配合采血护士，以利于血管的固定。询问患者以前静脉采血穿刺成功的静脉血管位置，并尊重患者的建议。以鼓励的方式消除患者的紧张和疑虑，过度紧张可导致血管痉挛，不利于采血成功。如遇肥胖患儿采血，做好患儿家属的心理疏导工作，耐心讲解静脉采血的操作过程及作用，消除家属及患儿的紧张情绪，获得家属的理解配合。

2. 环境准备　采血环境非常重要，应控制好采血室的亮度，光线过暗或过亮均会影响静脉穿刺的成功，甚至可能会影响患者的心理。采血环境应干净整洁，给患者一种安全感，使患者放松配合。

3. 护士准备　采血前与患者核对身份及相关信息，确认姓名、年龄、性别、登记号、采集项目及采血管颜色、采血管数量。如采集项目需空腹，核实患者空腹情况无误方可采血。静脉采血是一项专业性强的护理工作。护理人员不良的心理状态是导致静脉穿刺失败的主要原因之一。因此，护理人员一定要具备良好的心理素质，操作前客观分析静脉血管的位置和走向，在操作过程中避免外界干扰，保持稳定的情绪和心理状态，沉着冷静，认真细心，有效提高静脉穿刺成功率。

（三）用物准备

静脉采血前准备好采血用物，避免操作过程中因用物不齐全导致穿刺失败。用物包括一次性持针器、一次性采血直针、真空采血管、止血带、消毒液、无菌干棉签、一次性垫手巾、锐器盒及一次性无菌手套、速干洗手液等。

（四）肥胖患者静脉采血部位选择及采血技巧

（1）肘正中静脉。肥胖患者静脉位置较深，遇到这种情况最好选择肘正中静脉，肘正中静脉较直、有弹性，位置相对固定。采血时嘱患者肘部稍内收，食指按压肘窝处，确定肘正中静脉位置，在肘部上方离穿刺点 5cm 处扎止血带，常规消毒后护士左手拇指绷紧穿刺部位下端皮肤，进针时做到快、稳、准，针尖与皮肤呈 45°～60°快速刺入静脉，快速进针可有效减轻疼痛。

注意事项：穿刺结束后用无菌干棉签按压 3～5 分钟，不宜揉搓，避免形成皮下血肿，采血肢体 24 小时内避免提重物。患者穿刺前应将双臂洗净，避免感染；做好采血准备，衣袖不宜过紧。

（2）手背静脉。肥胖患者手背皮下脂肪层较厚，皮肤松弛，可嘱患者握拳，轻轻按压手背静脉，使其显露。采血护士左手绷紧手背皮肤，针尖与皮肤呈 30°～40°刺入静脉。快速进针可减轻疼痛。

注意事项：采集完毕后，用无菌干棉签按压 3～5 分钟，不可揉搓，避免皮下血肿。手背穿刺点不可立即涂擦护手霜之类物品，以免感染。

（3）颈静脉。一般是肥胖患儿在触摸不到其他部位静脉血管时的选择，穿刺前患儿取仰卧位，由一护士协助扶持，使患儿头稍低于身体平面，头偏向一侧，使颈静脉充分显露。哭闹的患儿颈静脉显露更明显。常规消毒后，确定穿刺点，穿刺点在下颌角与锁骨上缘中点连线上 1/3 处，采血护士左手食指压迫穿刺点的远端，拇指拉紧穿刺点下方皮肤，在颈静脉最隆起的 1～2cm 处与皮肤平行进针，见回血固定针头，依次采集血液标本。

注意事项：操作前向患儿家属做好解释工作，取得配合。穿刺拔针后按压穿刺点 3～5分钟，不宜揉搓。操作中，随时观察患儿的呼吸、心率等情况。如穿刺失败，不宜反复穿刺，以免形成血肿。病情危重、心肺功能不全、有凝血功能障碍的患儿不宜行颈外静脉穿刺。

（4）股静脉。肥胖患者脂肪层厚，股静脉位置深。采血时，患者仰卧，将其一侧大腿稍外展、外旋，小腿屈曲 90°呈蛙状，充分暴露采血局部，采血护士可以先触摸腹股沟部位的股动脉搏动，股静脉在搏动最明显的位置往内侧移 0.5～1.0cm 的位置。消毒皮肤，比常规消毒部位面积大。左手食指触摸到股动脉搏动最明显处并固定好，右手持持针器，使针尖与皮肤呈直角，在股动脉内侧 0.5cm 处缓缓刺入，连接采血管依次采集血液标本。

注意事项：静脉采血结束后，应按压穿刺点 3~5 分钟以上止血，不能揉搓，以免形成皮下血肿。凝血功能障碍患者不宜行股静脉穿刺。穿刺失败不宜反复穿刺，避免形成血肿。股静脉穿刺时不宜过深。

（五）注意事项

肥胖患者静脉深，显露不明显，可能发生穿刺过程中不能一针见血、针尖在血管内反复穿刺的情况。同个部位不宜反复穿刺，按压时间和按压方式应向患者及患者家属交代清楚。按压时间不够容易引起形成皮下血肿及穿刺点周围皮肤大范围的淤斑，如发生以上情况，应向患者解释清楚原因，并告知患者出现皮下血肿 24 小时内冷敷，24 小时后方可热敷促使血肿吸收。穿刺一侧肢体不要提重物，洗澡不能揉搓穿刺点，以免引起感染。

六、婴幼儿静脉血液标本采集

门诊采血室作为门诊的窗口科室，面临着各种特殊人群，会遇见各种类型的血液标本采集及不同难度的动静脉血管。静脉采血是最常见的护理技术操作之一，特殊人群，尤其是 0~3 岁的婴幼儿静脉血液采集有一定的难度。常见原因有以下几个方面：①婴幼儿因素：婴幼儿四肢短小，血管细小不易扪及，没安全感容易哭闹，不配合，体位不好固定；②患儿家属因素：爱子心切，对护理人员的期望值高，不忍患儿哭闹，容易出现言语过激；③护理人员因素：由于婴幼儿血管细，要求护理人员操作娴熟，专业技术过硬，有高度的责任心和耐心、爱心，患儿哭闹不配合加上家属的抱怨会给护理人员造成心理压力，导致采血难度增加；④环境方面：婴幼儿在陌生、嘈杂环境中更容易哭闹。以上各种原因都给门诊采血工作带来了难度和挑战。为了提高采血工作的质量和效率，减轻婴幼儿的痛苦，护理人员不仅要有专业的操作技术，扎实的理论知识，还要有良好的心理素质，以提高静脉穿刺成功率。

（一）婴幼儿的生理、心理及血管特点

婴幼儿四肢短小，皮下脂肪较厚，血管较隐匿，不易扪及。

婴幼儿年龄小，容易受惊吓，在陌生的环境里容易恐惧和害怕，从而烦躁不安。婴幼儿好动不受控制，体位不易固定，不配合护士的采血操作，从而增加了采血难度。

（二）婴幼儿静脉采血前的准备

1. 心理护理

（1）做好家属的心理疏导工作，和家属进行有效的沟通，耐心向家属讲解采血的目的、采血的要求及方式、采血的量等，积极回答家属的疑问。如遇到抽过血的患儿，应重视家属提出的建议，认真选择采血部位，力争一次穿刺成功。

（2）采血前向患儿家属着重说明采血时固定婴幼儿的重要性，向患儿家属示范固定方法，以便患儿家属能尽快掌握固定技巧，有效地配合护士理人员。在与患儿家属沟通时要耐心，取得家属的理解和配合。详细讲解采血后的注意事项。

（3）采血前先对婴幼儿进行安抚，动作温柔，说话时注意面带微笑，让患儿产生亲切感，消除患儿的恐惧心理。婴幼儿缺乏安全感，尽量让与婴幼儿最亲近的家属陪伴采血，在采血的过程中让家属面对面地用语言、表情等对婴幼儿逗乐，转移其注意力。

2. 护士准备

采血前最重要的就是护理人员对婴幼儿的静脉血管进行评估，根据静脉血管的条件灵活选择采血部位。在采血工作中，采血护士要有良好的心理素质，耐心地做好解释工作，取得家属的理解。为婴幼儿采血的护理人员需具备丰富的采血经验，穿刺水平较高，操作熟练，责任心强，以增加静脉采血穿刺的成功率。

3. 环境准备

（1）采血前先评估采血环境，由于门诊采血窗口是按照成年人身高制订的，婴幼儿太小，不能将手臂伸进采血窗口，家属坐着抱住婴幼儿，高度达不到操作台，而采血护士距离婴幼儿手臂较远，身体重心需前倾而影响操作。此时可将患儿放置于操作台上，平躺，手臂伸入采血窗口，以减少与护士的距离，节省体力，以顺利进行穿刺。

（2）门诊采血室设置专门的婴幼儿优先采血窗口和平卧床。保持采血室环境安静，整洁干净，周围环境可贴彩色图纸让患儿感觉温馨。

4. 体位固定

婴幼儿静脉采血是难度较大的一项技术操作，受多种因素的影响。采血操作中，适当的体位固定非常重要，也是决定穿刺成功的重要因素之一。

平卧位进行静脉采血相对于家属抱着婴幼儿进行静脉采血来说成功率要高很多。穿刺时首选肘正中静脉，肘正中静脉对比其他静脉更直，且充盈，血管暴露较好，回血速度相对更快，可提高静脉血液的质量。尽量保证一次性穿刺成功。

体位固定时可将婴幼儿平卧于床上，家属侧坐于患儿采血手臂对侧，家属身体前倾，一手固定患儿肩膀，一手握住患儿需采血手臂肘正中静脉的下端。家属可以绷紧手臂皮肤便于护理人员触摸静脉血管，使静脉血管充盈，让护理人员一次性穿刺成功，缩短穿刺时间，减轻患儿疼痛。

抽血过程中如果患儿不配合，躁动，扭动身体，血管走向发生改变，针头容易刺破血管或滑出血管外，增加二次穿刺风险。因此，护理人员可以让旁边的护理人员协助家属固定患儿，增加一次穿刺成功率，避免再次静脉穿刺。

（三）婴幼儿静脉采血部位的选择及采血技巧

门诊静脉采血常要求空腹，婴幼儿在空腹情况下更容易哭闹，引起被采血管瘪陷，血液无法被持续不断地抽出，血液标本达不到实验室所需血量而需要进行二次采血。所以婴幼儿选择静脉采血部位尤其重要。采血护士对这一项技术操作要有一定的专业性，在选择血管方面要有非常丰富的经验。婴幼儿静脉采血顺序选择：肘部静脉、颈外静脉和股静脉。

（1）肘部静脉。肘部静脉位于肘窝，血管交通支多，较粗直，固定性较好，拔针后便于观察，且肘正中静脉对应皮肤敏感性较其他部位弱，进针时疼痛感较轻，是婴幼儿静脉采血的首选。采血时婴幼儿平卧床上，因婴幼儿不会配合握拳，家长大拇指可按住肘部静脉下端，既可以阻断末端静脉回流，使局部静脉血量增加，血管充盈，易于触摸，又可以帮助护士绷紧皮肤，使进针阻力减小，缩短针尖在皮肤和肌肉内运行距离，提高穿刺成功率，减轻穿刺疼痛。这种体位固定法只需一位家属配合即可，简单实用。采血护士于肘窝上5cm处扎止血带，可用食指在肘前轻压再抬起，触到有弹性感的血管，常规消毒晾干，左手拇指固定静脉穿刺部位的下端，右手持直针与皮肤呈15°～30°进针，见回血后连接采血管采血。

（2）颈外静脉。婴幼儿仰卧于平板床上，肩部平行于平板床边缘，如有必要用毛巾或枕巾自肩部包好婴幼儿，使头偏向一侧，肩下垫一软枕，使颈外静脉充分暴露。需一名采血护士协助，面对患儿，双手固定患儿头部，使患儿头稍低于身体平面，尽量让患儿啼哭，这样可以使颈外静脉更显露。常规皮肤消毒，穿刺点在下颌角与锁骨上缘中点连线上1/3处，左手食指压迫穿刺点的远端，拇指拉紧穿刺点下方皮肤，在距静脉最隆起1～2cm处皮肤平行进针，见回血后连接采血管抽取所需血量。

注意事项：颈外静脉采血时，应观察患儿病情变化，告知家属颈外静脉采血可能会发生血气胸、呼吸暂停、窒息等意外情况。凡危重患儿、心肺功能不全患儿，不宜采取颈外静脉采血。

（3）股静脉。婴幼儿仰卧，大腿外展，与身体呈45°，毛巾或枕巾包好患儿身体保暖，需一名护士协助，站在患儿头端，双肘及前臂约束患儿上肢及身体，两手分别固定患儿两腿，软枕垫高穿刺侧臀部，使穿刺处暴露。采血护士左手食指于腹股沟中内1/3处触及股动脉搏动点，右手持持针器连接好直针自股动脉搏动点内侧0.3～0.5cm处垂直刺入，见回血后连接采血管采血。

注意事项：有出息倾向或凝血功能障碍的婴幼儿，禁止股静脉采血。穿刺时要绝对避开股神经，否则容易造成下肢运动障碍。不在同一部位反复穿刺，以免造成血肿或损伤。密切观察患儿的意识、生命体征变化等，如有异常，立即停止操作。

（四）婴幼儿采血风险告知及注意事项

1. 婴幼儿采血时身份识别

采血前准备最重要的一点就是核对患儿身份信息：

（1）核对患儿手腕或脚腕腕带；

（2）核对导诊单、条码和电脑上的姓名、年龄、性别以及住院登记号。

2. 风险告知

（1）因婴幼儿血管细且不易触摸等各种原因，可能会一次穿刺不成功而再次或多次进行穿刺。

（2）婴幼儿血管细，血液流速较慢，血液标本可能会出现血凝或者溶血，导致血液标本不合格进而影响检验结果或者检验失败，需再次抽血。

（3）在采血操作过程中因体位固定不稳定、患儿肢体摆动使血管破损，会发生出血、血肿、血栓、疼痛或感染等并发症。

3. 注意事项

（1）因静脉采血项目大多数需空腹，采血前应向家属了解患儿进食情况。婴幼儿需空腹4~6小时才可抽血，无须空腹采血的项目，在患儿刚进食的情况下，应告知家属让患儿稍休息一段时间再抽血，以免抽血时哭闹引起呛咳或误吸。

（2）采血后指导家属使用无菌干棉签纵向三横指按压穿刺部位3~5分钟，有凝血功能障碍者应适当延长按压止血时间。

七、糖尿病患者血液标本采集

糖尿病是一种全身性慢性代谢性疾病，也是我国目前临床上发病率较高的一种慢性代谢性疾病。糖尿病患者的病程较长，患者在疾病后期还会出现一系列的并发症，最常见的就是高血压、脑血管疾病、肾病等。糖尿病最常见的慢性并发症之一是微血管病变，这也是造成糖尿病患者外周静脉血管条件差的主要原因。外周静脉血管差会直接增加采血护士的采血难度，影响采血操作，导致一次性穿刺成功率降低，也给糖尿病患者带来身心痛苦。糖尿病患者门诊最常见的采血检测项目是糖耐量试验，所以在糖尿病患者的血糖监测中，静脉采血是最基础也是最重要的一项护理操作。

（一）糖尿病患者血管特点

糖尿病患者的微血管病变是常见的糖尿病并发症之一，也是导致糖尿病患者死亡的主要原因之一。最常见的有心血管病变、脑血管病变，肾脏、视网膜及皮肤的微血管病变等。

（二）糖尿病患者静脉采血技巧

1. 静脉血液标本采集技巧

（1）静脉采血的方法：采血最常采用的是四肢的表浅静脉，首选肘部静脉，其次是手背静脉。糖尿病患者由于长期高血糖，血管壁弹性降低，管腔狭窄，在血管的保护方面更应该重视。因糖耐量试验需反复采血，每次应选择不同的穿刺部位进行采血。尽管静脉采血对患者的创伤极小，但糖尿病患者由于并发症较多，尤其常见血管病变，所以在静脉采血时注意的事项较多。静脉采血是一项侵入性操作，可能会导致患者出现焦虑、疼痛、晕针等。尤其对需要严格进行糖耐量试验的患者来说，反复的采血会导致其产生严重的不良情绪，这种情绪不仅给采血工作带来困难，还给血糖监测造成影响。

（2）静脉采血前准备：采血前耐心向患者解释及说明采血的目的及要求，消除患者的不安及恐惧情绪。核查患者身份信息及采血项目，采血前观察患者有无面色苍白，冒冷汗，询问患者是否有晕针、晕血的情况，检查静脉采血部位皮肤是否有红肿、破损及感染症状，触摸静脉血管有无硬结等。

（3）静脉采血前的注意事项：核对患者身份信息，确定患者最后饮食的时间，确保空腹8~12小时。患者在采血前24小时应避免剧烈运动和饮酒。因糖尿病患者血糖监测的特殊性，其在采血时间上相对固定，应在上午7至9点空腹情况下进行静脉血液标本采集。

2. 糖耐量试验血液标本采集技巧

糖耐量试验对于血液标本采集的要求很严格，需要测空腹血糖和餐后血糖。空腹血糖是指隔夜空腹 8 小时后所测定的静脉血血糖值。餐后血糖是空腹血采集完，从患者喝葡萄糖的第一口开始计算时间，据要求采集 30 分钟、1 小时、2 小时的静脉血所测定的血糖，中间患者不能吃任何食物，至最后一次餐后血糖采集完毕。采血护士可以给患者发放一张血糖测定时间表，上面注明下次采血时间，以免患者错过下次采血时间。

3. 手指血液标本采集技巧

手指血液标本采集的是全血，主要适用于患者在家进行血糖的自我监测，是比较方便快捷的血糖监测方式。手指末梢血管丰富，神经敏感，疼痛感明显。一般建议扎无名指和小指，这两只手指的神经分布较少，疼痛感不强。尽量选择手指侧面，指尖部位敏感度高，疼痛感更强。

（三）糖尿病患者的健康宣教

在给糖尿病患者行糖耐量试验采血前，应向患者解释需要反复采血的原因，缓解患者恐惧、紧张和不安的情绪，采血过程中告知患者采血后不要剧烈运动，采血完毕后对患者及家属进行健康宣教，给患者讲解糖尿病糖耐量试验采血的相关知识。

八、艾滋病恐惧症患者血液标本采集

（一）概述

艾滋病恐惧症，又称获得性免疫功能缺陷综合恐惧症，简称恐艾症，最早于 20 世纪 80 年代由国外报道，其并不是一个严格意义上的精神科诊断术语，只是用来表述患者对艾滋病的强烈恐惧。目前，对恐艾症的定义普遍为患者反复接受血清检测结果呈阴性，但却一直坚信自己有艾滋病的一些相关症状。阴性的人免疫缺陷病毒（HIV）抗体检测结果并不能完全消除他们的担忧，他们非常害怕感染艾滋病并有洁癖等强迫症表现，常伴随焦虑、抑郁、强迫、疑病等多种心理症状和行为异常。随着艾滋病发病率的增高，恐艾症患者数也随之逐年上升。目前，恐艾症已经成为相关医疗机构所面临的棘手问题之一。

（二）临床特点分型

根据患者的有关临床表现，恐艾症大致可以分为五种类型：

（1）焦虑型：患者以情绪焦虑为主，主要表现为感到恐慌。

（2）强迫型：包括思维和行为强迫两种，行为上主要表现为反复检查躯体的可疑体征。

（3）恐惧型：主要表现为害怕与艾滋病患者接触。

（4）疑病型：主要表现为即使多次血清检测结果为阴性，仍然十分坚信自己患上了艾滋病。

（5）抑郁型：主要表现为情绪低落，对周围事物缺乏兴趣，严重者甚至出现自杀意念或行为。

（三）恐艾症相关原因分析

1. 心理因素影响

目前，对恐艾症病因方面的研究尚不清楚，可能与患者的人格特点、性格特征等有一定关系。通常这部分人群性格比较内向，做事极其认真，追求完美，固执、敏感、多疑等，恐惧完全出自自己的主观想象和联想。他们多是一些道德感很强的人，即"超我"很强的人，常保持着对自己行为的道德批判。

2. 存在高危性行为

研究报道，恐艾症的患者通常有过高危性行为，临床以男性多见，比如在洗浴中心、娱乐场所等发生的性接触。患者开始对自己的行为有自责和懊恼等心理，慢慢地，矛盾、负罪和羞耻感等逐渐加深，他们通过各种途径了解大量艾滋病相关知识，自觉或不自觉地把艾滋病的某些症状和体征与自身出现的某些症状"对应"，并因此而反复就医、反复检测，以"证实"或"否定"自己体内 HIV 的存在。而在多次检测 HIV 抗体和病毒基因为阴性之后，不愿意相信检测结果的准确性。如此形成恶性循环，逐渐形成焦虑、烦躁和多疑等心理障碍，更有极少数人声称自己患了所谓"阴滋病"，即病毒阴性的艾滋病，最后发展为强迫症和难以逆转的严重心理障碍。

3. 缺乏艾滋病相关知识

大多数恐艾症患者对艾滋病的疾病表现和传播途径等知识不甚了解，容易出现错误认知和认知误区。

（四）恐艾症患者血液标本采集规范

根据恐艾症患者的疾病特点，临床护理人员针对这类患者在采血时需要注意遵循规范，做好应对策略，以顺利完成采血，消除患者顾虑。

1. 评估查对

在首次接触恐艾症患者时，根据其表情、行为、言语初步评估该患者属于哪一类恐艾患者，以决定下一步该如何与患者沟通交流。向患者解释接下来的操作步骤，征得患者同意。仔细认真执行查对制度，核查患者信息。

2. 健康宣教

告知患者艾滋病的主要传播方式（性传播、血液传播和母婴垂直传播）、疾病的窗口期、艾滋病患者相关的护理及自我保护措施。临床采血属于侵入性操作，会涉及恐艾症患者担心的血液传播。这个时候应针对这一问题耐心解说，告诉患者所有的医疗用品均为一次性使用，不会导致艾滋病的传播，并进一步对艾滋病的基本知识与理论进行讲解。让其了解正规的采血过程是不会感染 HIV 的，以降低其对采血的恐惧感，同时使其认识到艾滋病已经被联合国艾滋病规划署归为慢性传染病，与糖尿病、高血压一样是可以控制的疾病。

3. 心理治疗

目前，心理治疗是恐艾症的主要治疗方法。由于恐艾症患者多存在不同程度的心理障碍，如恐惧、疑病等。护士将心理学知识运用到临床采血中，比如医护人员应关心体贴患者，耐心细致地向患者解释出现某些类似艾滋病的症状的原因（一般为焦虑引起的自主神经症状，并不是感染了艾滋病的特异性表现），并给予患者充分理解，同时肯定和鼓励患者，使之从内心深处认识到自己思维的不合理性，以免造成不必要的恐慌。向患者强调"艾滋病目前虽然尚无有效治愈方法，但是完全可以预防"，且在谈话时注意避免提及"绝症""超级癌症"等词语，以免加重患者的恐慌。有研究表明，通过暗示等方法转移患者的注意力，能有效消除或减轻患者的负性情绪，减轻其恐惧感。比如常用的放松治疗，一个简单的深呼吸，一个简短的冥想，都能让患者放松下来，转移其注意力。虽然不能完全改变患者对艾滋病的认知和态度，但在短时间内能有效缓解患者的恐艾症心理，暂时消除患者紧张、焦虑、恐惧、担心的情绪。

4. 满足患者要求

通过以上心理治疗，患者在操作过程中如果继续质疑，采血护理人员应该耐心解答患者的疑问，只要不违反医院的相关规章制度，都应尽量满足患者的要求。例如，在采血过程中，患者要求重复多次消毒、更换手套等。

5. 严格执行无菌操作

在整个过程中，护士应严格执行无菌操作，动作不宜过快，针对患者的犹豫应耐心等待，倾听患者，真诚、关心、同情患者处境，不催促患者。也不在这过程中与其他工作人员交头接耳，使患者产生猜疑，产生不安的情绪。

6. 采血后注意事项

采血完毕后，帮助患者整理导诊单等，耐心告知患者取报告时间、地点及下一步流程。

第二节　特殊疾病患者血液标本采集规范

一、传染病患者静脉采血规范

传染病是由致病微生物（病毒、立克次体、细菌、螺旋体等）和寄生虫（原虫或蠕虫）感染人体后产生的具有传染性的疾病，具有起病急、病情重、变化快、并发症多的特点。门诊采血室常见传染病包括需呼吸道隔离的肺结核；需体液和血液隔离的乙型病毒性肝炎、丙型病毒性肝炎、艾滋病、梅毒；需接触隔离的破伤风等。护理人员不仅要有高度的责任心和同情心，能细致、准确地观察患者的情况，还要严格地执行消毒隔离措施，依法履行疫情报告职责，做好自身防护，防止传染病的扩散和交叉感染。本节主要以常见的肺结核、病毒性肝炎、艾滋病、梅毒为例，介绍其患者的血液标本采集规范。

（一）传染病患者的皮肤及血管特点

1. 传染病患者的皮肤特点

（1）肺结核患者的皮肤特点：肺结核患者临床上常有低热、盗汗、消瘦、全身乏力等全身症状及咳嗽、咯血等呼吸道症状。它是一种慢性消耗性疾病，加上抗结核药物的不良反应，大部分患者消瘦、营养状态差、皮肤弹性差，静脉的充盈程度也会因此受到一定的影响。

（2）病毒性肝炎患者的皮肤特点：病毒性肝炎患者临床表现主要为乏力、食欲不振、恶心呕吐、肝大、腹水及肝功能损害，一部分患者有黄疸，出现皮肤瘙痒、皮肤巩膜黄染等。肝功能的异常会影响凝血功能，有的患者会出现大片淤斑。

（3）艾滋病患者的皮肤特点：艾滋病是由人类免疫缺陷病毒引起的一种严重的慢性致命性传染病，主要通过性接触传播、血液及血液制品传播、母婴传播。我国三种传播途径均存在，其中经注射吸毒传播的比例占 40%，此类患者因注射毒品，皮肤会出现硬结、红肿、发炎、脓肿、溃疡等，以至于静脉采血时无法肉眼找到静脉血管。

（4）梅毒患者的皮肤特点：梅毒分为Ⅰ期、Ⅱ期、Ⅲ期，Ⅰ期最先出现硬下疳，硬下疳最早的形态一般为单发的小丘疹，后逐渐发展为直径为 $1\sim2cm$ 的溃疡，界限清楚、边缘略隆起、基底清洁，触之质韧，呈软骨样硬度；Ⅱ期常见躯干斑疹，不高出皮肤表面，手心、足心出现圆形或椭圆形红色皮疹，中央有时可伴脱屑；Ⅲ期表现为单个的暗红色斑丘疹，逐渐扩大，表面形成糜烂面，成为浅溃疡，并伴有疼痛。以上皮肤损害均可给采血造成一定的影响。

2. 传染病患者的血管特点

（1）肺结核患者的血管特点：因为肺结核属于慢性消耗性疾病，患者多消瘦，皮下脂肪较少，加上患者营养状态差，大部分患者血管不易固定，易滑动，且干瘪。

（2）病毒性肝炎患者的血管特点：一般的病毒性肝炎患者外周静脉血管无特异性改变。由于部分患者会有皮肤巩膜黄染及皮肤淤斑、淤点，导致静脉血管隐匿，寻找血管的范围受到限制。

（3）艾滋病患者的血管特点：艾滋病患者自身免疫力较差，加上长期静脉注射毒品造成表浅静脉损伤，多数静脉吸毒者使用注射器不消毒或者注射器相互交叉使用，导致静脉反复发炎，使外周静脉血管呈条索状硬化，静脉血管管壁无弹性、管腔变窄，增加了静脉采血的难度。

（4）梅毒患者的血管特点：梅毒患者的外周血管无特异性改变，但是由于梅毒患者的皮肤表现为硬下疳、暗红色丘疹及浅表溃疡，给护理人员寻找外周血管带来了阻碍，造成了静脉采血的困难。

（二）传染病患者的心理特点

传染病常起病急，病情严重。传染病患者对疾病缺乏理解，易产生恐惧、紧张、自卑、孤独等心理反应，或因病情迁延、恢复较慢、控制不理想而情绪波动，甚至影响诊疗工作的正常进行。护理人员应该热情地接待患者，温和地与患者沟通，以友好、耐心、诚恳的态度对待患者，以细致的关心和同情心去发现和解除患者的各种心理应激，起到疏导、抚慰和鼓励患者的作用，使其保持稳定乐观的情绪，消除焦虑不安的心理状态。特别是对艾滋病患者，医护人员应该以正确的态度对待患者，发扬人道主义精神，不嫌弃患者，尊重患者的人格，在患者面前不应流露出怕被传染的表现，同时做好卫生宣传，普及艾滋病防控知识。理解和同情患者，使患者从自责、后悔等不良情绪中解脱出来，鼓励患者多表达自己的感受。

（三）传染病患者的采血技巧

1. 窗口有专用，医嘱有提示

因门诊采血中心患者的流动性大，传染病患者多，为防止交叉感染，保护患者的隐私，门诊采血中心应设置传染病患者专用采血窗口，专人采血；在设置传染病患者专用采血窗口时，不能直接标示为"传染病专用"或者"某某病专用"，可用数字或者其他标志来表示，以保护传染病患者。对需要行静脉采血的传染病患者，医生在开具采血医嘱时，应提示患者到指定的窗口进行静脉采血。

2. 医护人员标准预防不可少

对在传染病采血窗口采血的工作人员，必须要进行标准预防，有效的防护措施包括：洗手，戴手套、防护口罩、面罩及穿防护服。医护人员在为患者服务的同时，要做好自身的防护，避免职业暴露。

3. 关怀患者，告知风险

对传染病的患者，人文关怀尤其重要，医护人员针对患者的心理特点，应做好患者和家属的心理护理，耐心讲解采血的相关事项，让患者了解采血的难度，告知患者及家属会有二次穿刺的风险，鼓励患者及家属配合采血操作。

4. 评估血管，选择部位

全面评估传染病患者皮肤及静脉血管的受损情况，选择合适的采血部位，如上肢的肘部、前臂、手背等，选择清晰、笔直、较粗、充盈、有弹性的血管进行静脉采血。临床上常将上肢静脉作为首选部位，常选用肘正中静脉、贵要静脉、桡静脉、颈外静脉。一方面，上肢静脉的皮肤薄且柔软，手臂伸直后，上肢静脉突起，易于穿刺和固定针头，不易因进针过深而产生皮下出血。另一方面，上肢静脉末梢神经不丰富，患者的疼痛感相对较轻。采血完毕后，上肢静脉也易于患者自己压迫止血。

5. 不同静脉，不同穿刺方法

（1）肘正中静脉：粗而短、弹性好、易固定、易止血，是临床上静脉采血的首选部位。采血时患者选择合适的体位，护理人员根据《静脉治疗护理技术操作规范》（WS/T 433—2013）的要求，选择合格的皮肤消毒剂消毒后，采血针斜面向上，与皮肤大约呈30°进针，沿血管走向穿刺。

（2）贵要静脉：起于手背静脉网尺侧，沿着前臂前面的内侧上行，在前臂尺侧、尺骨头背侧缘处，用手指指腹触摸有弹性或沟痕感处，便是贵要静脉的所在之处。在手肘部采血时，若肘正中静脉不适用，可选择贵要静脉，但若为一次性穿刺成功，不建议向内侧调整穿刺的角度，因为在贵要静脉的内侧有前臂内侧皮神经。护理人员找准血管位置，根据《静脉治疗护理技术操作规范》的要求，选择合格的皮肤消毒剂消毒后，采血针斜面向上，与皮肤大约呈30°进针，沿血管走向穿刺。

（3）桡静脉：位于手腕处，是手掌外侧的前臂表浅静脉，主要回收手背静脉网的静脉血，表浅且直观，弹性好且充盈，缺点是易滑动。护理人员根据《静脉治疗护理技术操作规范》的要求，选择合格的皮肤消毒剂消毒后，左手拇指绷紧远心端皮肤，固定血管，右手持静脉采血针，采血针斜面向上，与皮肤呈10°～20°进针，沿血管走向穿刺。

（4）颈外静脉：是颈部最大的浅静脉，由耳后静脉、枕静脉与下颌后静脉的后支汇合而成，收集头皮和面部的静脉血，特点是管径粗、易外露、易穿刺。静脉采血时，患者取仰卧位，肩部下方垫一小方枕，嘱患者头偏向对侧后深吸气，然后用劲鼓腮，暴露颈外静脉。根据《静脉治疗护理技术操作规范》的要求，选择合格的皮肤消毒剂消毒后，左手拇指绷紧静脉远心端皮肤，固定血管，右手持头皮静脉采血针，采血针斜面向上，与皮肤呈15°～30°进针，沿血管走向穿刺。

（5）若以上静脉均不能完成静脉采血，再选择手背静脉、足背静脉，然后才是股静脉。

（6）取下最后一支采血管后，用棉球沿着血管方向垂直按压穿刺部位迅速拔针，禁止揉搓，拔针时不要改变穿刺针的角度。临床实验室标准化协会（CLSI）要求"先拔针，后按压"，这样会减轻患者的疼痛感并减少并发症的发生。

（四）传染病患者采血后健康宣教

1. 按压方式　患者采血完成后，嘱其按压时不应曲肘，应保持手臂伸展。建议一般患者按压5分钟，有凝血障碍的患者或者使用抗凝药物的患者按压至少10分钟，直至穿刺点不出血为止，避免发生出血和淤血。

2. 用物处理　告知采血者按压止血后，将使用后的棉球放入装有消毒液的污桶中，不可自行带走或处理使用过的棉球。

3. 注意事项　采血的患肢当日不可提重物，穿刺点不可沾水，如洗浴时尽量保护穿刺点不被淋湿，减少感染的风险。

4. 普及采血知识　在候检区张贴采血知识的相关宣传图，挂温馨告知牌，放置健康宣传册等，向患者及家属普及采血知识和传染病的相关知识，特别是传染病的传播途径和预防措施，让大家遵守公德，自觉维护公共健康，保护自己，保护家人。

5. 设置服务意见箱　放置留言簿，登记和留取患者的随访电话，建立综合性全覆盖的防范体系。

二、血液肿瘤患者静脉采血规范

血液肿瘤的发病近年来呈增长趋势，且血液肿瘤患者的治疗通常以化疗为主，药物刺激性大、疗程长，对血管可造成不同程度的损伤，为静脉采血增加了一定的难度。遵循静脉采血技术规范和掌握采集技巧是血液肿瘤患者静脉采血成功的关键，能有效地提高静脉穿刺成功率，减少并发症和患者的痛苦，提高服务水平，也在一定程度上提高患者的满意度。

（一）血液肿瘤患者的特点

1. 血液肿瘤患者的皮肤特点

（1）大部分血液肿瘤的患者皮肤散在淤斑、淤点，严重的会有大片皮下血肿。患者皮肤散在大片淤斑及形成的血肿会影响静脉的可视程度，给静脉采血带来一定的阻碍。

（2）血液肿瘤的患者都会涉及输注血液制品，而多次、反复的输注血液制品会引起"血色病"，其皮肤会有不同程度的色素沉着，这也在一定程度上影响静脉的可视程度。

2. 血液肿瘤患者的血管特点

（1）多次输注化疗药物对血管的刺激及长期反复穿刺引发静脉炎症，使原本弹性好、粗大的静脉血管管壁变硬，管腔变细、变窄，易滑动，管壁形成瘢痕、血栓，局部组织红肿、疼痛、出现硬结，严重者出现溃烂、坏死、肢体功能障碍及血管闭塞，给静脉采血带来一定的难度。患者接受化疗次数越多，静脉穿刺的难度越大。

（2）血液肿瘤患者大多有贫血，贫血的患者外周循环血容量不足，末梢循环差，血管塌陷。

（3）血液肿瘤的患者大部分存在发热的表现，而且是高热，患者丢失大量水分，会使血管弹性下降和血管塌陷。

（4）血液肿瘤患者在整个化疗过程中需多次采集血液标本检查，特别是在化疗后一周至两周，某些科室频率高至每天 1~5 次，反复多次的采集血液标本使静脉管壁受到不同程度的损伤，使可供选择的静脉血管受限。

3. 血液肿瘤患者的心理特点

血液肿瘤发病急，病程长，且治愈率低，大部分血液肿瘤患者都较悲观、抑郁、情绪低落且变化快。大部分患者都存在不同程度的心理问题，因此对侵入性操作十分敏感，存在着恐惧的心理。

（二）血液肿瘤患者采血前准备

1. 采血用物准备

各类真空采血管、止血带、一次性无菌采血针（蝶翼针、直针）、安尔碘、无菌棉签、无菌棉球、一次性垫手巾、锐器盒、医用垃圾袋、生活垃圾袋、个人防护用品。

2. 采血人员准备

采血人员在开始采血前应该按照医院个人防护规定，佩戴医用帽子、口罩与手套，必要时穿防护服、戴护目镜。在采集每一位患者血液标本前后更换手套，戴手套前后均应进行手卫生，若条件不允许，应至少在完成每一位患者血液标本采集前后使用速干手消毒剂，按照六步洗手法进行手消毒。如采血过程中手套沾染血液或破损，应立即更换手套。

3. 患者准备

（1）饮食、运动、时间、体位等均对血液检测结果有影响，护理人员应根据检测项目询问患者的自身情况，除此之外，采血前应根据医嘱仔细核对患者的身份信息。

（2）询问患者是否存在过敏史、服药限制等及其他禁忌。询问患者是否有乳胶过敏、安尔碘、酒精过敏或其他特殊情况。对于乳胶过敏的患者，应使用不含乳胶材料的手套、止血带、医用胶带等物品。对于禁用含碘制剂的患者，应使用75％乙醇或其他不含碘剂的消毒剂进行消毒。对于酒精过敏或禁用的患者，可使用碘伏、双氧水等不含酒精成分的消毒剂进行消毒。

（三）血液肿瘤患者静脉采血部位的选择

1. 常用静脉采血血管的分布特点

（1）肘正中静脉：系前臂浅静脉之一，粗而短，一般于肘窝处连接贵要静脉和头静脉，有时还接受前臂正中静脉血流的血流叉状。前臂皮肤柔软且薄，浅筋膜疏松，静脉粗大，且肘正中静脉具有较恒定的与深静脉相连的交通支，又无神经伴行，是临床上做静脉穿刺的首选部位。

（2）前臂正中静脉：起自手掌静脉丛，沿着前臂前面的内侧上行，注入肘正中静脉。有时它会分叉，分别注入头静脉和贵要静脉，收集手掌侧和前臂前部浅层静脉血。

（3）头静脉：起于手背静脉网桡侧，沿着前臂前面桡侧上行，再沿着肱二头肌外侧上行，经三角肌胸大肌间沟，穿深筋膜注入腋静脉或锁骨下静脉，收集手和前臂桡侧掌面和背面的静脉。

（4）贵要静脉：起于手背静脉网尺侧，沿着前臂前面的内侧上行，注入肱静脉或腋静脉，收集手和前臂尺侧的静脉血。

（5）手背静脉网：由浅筋膜内丰富的浅静脉相互吻合形成。手背静脉网的桡侧半与拇指的静脉汇集成头静脉，尺侧半与小指的静脉汇集成贵要静脉。手的静脉回流一般由掌侧流向背侧，由深层流向浅层。

（6）股静脉：股静脉是下肢静脉的主干，是下肢深静脉之一，伴随股动脉上行，到达腹股沟韧带深面移行为髂外静脉。股静脉接受股动脉分支的伴行静脉和大隐静脉，收集下肢所有浅静脉的静脉血。

2. 血液肿瘤患者静脉采血常用血管的选择

对于血液肿瘤的患者来说，静脉穿刺的成功率对他们的影响很大，因此选择血管要以清晰、粗大、充盈、笔直、有弹性为原则。为血液肿瘤的患者静脉采血时，可选择肘正中静脉、头静脉、贵要静脉，不建议首选手背静脉、内踝静脉和手腕内侧静脉。手背静脉由于长期输液所需的静脉穿刺，血管变窄、细且易滑动，不利于提高一次性穿刺成功率；若选内踝静脉，足踝和肢端很容易出现静脉炎等并发症；手腕内侧区域内，神经和肌腱位于皮下表浅处，易引起损伤。

（四）血液肿瘤患者静脉采血的穿刺技巧

1. 穿刺前有效沟通，取得患者信任，消除心理恐惧

血液肿瘤的治愈率低，患者心理承受力差，特别是贫血严重、出血多、反复化疗后的患者，血管受损严重，患者往往会担心穿刺不成功引起的疼痛，表现为焦虑、紧张、害怕等。因此在为患者穿刺前，应先与患者进行有效的沟通与交流，根据规章制度获得患者的知情同意，讲解穿刺的相关知识，进行相关的健康宣教，护理人员要做到态度温

和、言语亲切、耐心热情、尊敬爱护患者，与其建立良好的关系，减轻他们的恐惧感，取得患者的积极配合，增加他们的安全感和信任程度，有效提高静脉穿刺成功率。

2. 穿刺方法的选择

患者摆好体位，护理人员选好静脉穿刺点，以穿刺点为圆心，以划圈的方式从内向外顺时针、逆时针各消毒 1 次，消毒面积直径大于 5cm。待自然干燥后，扎好止血带（选择粗、宽的止血带，以减轻局部压力，减少皮下出血，止血带尽量扎在患者外衣上），若静脉穿刺比较困难，需要重新定位血管，应消毒用于触摸的手指及采血部位后再穿刺（避免使用含酒精的消毒液，以免引起血管扩张，加重患者的出血）。

（1）浅、短静脉的穿刺方法：成人静脉采血所涉及的浅、短静脉主要是手背静脉网（如图 5-1 所示）。穿刺时进针要浅，进针角度不大于 15°，定位要准，从静脉血管正上方轻轻挑起皮肤，固定好血管，沿着血管的走向进针，如果采血针刺入静脉过深，可适当回抽。

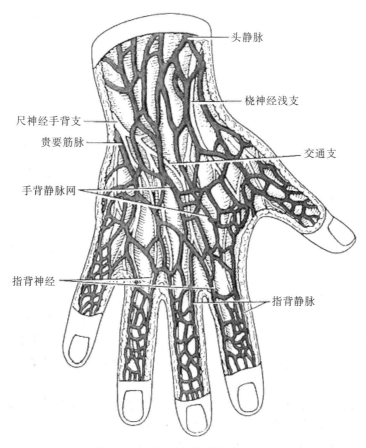

图 5-1 成人手背静脉网示意图

（2）粗、直静脉的穿刺方法：成人静脉采血所涉及的粗、直静脉主要是上肢静脉，对此类静脉血管，穿刺时进针的角度可稍大，进针角度可大于 25°，可从血管正上方直接进针，减少对皮肤的刺激，同时可减轻患者的疼痛感。如果穿刺深度不够，可将采血针向静脉中稍微推入；但如果选择的是贵要静脉，绝对不能在穿刺后重新定位探查，因为正中神经和肱动脉离贵要静脉较近，容易损伤神经和导致动脉穿孔。

（3）细、窄静脉的穿刺方法：选择从静脉血管的下面缓慢进针，先刺入皮肤再穿刺血管，见回血后针头再平行前进少许，加以固定。这样便不会穿破血管，针头也不易脱出；若进针速度过快，很容易刺破血管，增加二次穿刺的概率。由于血管细、窄，易使针头损伤血管壁，此时可稍稍改变角度或者选择采血针，以改变针头在血管内的位置。

（4）低血容量患者静脉穿刺的方法：血液疾病的患者基本都会有不同程度的贫血，当血红蛋白小于 60g/L 时，患者有效循环血量不足，会影响血管的充盈程度，导致血管塌陷、扁平、弹性差、不清晰。在为这类患者行静脉采血时，扎止血带时可稍紧，扎上止血带后，嘱患者反复放松和握紧拳头数次，待血管稍显充盈后，适当做向心按摩，待血管显露后再行穿刺。穿刺完成后，若不见回血，但确定采血针在血管内时，我们可松开止血带，轻轻调整采血针的位置，一手缓慢轻轻按压采血静脉上段，增加压力，促进血液流动。

3. 标本采集顺序

需按照采血管厂家提供的采集顺序进行，即按"血培养→白管→黄管→蓝管→绿管→紫管"的顺序进行。采集血培养标本时，由于碘对橡胶具有腐蚀性，故不能使用安尔碘消毒，宜采用 70％异丙醇或 75％乙醇消毒 60 秒。采集时需注意先采集需氧瓶再采集厌氧瓶，先分离培养瓶，再拔针。

（五）采集后的用物处理

采血完毕后将采血针弃入锐器盒中，不得回套采血针针帽，以免引起针刺伤，止血带放入白色垃圾袋中，外包装丢入黑色垃圾袋中，其余废物应弃入黄色垃圾袋中。

（六）血液肿瘤患者采血注意事项

（1）在为血液肿瘤患者采血前，应先评估患者的心理和身体情况，与患者温和地交谈，营造一个轻松的氛围，减轻患者的焦虑与恐惧。必要时，要求患者留一名家属陪伴，防止眩晕或低血糖的发生，预防患者受伤。

（2）在穿刺前，要细致地选择弹性好的血管，止血带尽量选择宽、扁的，扎止血带的时间不宜过长，以免引起血液循环不畅，造成微小血栓形成。止血带应绑扎在穿刺点上方约 6cm 的位置，使用时间不应超过 1min。嘱咐患者握紧拳头数次，使血管充盈，便于穿刺。

（3）操作时动作要轻、柔、准，不重力拍打血管，以免血管局部压力增大，加重血管脆性，当进针时血管猛然释放压力，血液瞬间冲入皮下，导致血管破裂，造成穿刺失败；切忌盲目进针，增加患者二次穿刺和出血的风险。

（4）血液肿瘤患者血小板低，凝血功能存在或多或少的问题，因此操作完拔针后，一定要交代患者按压穿刺点 10 分钟以上，至不出血为止。按压时伸直手臂，弯曲手臂时按压穿刺点易移位；按压时切忌揉搓穿刺点，防止皮下出血，引起患者的焦虑和恐慌以及下一次穿刺的视野。若出现皮下血肿，24 小时内冷敷，避开穿刺点以减轻局部充血和出血，24 小时后热敷，改善血液循环，减轻炎性水肿，促进皮下血肿的吸收。

（5）对于双上肢皮下出血较多影响穿刺操作的患者，在征得医生和患者同意后，可适当选择下肢静脉或者动脉进行采血。

（6）采血前 10 分钟，可嘱患者用温热的毛巾或者暖手袋持续热敷局部，使局部表浅血管扩张充盈，减轻血管的刺激，以此减少疼痛感，并提高穿刺的成功率。

（7）有 PICC 的患者需要行静脉采血时，尽量选择对侧肢体的血管进行采血。PICC 置管肢体同侧采血可能会影响 PICC 导管的通畅程度及相关的检查指标。同时护理人员要给患者做好解释工作。

（七）静脉穿刺失败的处理流程

（1）对于血管条件特别差的患者，应先予对症处理，改善血管条件后再行穿刺。

（2）耐心寻找条件良好的血管进行穿刺，尽可能缩短穿刺时间，减轻疼痛，避免盲目穿刺，提高穿刺的成功率。

（3）一旦确认穿刺失败后，应该立即松开止血带，将采血针拔出，寻找下一次穿刺的血管，避免反复回针，易造成皮下血肿，也增加了患者的疼痛感。

（4）温和主动地安抚患者，消除其疑虑与担心。

（5）更换采血用物，为下一次穿刺做准备。

（6）同一位护理人员静脉穿刺失败不建议超过两次，如果可能，换其他在岗的护理人员行静脉采血操作。

三、肿瘤患者静脉采血规范

肿瘤是机体在内外各种危险因素的作用下，局部组织及细胞失去对自身生长和分化的正常调控，导致克隆性异常增生而形成的新生物。近年来，随着人们生活水平的提高，饮食结构和生活方式的改变，环境污染、遗传等多种因素的影响，肿瘤患病率呈逐年增高的趋势。恶性肿瘤已经成为对人类健康威胁最大的疾病，也成为引起我国居民死亡的首位原因。肿瘤患者在治疗过程中，由于长期反复接受静脉穿刺治疗，容易导致血管变硬、变细，严重者静脉出现闭塞，增加静脉采血难度。穿刺失败不仅加重患者的痛苦，增加采血者的压力，影响静脉采血工作的顺利进行，还有引起护患纠纷的隐患。因此，提高肿瘤患者静脉采血成功率，从实践中不断探索和创新肿瘤患者采血技术，具有非常重要的意义。

（一）肿瘤患者的特点

肿瘤患者化疗过程中由于疗程多、时间长、化疗药物刺激性强、长期反复穿刺等原因，易出现静脉损伤，使原本弹性好、粗大的静脉管壁变硬，形成瘢痕、血栓，管腔变细、变窄，易滑动，浅静脉呈条索状，甚至出现血管闭塞，给静脉采血带来一定难度。

肿瘤患者容易产生负性情绪，如抑郁、悲观、绝望、压抑、愤怒等，加之有反复穿刺经历，对采血往往有紧张、恐惧，甚至抗拒心理，对一针见血的期望值高。因此，缓解肿瘤患者紧张的情绪，消除其恐惧心理是采血前的重要准备工作。护士操作前应认真评估，选择合适的静脉，同时加强与患者的沟通。

（二）肿瘤患者的静脉穿刺技巧

1. 穿刺前有效交流，缓解负性情绪

肿瘤患者时常表现出敏感、紧张、焦虑、害怕等心理状态。由于长期接受静脉药物治疗及采血，容易对静脉穿刺产生恐惧，在接受静脉穿刺时，由于精神紧张致使手脚冰凉、血管收缩、静脉变细。因此，在穿刺前应加强与患者的沟通交流，关心体贴并理解患者的感受，建立良好的护患关系。尤其对那些血管破坏严重的、采血有一定难度的患者，应该加强人文关怀，尽可能耐心热情，态度和蔼，动作轻柔，以使患者获得情感上的关怀，增加其对采血护士的配合和信任，有利于提高静脉采血的成功率。

2. 不同静脉血管采用不同的穿刺方法

全面评估肿瘤患者静脉情况，选择血管时不能仅靠视觉，要用手指触摸，根据穿刺经验选择有把握穿刺成功的血管，最大限度保护肿瘤患者的"生命线"。

（1）管腔粗、直，弹性好的静脉的穿刺方法：常见于上肢静脉，如肘正中静脉、贵要静脉及头静脉。患者取舒适体位，操作者可根据患者血管走向调整与患者手臂的位置，使操作者正对穿刺静脉，皮肤规范消毒后，针尖斜面向上，从血管上方直接进针，进针角度可稍大，以减轻对皮肤的刺激，减少患者的痛苦。

（2）管腔较细静脉的穿刺方法：由于化疗药物对血管的刺激，患者可出现静脉炎、管腔变细、狭窄等，导致穿刺时看不到清晰的血管。对于此种静脉，进针时应减少针尖进入皮肤的深度，降低血管刺入角度，先刺入皮肤后再穿刺血管，利用针尖斜面进入血管，穿刺时动作轻柔准确，进针速度缓慢。在针尖刺入皮肤后即将采血针的另一段插入采血管，边穿刺边观察有无回血，见回血再进针少许即可。

（3）表浅静脉的穿刺方法：当肿瘤患者手臂及肘部大静脉被损坏时，手腕关节及手不常用于静脉化疗的血管往往充盈、富有弹性。穿刺上述静脉时角度要浅，从血管上方正面轻轻挑起皮肤，沿着血管走向进针。腕部桡静脉穿刺上方皮肤粗糙，血管壁相对较厚，血管易滑动，穿刺时，可适当加大进针角度及速度，同时左手大拇指及其余四指固定好穿刺血管，以免血管滑脱，增加疼痛。手背静脉穿刺时，左手可采用握手固定法：大拇指向下向外固定穿刺静脉，其余四指放在对侧，向下外握住穿刺部位。

（4）管壁硬化静脉的穿刺方法：这种静脉外观清楚，触之很硬，多见于长期静脉输注化疗药的肿瘤患者。静脉管壁增厚变硬，弹性差，易滑动，管腔狭窄，回血慢，一般不选择此种血管进行穿刺，必须用这种血管穿刺时，止血带绑的部位宜距穿刺点近一些，以起到固定静脉的作用。左手拇指向远心端用力牵拉皮肤固定静脉，使血管成一条直线。进针时，不宜采用血管面直接进针，应在欲穿刺处下方 1~2cm 进针，待针进入皮肤 1/3 时，再进入血管内，见回血后稍稍向前进针 0.5cm 左右。针进入血管的角度要大一些（以大于 40° 为宜），刺入血管时要用力，使针尖锐利部分充分接触血管壁，使滚动的血管不易滑脱。但也有人主张在静脉上方向下压迫直接刺入，不要侧面进针，否则静脉易随针尖来回摆动而移位，不易一针穿刺成功。

3. 特殊人群肿瘤患者的静脉穿刺方法

（1）儿童肿瘤患者：儿童肿瘤患者虽然在所有肿瘤病例中占比较少，但却是不可忽视的一个群体。小儿静脉细、短、滑，皮下脂肪比较丰富，不易扪及，血流速度较慢，加之患儿哭闹不易固定等，使小儿肿瘤患者静脉穿刺难度加大。因此，需要护理人员掌握精准的采血技能。采血前与患儿家属进行有效沟通，指导家属有效固定体位。小儿静脉采血首选肘部静脉和颈外静脉，其次选择足背静脉、足踝静脉、大隐静脉、股静脉、头皮静脉等。对于患儿来说，疼痛不仅是一种感觉，更多的是一种恐惧情绪。相关研究证实，复方利多卡因乳膏的麻醉和镇痛作用可以一定程度缓解皮肤、黏膜有创操作带来的痛苦，这种无痛静脉采集术可用于儿童肿瘤患者。

具体流程：准备器材→确认并接待患者→选择穿刺点→复方利多卡因乳膏经皮涂抹于穿刺点，大小约5cm×5cm，厚1mm，上盖密封敷膜（用保鲜膜缠绕3～4层）60分钟→使用长度45cm±0.5cm，宽度2.5cm±0.5cm的质软卡扣止血带→静脉穿刺→接真空负压管→以正确的顺序抽取标本→准备标本的运输和保存→清理血液或体液的溅溢物。复方利多卡因乳膏经皮涂抹和卡扣止血带的联合使用，有利于减轻疼痛，提高采血成功率，提高患儿满意度。

（2）老年肿瘤患者：老年患者本身血管壁变硬增厚，血管脆性增加，弹性变差，血管腔狭窄，血管易滑动，皮肤松弛，不易固定，加之长期化疗药物的损害，使穿刺难度增加。老年肿瘤患者由于社会、家庭角色的转变，对死亡的恐惧愈发强烈，常伴有悲观、焦虑、抑郁、孤僻、多疑、固执等心理反应。因此，对这类患者静脉采血时，不仅要求采血者给予有效的情感支持，尽量创造温馨和谐的环境，建立良好的护患关系，更要求有精湛的穿刺技术。穿刺前仔细评估血管，可根据情况进行按摩、热敷，操作时动作轻柔、稳、准，力争做到一针见血。可适当采用一些必要的辅助工具提高穿刺成功率，有研究显示，卡扣式止血带使老年患者采血穿刺成功率提高。卡扣式止血带有一定的宽度，可随意调节松紧度，与皮肤接触面积大，以较小的力量阻断浅静脉，使静脉充盈明显，柔软舒适，操作方便，易扎紧，进针时血管固定不易滑动，使老年患者疼痛减轻，值得临床推广使用。

（3）乳腺癌患者：乳腺癌是女性常见的恶性肿瘤之一。乳腺癌根治术后，由于患侧上肢淋巴系统受到破坏，来自手臂的淋巴回流不畅，或头静脉被结扎，造成蛋白质聚积于组织中，渗透压升高，吸收水分而引起患侧上肢水肿。乳腺癌术后的患者短期内患侧上肢末梢循环尚未恢复，采血后易发生水肿、疼痛、感染等并发症，所以不应在乳腺手术或腋窝淋巴结清扫术同侧手臂采血。手术3个月后，无特殊并发症可恢复采血。健侧手臂在长期接受刺激和化疗药物后，血管损伤较明显，因此，为了尽可能地保护血管，采血时应注意耐心仔细寻找穿刺血管，掌握好进针力度和角度，有效提高静脉穿刺的成功率。

（4）其他肿瘤相关特殊患者：在存在淋巴水肿、与放射治疗相关的血液循环受损、肿瘤压迫引起的偏瘫侧上肢应避免静脉穿刺。采血时一般选择健侧血管，此类患者由于长期采用健侧血管输液治疗，可能会导致血管壁瘢痕增多，血管弹性降低、细、硬，穿刺难度加大。因此，静脉穿刺采血时，应尽量选用较小针头，动作缓慢轻柔，力争一次性成功采集到所需血液标本。

（三）肿瘤患者静脉采血注意事项

（1）采血前充分做好解释沟通，必要时行心理安慰，减轻患者的恐惧、焦虑。提供整洁的环境，光线适宜，协助患者取舒适体位，对于虚弱、偏瘫、截肢术后等行动不便的患者，可取平卧位采血。评估静脉弹性、能见度、粗细、有无硬化及静脉炎等，防止盲目进针。

（2）肿瘤患者采血建议使用安全型蝶翼针。采血结束后触碰按键，可将针头缩回，减少针头暴露的危险和再次使用的机会。适用于老年、儿童及难采人群。

（3）一般情况下，不宜通过外周或中心静脉导管常规采取血标本。

（4）肿瘤患者因为治疗需要，常常留置中心静脉导管。若需要经中心静脉导管采血，应先用10ml注射器抽出至少3～5 ml血液弃去，再更换注射器抽取所需的标本血量，采血后用20ml 0.9％氯化钠注射液脉冲式冲管并正压封管。对于多腔中心血管通路装置，使用最大的腔进行采样。对于含交错管腔出口位的中心血管通路装置，应选择出口位距离心脏最远的管腔采血。若在抽血前通道有静脉输液，则应终止输液至少3小时后采血，采血前使用不含防腐剂的0.9％氯化钠注射液冲洗管腔。避免使用中心血管通路装置获得血液样品进行培养，因为这些样品培养更容易产生假阳性结果。

（5）有血小板降低或凝血功能障碍者，采血后应适当延长棉签压迫的时间，至少五分钟，直到不出血为止。按压时不可频繁松开穿刺点的棉签，不揉搓针眼处，以防穿刺部位出现出血、皮下血肿等。对于贫血患者，护理人员可与实验室协作，获知每个测试所需的最小血量值，采用血液保护策略来减少放血相关的失血。

四、烧伤患者静脉采血技术

烧伤一般指热力，包括热液（水、汤、油等）、蒸汽、高温气体、火焰、炽热金属液体或固体（如钢水、钢锭）等，所引起的组织损害。其损伤主要涉及表皮或黏膜，严重的也可伤及皮下或黏膜下组织，甚至达深层的肌肉、内脏、骨骼。从广义上讲，电能、化学物质、放射线损伤等的临床病理过程与热烧伤相似，治疗上也归属于烧伤范围。烧伤患者，尤其是大面积烧伤患者，全身皮肤广泛遭到损坏，表浅静脉大部分栓塞，常用采血部位也易被烧伤，使得静脉采血变得非常困难。因此，为烧伤患者采集血液标本，在技术上有更高的要求。

（一）烧伤的严重程度

1. 轻度　总面积10％以下的Ⅱ度烧伤，适宜于门诊治疗。

2. 中度　总面积11％～50％或深Ⅱ度、Ⅲ度烧伤面积9％以下，需住院治疗，可收治于烧伤病房集中治疗的轻病区。

3. 重度　总面积51％～80％或深Ⅱ度、Ⅲ度烧伤面积超过10％，或烧伤面积不足51％，但有严重合并伤或并发症，以及毁损性电烧伤、磷烧伤等，需收容于地区性烧伤中心，或集中治疗的重病区。

4. 特重烧伤　总面积 80% 以上，多伴严重合并症或并发症，应收治于有良好监护条件的烧伤基地或集中治疗的监护病区。

（二）烧伤患者的皮肤血管特点和心理特点

烧伤患者皮肤及血管完整性受损，多为不规则的损伤，严重烧伤者浅表静脉易堵塞，使得静脉穿刺部位局限。皮肤黏膜出现的水肿、感染、坏死、痂壳、瘢痕等，也使得静脉穿刺异常困难。烧伤患者在长期的治疗、康复过程中需要定期抽血检查，小面积烧伤者尚可找寻到可穿刺的血管，大面积烧伤患者往往需要通过静脉切开或深静脉置管采血，这使得患者发生感染、血栓、静脉炎、败血症的风险增高。因此，为烧伤患者尤其是大面积烧伤患者采集血液标本是静脉采血的一大难题，临床中，应不断摸索与演练，不断对采血技术进行攻关与创新，以更好地为烧伤患者提供优质高效的服务，提高患者满意度。

烧伤引起的容貌改变、功能障碍、瘢痕形成、家庭关系失调等可使烧伤患者表现出焦虑、恐惧、抑郁、烦躁等，加之漫长而痛苦的治疗过程，使得烧伤患者对任何有创操作（如采血）都会产生紧张、恐惧的情绪反应，甚至抗拒心理，期望护士能一次穿刺成功以减轻一些疼痛。因此，了解烧伤患者的心理需求及反应，并给予安慰、疏导及相应的心理支持，消除烧伤患者不良心理因素，是采血前的重要准备工作。操作过程中，护士态度应和蔼，加强与患者的交流，仔细选择可穿刺的血管，提高静脉采血成功率。

（三）烧伤患者各个阶段的静脉特点

1. 体液渗出期静脉特点

烧伤早期，由于烧伤局部炎性介质的释放，毛细血管壁通透性增加，导致大量血浆渗出，全身组织进行性水肿，创面局部渗出多。患者有效循环血量锐减，易出现低血容量或失血浆性休克。此期血管塌陷，易穿破血管且难以采集有效量的血液标本。穿刺前可用左手食指、中指并拢顺静脉走行按压数分钟，将组织间水分推挤到静脉两边，这时静脉可显现，在水分再次渗入组织间的一瞬间行穿刺，易于成功。

2. 急性感染期静脉特点

急性感染期，一般为烧伤后 1～2 周。烧伤创面存在大量变性坏死组织和富含蛋白的渗出液，加之皮肤防御屏障受损，血液循环障碍，有利于病原微生物的繁殖及入侵。烧伤后创面感染发生率高，也是引起全身性感染的主要原因。静脉是重要的医源性感染途径，居医源性感染的首位，静脉导管不仅引发静脉炎，还是全身性感染的重要来源。因此，能使用浅表静脉穿刺采血应尽量不采用深部静脉，能采用深部静脉穿刺采血应尽量避免静脉切开，且操作时必须严格执行无菌技术，留置导管时间应在规定安全期内。

3. 创面修复期静脉特点

创面修复期贯穿于烧伤患者临床的整个过程，创面深度越浅，修复发生越早。浅Ⅱ度烧伤在伤后的 2 周左右开始修复，深Ⅱ度烧伤在伤后的 3～4 周开始修复，Ⅲ度烧伤不能自发性愈合，一般在伤后 3～4 周创面开始溶痂，当创面基底健康肉芽组织长出，则可行刃厚植皮手术。若经创面穿刺采血，虽经严格消毒，但仍有导致细菌直接入血的可能，反复穿刺还可造成溶痂现象，因此创面禁止静脉穿刺。采血时，应选择除开创面的部位，注意预防感染。

4. 康复期静脉特点

大面积烧伤患者，往往部分创面愈合，部分创面还没溶痂或处于等待植皮状态。不同深度的创面愈合后可能会留有不同程度的瘢痕，瘢痕可以迅速增生，继之挛缩。由于瘢痕增生影响静脉穿刺，可在愈合创面上行表浅静脉穿刺采血，使用小型针头提高穿刺成功率。

（四）烧伤患者不同部位静脉采血技巧

基于烧伤患者的皮肤血管特点及各期的静脉特点，为烧伤患者静脉穿刺采血时，穿刺点的选择、采血技能、无菌技术等对采血是否成功都有比较大的影响。不同部位的静脉穿刺需采用不同的方法和技巧，以减少患者痛苦，提高穿刺成功率，并确保血液标本的质量。

1. 腋静脉穿刺采血法

适应证：大面积烧伤后致四肢、躯干血管损伤过多或其他原因造成四肢血管难以穿刺的患者。

禁忌证：腋部有感染创面者一般不采用此法。穿刺前剃去腋毛，清洁腋窝，穿刺时，患者取平卧位，穿刺侧上肢外展、外旋略大于 90°，操作者用左手在腋中线摸到腋动脉搏动最明显点，腋静脉约在腋动脉内侧 0.3～0.6cm 处，常规消毒患者腋部皮肤和操作者左手中、食指，右手持注射器与腋窝中心皮肤成垂直角度进针，刺入 2～5cm（根据患者胖瘦而定），刺入血管后左手协助固定针头，按需抽取血量，拔针后用无菌棉球按压穿刺点 3～5 分钟，上臂靠拢取立正姿势 5 分钟再恢复自然姿势。

2. 股静脉穿刺采血法

大面积烧伤患者，皮肤完整性受损，大量血浆渗出，有效循环血量锐减，休克发生率高。为了配合抢救和治疗，采集到有效的血液标本，临床上会尽量选择大血管穿刺，其中股静脉便是不错的选择。采血前患者取仰卧位，大腿外展与躯干成 45°，垫高穿刺侧臀部，使腹股沟展平，膝关节呈 90°，常规消毒穿刺部位皮肤，在腹股沟中、内 1/3 交界处，将左手中指和食指并齐触摸动脉搏动处，搏动最明显处的内侧 0.3～0.4cm 为进针点。左手固定患者大腿，右手持一次性采血针针柄以 30°～45°进针，见回血后停止进针，连接真空采血管采至所需血量后迅速拔针，同时用无菌干棉球加压止血 5～10 分钟。

3. 颈静脉穿刺采血法

颈静脉易显露，主要用于小儿烧伤休克抢救或采血。穿刺采血前，患儿取平卧位，头偏向对侧，双肩垫起，使头呈过伸位，静脉充盈明显，由于颈静脉不易固定，需由助手食指逆向按压颈静脉，操作者拇指绷紧皮肤，右手持针与皮肤呈 30°进针，见回血后将针柄平放再进少许，然后牢固固定，采集血液标本。

4. 胸腹壁静脉穿刺采血法

本法可选用胸腹壁上的浅静脉，适用于四肢及头部烧伤患者。穿刺时左手食指压迫血管上段静脉 3～5 分钟，使静脉充盈并相对固定。嘱患者在呼气末憋气再行穿刺，穿刺时针尖与皮肤呈 10°～15°，刺入皮肤行二次进针，见回血再进少许，使针尖在血管中前行，方向与身体表面平行。若无回血可利用虹吸作用观察回血情况。因胸腹壁静脉大多数无静脉瓣，故穿刺时既可取离心方向，也可取向心方向。

5. 痂下静脉穿刺采血法

一般适用于大面积烧伤患者休克期或感染期，宜选择肢体关节处静脉。不扎止血带，用左手拇指或食指并拢在穿刺静脉上用力按压 3～4 分钟后迅速放开，可见静脉走行，在周围组织恢复原位前穿刺，以 45°～60°进针，力度宜强，以缩短进针时间。对休克期烦躁的患者，注意穿刺部位的固定。不宜选择有溶痂、严重感染的部位穿刺。行痂下静脉穿刺时，应注意保护痂壳，不需系止血带。穿刺成功后可轻轻按压穿刺点，避免渗液渗血。

6. 愈合创面上的静脉穿刺采血法

大面积烧伤创面在愈合后可留有不同程度的瘢痕，瘢痕可迅速增生、挛缩而影响静脉穿刺。对于烧伤恢复后期患者，可选择愈合创面上的静脉采血，这类静脉一般比较表浅、细小，皮肤油滑不宜固定，穿刺前可不扎止血带或扎止血带时不宜过紧，采用小型针头，直刺法一次进针。

7. 头皮静脉穿刺采血法

可用于大面积烧伤，特别是四肢和躯干均有损伤的患者。未行头部取皮者，可选择头皮静脉采血，静脉宜选择额正中静脉、额浅静脉、耳后静脉、枕后静脉等。穿刺前先备好头皮，在近心端用食指按压静脉，确认静脉充盈良好。由于头皮静脉呈网状分布，无静脉瓣，穿刺时向心方向与离心方向均可。采用直刺或斜刺进针，直刺法：在欲穿刺的静脉上针尖与皮肤呈 10°～15°直接刺入血管；斜刺法，在选好静脉的旁侧 1～1.5cm 处进针，以 20°～30°在皮下浅行 0.8～1.0cm，再刺入血管。

（五）特殊人群烧伤患者的静脉采血方法

1. 小儿烧伤患者

烧烫伤是常见的小儿意外伤害之一，特别是 1～5 岁的小儿，由于缺乏生活知识及自身防护能力差，最容易受伤。小儿的全身各个系统均未完全发育成熟，因而在经受烧伤后，其机体各个器官系统的调节能力及承受能力均不及成人。小儿烧伤易出现休克，创面易感染，脓毒血症及创面脓毒症发生率高，常见皮疹、淤斑等。加之烧伤后疼痛，住院环境陌生等因素，小儿易哭闹、恐惧，不合作。因此，小儿烧伤患者静脉穿刺采血难度较大。要求护理人员要与患儿及家属进行有效沟通，安抚患儿，更要求护理人员有精湛的采血技术。休克期采血可选择大血管，如股静脉、颈静脉、腋静脉等，以配合积极抢救及治疗；感染期静脉穿刺应避开创面，可选择肘窝部位静脉、大隐静脉、头皮静脉等；创面修复期容易遗留瘢痕，可在恢复后的愈合创面上行表浅静脉穿刺采血。在给患儿采血时，应动作轻柔、态度和蔼，鼓励家长一起参与安抚患儿，必要时请家长协助固定患儿肢体以便进行穿刺操作。采血完毕后嘱患儿家属用无菌干棉签纵向压迫穿刺处 5～10 分钟，特殊情况适当延长按压时间。

2. 老年烧伤患者

老年人机体功能减退，免疫力低下，代偿能力差，烧伤后更容易发生休克、感染、多器官功能衰竭等。在心理方面，老年人情感脆弱，容易产生焦虑、恐惧、内疚、悲观、抑郁等负面情绪。老年患者本身血管条件差，血管壁变硬，血管脆性增加，皮肤松弛，血管不易固定，都增加了老年烧伤患者的采血难度。对于管壁硬化的静脉，扎止血带距穿刺点宜近。用左手拇指牵拉固定血管，进针角度宜 60°左右，力度宜重，使针与皮肤接触面积缩小，针头很快穿过表皮，减轻患者的疼痛。见回血稍向前进针 0.5cm，松止血带宜向远心端拉动，以防针头滑出管腔外。对于四肢浅静脉穿刺困难者，可考虑采用腋静脉、股静脉、颈静脉等，注意穿刺时要避开创面、植皮区、感染部位等。静脉采血时，护理人员应主动沟通，关心患者，给予正面鼓励，取得患者的积极配合与理解，以便于顺利采取血液标本。采集完毕后予干棉签至少按压针眼处 5 分钟，直至不出血为止，按压时固定好棉签，以防皮下出血及血肿。

（六）烧伤患者静脉采血注意事项

（1）对于大面积烧伤患者，休克期抢救时宜选用大静脉，采用直刺一次进针法，力争做到一针见血，以积极配合检验及治疗。

（2）不能从患者输液的同一侧肢体抽血，采血部位皮肤应完整，静脉穿刺时避开炎症、创面、感染部位，以免影响结果的准确性。

（3）烧伤患者均有不同程度的皮肤损伤及创面，免疫力低下，容易感染，静脉穿刺采血时应严格无菌操作。对于长期卧床的患者，用来采血的肢体不能垫起过高，采血时切忌用力挤压，以免混入组织液，影响检测结果。

（4）严重烧伤患者皮肤组织存在广泛性损伤，体表浅静脉穿刺困难，可通过深静脉置管处采血，采血前应先用 10ml 注射器抽出至少 3~5ml 血液弃去，更换注射器抽取所需的标本血量，再用 20ml 0.9%氯化钠注射液脉冲式冲管并正压封管。

第六章　血液标本运送与管理规范

第一节　血液标本运送工作流程

一、标本的运送

血液标本的运送可采取人工运送、气动管道运送或轨道传送等方式。一般情况下，采血完成后，应尽量减少运送和储存时间，尽快处理，及时送检。采集与检验的间隔时间越短，检测的结果越可信。

（一）近距离运送

标本采集后应及时送检，不可放置过久。一般标本采集后送至实验室的时间应控制在一小时内，可以通过管道物流传送系统传送标本，使用管道物流传送系统时要确保标本容器盖子严密，避免标本外渗造成污染。无管道物流传送系统时标本由专人送达，并做好相应的交接工作，确保检验结果的真实准确。

（二）远距离运送

如果血样运送距离较远，时间较长，或标本等待检验时间大于两小时，应该在采血后一小时内离心样本，提取血浆或血清，血涂片应在两小时内完成制片。在血样运送过程中一定要按照血样运输的要求密封保存。

二、标本运送流程

自标本采集后到其到达实验室的过程即为标本运送流程，运送的流程包括采集登记、送检签收、标本的运送、实验室接收四个部分，每个部分都应对标本进行认真核对并做好登记，以便进行质量的监控与查询。

（一）采集登记

所有标本采集后均应进行采集登记或条形码电脑识别，记录采集时间、采集人员。标本采集后应放置在指定的标本存放处，等待运送人员前来收取，对需要紧急送检的标本应电话通知运送人员及时送检。

（二）送检签收

运送人员到达指定临床科室后与护士就标本信息进行核对，内容包括患者姓名、床号、检测的项目名称及标本留取量、采集时间等，在登记本上做好登记，双方签字确认，并在电脑上进行扫码，确认无误后出科，送往实验室。急诊或特殊标本必须有明显的标识，急诊标本与非急诊标本分开放置，并单独交给运送人员，与实验室人员当面交接，以防延迟检测。标本运送签收流程见图 6-1。标本转运交接登记表见表 6-1。

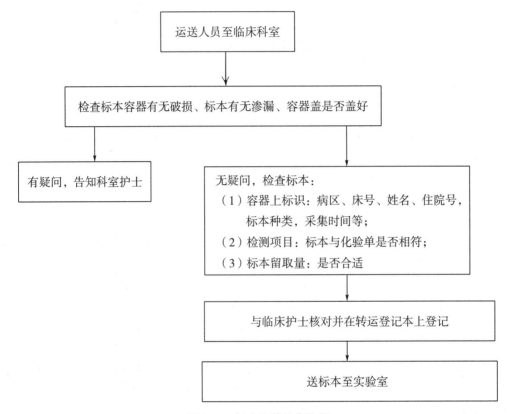

图 6-1　标本运送签收流程

表 6-1　标本转运交接登记表

日期	科室	姓名	性别	年龄	ID号（住院号/门诊号）	检验类型（血液/体液）	检查项目	标本数量	采集时间	采集人	转运时间	转运人员	护士签字	备注

（三）标本运送

1. 标本送检的要求

（1）及时送检：不可放置过久，标本采集后应尽快送往实验室，标本开始检测的时间不应超过检测项目的稳定期。

（2）标本应放在带有盖扣的、内有固定架的标本运输箱中运送，盒外贴有生物危害的标识，标本和检验申请单应分开放置。

（3）环境温度如超过35℃或运输距离较远，运输箱中必须放置冰袋。

2. 标本运送人员的防护要求

标本运送人员需要进行有关的生物安全培训，主要涉及标本安全运输，严格避免容器破损。运送人员要求佩戴手套、穿工作服，若有可能发生血液或体液的飞溅，需要戴上护目镜、口罩。所有标本应以最安全的方式送至实验室。

3. 传染科血液标本运送的要求

传染科血液标本应采用WHO提出的三级包装系统：

（1）第一层容器：盛装血液标本的装备防渗漏。血液标本应放置在带盖的试管内，试管上贴有正确的条形码，在试管周围垫有缓冲吸水材料，以免碰撞。

（2）第二层容器：要求具有一定承载能力且密封性好，防渗漏，容纳并保护第一层容器，可以装若干第一层容器。将试管装入专用带盖容器内，容器的材料要易于消毒处理。

（3）第三层容器：放在一个运输外包装内，外包装一般为专用运输箱，应易于消毒。第三层容器外面要贴标签（数量、收、发件人）和生物安全标识。按照检测要求把标本放在合适的保存环境中尽快送往实验室。

4. 标本运送注意事项

所有血液标本应视为具有生物危害的血液样品，标本运输过程中应做好"四防"：防渗漏、防震荡、防污染，防丢失。还要注意特殊标本的防腐，防止标本及唯一标识的丢失和混淆。特殊标本应由特殊标识字样的容器密封运送。

标本运送过程中要避免日光直射，以免引起运输性溶血。血液标本在运输过程中，为防止蒸发、异物感染和气体交换，一定要密封保存。密封保存还可以保护工作人员不被感染，维持医院良好的环境。

（四）实验室接收

1. 实验室接收标本

（1）时间。实验室接受标本后应予以准备离心。标本凝集时间要充分，加促凝剂的标本可于血液采集后5~15分钟尽早处理；加抗凝剂的血液标本可以立即离心。

（2）温度。标本应保持在2℃~8℃直到准备离心。条件许可时推荐采用温度控制离心机。

（3）试管位置。实验室接受标本后，仍应保持标本管垂直，管口（管塞）向上放置。

（4）试管封口。采血管应一直有试管塞塞紧。试管塞移去后，由于血液中二氧化碳丢失，会造成 pH 值（升高）、钙离子（减少）、碱性磷酸酶（减少）等变化，尤其 pH 值的增高会影响某些实验结果的准确性。试管的封口还可以减少标本之间的交叉污染及标本的蒸发，防止标本喷溅和逸出。

（5）标本拒收规定。有下列情况的标本实验室不接收。①标本信息不明。②标本留取量不足。③使用不正确的标本试管：血液标本采集试管选择错误会直接影响实验结果的准确性，应该根据不同的实验目的选择不同种类的标本采集试管（无添加剂或加不同添加剂）。④溶血，静脉穿刺不顺利或标本收集后处理不当可造成人为的标本溶血；溶血性疾病等可造成病理性溶血。前者所致的体外"中度溶血"将导致某些实验结果不准确。⑤抗凝不当，标本凝固，标本接收时，血常规、血沉、凝血标本等应注意标本中血液是否凝固。⑥储存温度不当，如应冷藏运送到实验室的标本未予冷藏；应冰冻运输的血清或血浆未予冰冻；应常温及时送检的标本未能及时送检。⑦标本采集时间不准确，空腹血液检测、皮质醇或 ACTH 检测应注意采集时间，采集时间不准确对检验结果有严重影响。⑧样本外漏，容器破损。

虽目前临床一般都采用真空采血管，上述情况很少发生，但仍应注意，避免标本间的污染。

2. 标本接收记录

实验室工作人员接收标本时，应认真核对试管上的检验条形码（核对标本来源及其类型、检验目的等），对有关情况应做认真记录。

3. 离心标本准备

直到离心后、取出血清或血浆样品前标本管应一直保持封闭。离心时间和相对离心力（RCF）：离心时间为 5～10 分钟，RCF（以 g 表示）为（1000～1200）×g。

4. 温度控制离心

离心时的产热可影响分析物的稳定性，一般条件下应使用温度控制离心机。

5. 标本离心要及时

从标本收集时间算起，应在 2 小时内分离血清/血浆，尽可能缩短从标本采集到分离血清/血浆的时间。

6. 分离的血清或血浆的储存

为保证分析物的稳定性和实验结果的准确性，实验室必须有标本的确切的处理和储存条件。实验室的室温及血清/血浆的贮存温度，是分析物稳定性的重要参数。

（1）已分离的血清/血浆，在 22℃保存不超过 8 小时；如果实验在 8 小时内不能完成，血清/血浆应转入冰箱（2℃～8℃）保存，所有标本应都在 48 小时内完成检测。

（2）带分离胶的试管，离心后血清或血浆可以在凝胶屏障上停留一定时间；而应用非凝胶分离物质时，离心后应立即将血清或血浆移出。

（3）血清或血浆应一直保持在密闭的试管中（避免与空气接触），以防止可能发生的外源性污染、蒸发、挥发、逸出和喷溅等。

7. 标本检验完成后的储存

标本检验完成后，应在 2℃～ 8℃的冰箱中保存一周，便于对有疑问的标本的复查，确保检验结果的正确率。

三、标本的接收与储存

标本的接收工作体现了临床实验室对送检标本外在质量的把控，标本到达实验室后，运送人员应和实验室人员均应按标准化流程，当面核对标本的数量、标本的类型、条码标识是否清晰无误等，检查标本合格后利用条形码将标本信息录入信息系统，并在登记本上记录，双方签字确认，防止标本的遗漏或遗失。

（一）标本的接收

实验室人员应按以下要求接收标本：

（1）采集容器标识（条码或申请单号）正确无误，条形码清晰可辨认。

（2）申请单上的检验项目与标本条码标识相符。

（3）标本采集的时间在实验室接收时间范围之内。

（4）标本容器选择正确，无破损、盖子无脱落松动。

（5）标本的采集量足够。

（二）标本的拒收

出现以下情况应拒收标本：

（1）采集容器标识（条码或申请单号）错误或不清晰。

（2）标本容器使用不符合要求。

（3）标本量不足。

（4）没按要求送检，如血气标本接触了空气、采集时间过长。

（5）容器有破损。

（6）采集标本离送检时间过长，对检测结果有明显影响。

（三）血液标本的储存

（1）为防止蒸发，血样应储存在封闭的容器中，即使储存在冰箱里也有蒸发的危险。

（2）血样保存应竖直放置，以加快血样凝血，避免标本震荡、摔落。

（3）避免晃动血样，产生溶血。

（4）储存中注意避光，尽量隔绝空气。

（5）血样深冷冻再溶解后，应重新混匀几次，防止检测物质分布不均。

（四）标本溢出的处理

标本在转运过程中，可能有洒落、打翻、渗漏等意外情况发生，需要及时报告上级，工作人员要做好个人防护。

标本溢出台面和地面的处理：

（1）戴手套。

（2）用吸水纸包围污染区，防止渗流。

（3）用有效氯浓度 2000mg/L 的消毒液喷洒污染区。

（4）放标识牌给予警示。

（5）消毒液停留在污染区 30 分钟。

（6）用镊子夹吸水纸擦洗，将其丢弃至医疗废物桶内。

污染的标本框用含有效氯浓度 2000mg/L 消毒液浸泡 30 分钟，再用流动水清洗。

第二节　标本运送员管理制度

（1）标本采集后应在规定的时间内及时送检，避免因暂存环境和时间延缓等因素影响标本检测结果的准确性。不能及时送检的标本，要按规定的储存条件及方式妥善保管。

（2）建立标本验收、登记、处理的工作程序。接收标本时须认真核对患者基本信息、标本类型、标本量、容器、标识，对不符合采集规范的标本应及时报告采血护士或其他相关人员，明确处理意见，做好记录，不合格标本不得送检。

（3）标本接收后应及时运送，防止标本中被测成分降解或破坏，缓检标本应核对后妥善保存。

（4）外单位送检的标本应由专人负责接收并有记录。医院其他科室使用检测标本从事科研时，必须征得专业主管、科主任同意，并进行详细记录备案。

（5）检测后的标本应按规定根据不同要求和条件限时保留备查，特殊标本特殊保存。

（6）标本采集、运送及检验人员须严格按生物安全防护要求执行操作，使用合格的标本运输箱，加盖封闭运送，根据不同的检测项目将标本分开放置于标本箱内，避免混淆，血、尿标本分开放置。

（7）具有高危传染性的标本、传染病医院的标本以及急诊抢救患者的标本，在采集后应由专人用专用盛具及时送检。

（8）标本运送员在拿取标本时必须佩戴防护手套，接触标本后，按要求彻底清洗双手，防止污染。

（9）各类标本在采集、暂存与运送过程中发生标本洒漏、标本容器破损等紧急意外事件时，应启用紧急处理的程序与措施。

（10）废弃标本应严格按照实验室感染性材料和废弃物管理相关规定处理。

第三节　血液标本运送方式及要求

一、血液标本的运送方式

为了保证标本的完整性、准确性、准时性，标本自采集完成后应通过专人、专物通过专门的方式运送至实验室，部分标本可能需要门诊患者自行送检，医护人员也应该告知患者相关注意事项。

（一）专业运送人员

对运送人员进行专业培训，达到要求后严格按照生物安全要求和医院规定进行标本运送。运送人员可以是护士、医生、技师或者是中央运输工人等。送往外院或委托实验室的标本也应由专业人员进行运送和接受。专业运送人员应清楚自己的工作职责和工作要求，避免人为因素造成标本不合格。

由专业人员承担标本运送培训相关工作，内容包括：标本的来源、不同检验目的对标本运送的要求、标本采集是否合格的判断、标本运送的生物安全防护、运送工具选择、手持移动终端 PDA 的使用、标本接受的计算机操作、发生标本遗漏时的应急处理预案措施等。

（二）物流传输系统

医院气动物流传输系统（图 6-2）是目前最常用的医院物流传输系统，其集合先进的现代通信技术、光机电一体化技术，将医院的各个部门，如门诊、手术室、实验室、血库、医技部、住院部各个护士站、中心供应室，通过一条专用管道紧密地连接在一起，全面解决了医院物流问题。该系统由空气压缩机、管道、管道换向器等组成，基本用途是物品传输。医院气动物流传输系统较传统人工运送方式具有以下显著优势：

（1）提高效率，改善医疗质量。该系统具有快速、便捷、易于操作等特点，能够实现长距离输送、减少往返时间、24 小时不间断工作，还能实现紧急情况下快速运送及传递，加速急救，提高急救成功率。

（2）节省资源，增加效益。该系统可以有效节约时间资源、人力资源及电能资源，是优质环保的运送方式。

（3）优化物流，优化医院管理。机械系统能够实现低营运成本、传输方式的自动化，方便医院管理。

（4）改善医疗环境，减少院内感染。

（5）帮助医院实现现代化，提升医院区域竞争力。

对于部分特殊标本，机械化运送方式可能会造成溶血反应发生，医护人员应根据不同标本要求选择适当的运送方式。

随着国内医院现代化的发展，医院物流传输系统在国内医院的应用也越来越广泛，随之而来的将是标本运送模式的根本性改变。

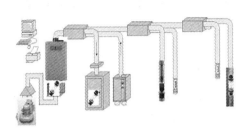

图 6-2　气动物流传输系统

（三）标本运送工具

标本运送工具如图 6-3 所示，包括手持移动终端（personal digital assistant，PDA）、标本运输箱等。

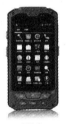 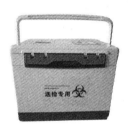

PDA　　　　　　标本运输箱

图 6-3　标本运送工具

二、血液标本的运送要求

（一）及时送检

血液标本采集完成后，应尽快安全运送至实验室。标本采集后至标本开始检测的间隔时间应不超过检测项目的稳定期。考虑到标本送到实验室后实验室尚需一定的时间进行处理，所以实验室应规定标本采集后送至实验室的间隔时间，并严格按照要求执行，保证血液标本检测结果的准确性。若遇特殊情况使标本不能及时送往实验室，应采取如标本离心、冰箱暂时储存等应急措施，再送往实验室。对于特殊检验项目，应根据其具体要求进行处理。部分血液标本送检时间要求及条件见表 6-2。

表 6-2　部分血液标本送检时间要求及条件

项目	送检条件	送检要求
凝血	室温	尽快送检，2h 内检验

项目	送检条件	送检要求
生化	室温	尽快送检，2h 内检验
血常规	室温	4h 内检验
血培养	室温	2h 内检验
多数抗原、抗体	全血室温（4℃为佳）可保存 24 小时，或分离血清−20℃保存

（二）温度控制

不同血液标本的存放适宜温度不同，比如测血钾浓度的血液标本冷藏时间应小于 2 小时；全血标本通常情况下不冷藏。标本冷藏可缓解细胞代谢，同时会发生溶血或引起不耐低温的细菌死亡，影响检测结果。采集完成的血培养标本应立即送至临床细菌实验室，如因特殊原因不能及时送检，应将培养瓶标本放于室温下保存，切勿放冰箱低温存放，因为部分厌氧菌可在冰箱温度中死亡，而使培养阳性率下降。

（三）血液标本放置

血液标本采集完成后，保持试管垂直放置。垂直放置有利于凝血，防止试管帽盖意外松动，减少试管内容物溢出，可以避免污染。

（四）避免标本振荡及溶血

标本振荡可能破坏红细胞，造成溶血反应。

（五）避免直接暴露于光线

部分检验项目对光线敏感，如胆红素、维生素 A、胡萝卜素等，此类标本应使用避光容器运送或用避光布或纸包裹后再运送。

（六）血液标本的生物防护

采集的血液标本存在许多不确定性，标本中可能存各种致病微生物。为了保护转运人员的安全，务必对运送人员进行培训教育：不要私自打开标本容器盖，接触标本前后做好手卫生，勤换洗消毒工作服，定期清洗消毒运送工具，若不慎损坏标本，要及时消毒处理，不断提高自我保护意识。

三、动脉血气标本的运送

动脉血气标本因需测定全血，所以必须抗凝，一般使用肝素抗凝（最适用肝素锂，浓度为 500~1000U/ml）。注意防止血液标本与空气接触，应处于隔绝空气的状态。与空气接触后可使 PO_2 升高，PCO_2 降低，并污染血液标本。标本宜在 30 分钟之内检测，否则会因为全血中有活性的红细胞代谢，不断地消耗 O_2，并产生 CO_2 而影响结果的准确性。如 30 分钟内不能检测，应将标本置于冰水中保存，最多不超过 2 小时。

四、血液标本运送中存在的问题

（一）标本送检不及时

血标本抽取后放置时间过长可导致标本中某些生化成分改变，如白细胞降解作用、红细胞消耗能量及细菌污染而分解葡萄糖使血糖浓度降低；红细胞中的钾离子进入血清使血清钾升高，二氧化碳逸散使二氧化碳结合力结果降低；血清 pH 值变化；酶活性降低或丧失等。所以，血气分析的标本要求从采血到检测完毕必须在 30 分钟内完成，同时要求在严格隔绝空气的条件下进行血样抽取运送和检测；血沉标本要求在采血后 2 小时内检测完毕；血糖标本要求在半小时内送检，因为采血后室温放置，糖酵解作用每小时可降低血糖 0.05mmol/L，炎热的夏季血糖将以每小时 7％～10％的速度分解，标本放置过久易影响血糖的检测结果。

（二）标本存放温度不适当

不同血液标本对存放温度有不同的要求，标本冷藏可抑制细胞代谢，稳定某些温度依赖性成分，但采血后立即放于冰箱或低温环境中，由于温度剧降，会引起溶血现象。若存放在高于（25℃）的环境中，则标本中的蛋白变性，糖酵解加速。温度过高或过低影响的项目有丙氨酸转氨酶、天门冬氨酸转氨酶、尿酸、血流变学、血钠、血糖等。

（三）标本运送过程剧烈振荡导致溶血反应

标本试管随意放置、运送人员操作不当、管道物流系统运输不当等都有可能导致部分标本发生溶血反应。

（四）增加院内感染的发生

血液标本试管外侧可能由于采集人员操作不当等被污染，或试管帽不慎脱落导致血液污染运送人员、检验人员及其他正常标本。

第七章　血液标本采集特殊情况处理

第一节　血液标本采集并发症的预防及处理

血液检测是临床常见的实验室检测项目，是判断机体变化的重要指标，也是反应血液系统病变、为判断患者病情进展和治疗疾病提供依据的重要指标。血液检测标本有静脉血和动脉血两种。在动静脉采血中，通常会因各种原因导致患者出现不良反应，如血肿、出血、血压下降等，因此在进行动静脉采血时，采取有效的护理措施，能够有效减少和预防不良反应的发生，确保患者的安全和血液标本的有效性。

一、动脉采血并发症的预防及处理

（一）感染

1. 发生原因
（1）多数由于没有严格执行无菌操作原则。
（2）使用过期器具，置管时间过长或置管期间未做有效消毒。
（3）患者皮肤穿刺点处无完整皮肤或未完全结痂，污染的液体渗入血管。
（4）使用未有效灭菌的棉签、棉球、纱布等按压动脉穿刺点。
（5）患者自身原因，如按压途中棉签掉了，还在出血的情况下直接用手指按压穿刺点。
2. 临床表现
患者穿刺部位出现红、肿、热、痛；严重者有脓液产生；个别患者会出现全身症状，如高热，寒战等。
3. 预防及处理
（1）穿刺时遵循无菌原则进行操作，遵守操作流程。
（2）操作前检查所有器具是否在有效期内，包装是否完整，是否潮湿，是否是无菌状态。
（3）每次操作穿刺时发现或疑似有污染时应立即更换器具；置管的穿刺点皮肤应每日进行消毒并更换敷料，交代患者保持穿刺点干燥，不能碰水，如有打湿应立即告知护士进行消毒更换。
（4）穿刺前应认真选择、评估血管，避免在皮肤破损处或存在感染的地方进行穿刺；特殊患者根据情况而定（如对全身烧伤没有一处皮肤是完整的患者进行穿刺时，一定要做好消毒工作）。

（5）导管置管的患者，应简短使用肝素生理盐水进行冲管，在病情稳定后应尽早拔除动脉导管。如怀疑存在导管感染的情况应立即拔除导管并送检。

（6）拔除导管后，应对穿刺部位进行严格消毒，利用无菌纱布覆盖，弹力绷带包扎压迫止血。

（7）已发生感染的患者，除了对症处理，还应根据医嘱使用抗生素进行抗感染治疗。

（二）血肿

1. 发生原因

（1）动脉压力比静脉压力高，患者未有效按压，按压时间不够。

（2）短时间内反复穿刺血管同一位置，造成血管壁形成多个针孔而出现皮下渗血。

（3）未评估血管，操作不熟练，盲目进针，进针后再反复穿刺，造成血管损伤。

（4）操作完后未交代患者如何有效按压，导致对穿刺部位按压时间及力度不够。

（5）穿刺时用力过大，针头穿透血管壁。

（6）患者血管细，而针头管径粗。

（7）对凝血功能障碍患者未进行有效评估，注意事项交代不全，患者按正常时间按压后，依然会出血，形成血肿。

（8）按压不出血后，进行剧烈运动。如用采集血液的手提重物或游泳等。

2. 临床表现

穿刺点周围皮肤鼓包，毛孔增大，皮下肿大，边界不清楚。患者疼痛剧烈。第二天穿刺点周围出现皮下淤血。股动脉穿刺引起的腹腔血肿，可让患者活动受限，严重者出现休克，表现为皮肤湿冷、血压下降、脉搏细速等，患者自觉腰背痛难以忍受，腹腔穿刺抽出不凝血。（图7-1）

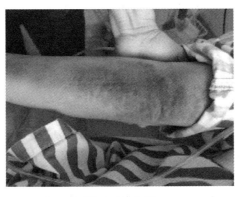

图7-1　血肿

3. 预防及处理

（1）护士加强操作基本功的训练，熟练掌握穿刺技能。掌握各个部位的进针角度和深度，防止穿破动脉后壁，引起出血及血肿。避免在同一部位反复穿刺，增加对动脉的损伤度，造成出血不止。

（2）血肿轻微的患者，应观察肿胀范围有无扩展，若肿胀局限，不影响血流时，可告知患者 24 小时内冰敷使局部血管收缩利于止血，24 小时后热敷促进局部血液循环利于血肿吸收，每次间隔 30 分钟，辅料以不滴水为宜。若肿胀范围扩大应立即按压穿刺点并同时用硫酸镁湿敷。

（3）主动告知患者按压棉签止血，每次按压 10~15 分钟；若压迫止血无效时可加压止血；穿刺成功后局部加压 3~5 分钟，或用小沙袋压迫止血 10 分钟左右；直至不流血为止。存在严重凝血功能障碍患者应避免穿刺股动脉。

（4）选择较粗的血管进行穿刺，进针温柔，缓慢进针，避免进针后反复穿刺。

（5）发现股动脉出血及出现血肿的情况，应及时加压处理，必要时报告医生，及时止血后内服外用活血化瘀的中药，以消除血肿。

（三）筋膜间隔综合征及桡神经损伤

1. 定义

筋膜间隔综合征表现为筋膜间隙内容物增加及压力增加，致筋膜间隙内容物的肌肉与神经干发生进行性缺血和坏死。

2. 发生原因

穿刺后按压不正确导致出血，致使间隙内容物体积增加，筋膜间室内组织压升高，压迫神经。

3. 临床表现

（1）疼痛。早期因采集部位及损伤程度不同而各有差异，伴随病情发展疼痛加剧，甚至出现持续性、难以忍受的剧痛。当间隙内压力进一步增加，感觉神经纤维麻痹时，疼痛随之出现减退或消失。

（2）肿胀及压痛。筋膜间隙内压力解除后，相应部位迅速出现受压区局部肿胀，并出现压痕，皮肤微红，伤处边缘出现红斑或皮下淤血及水疱。进一步加剧时，患肢端肿胀发凉，皮肤发亮，有光泽，肢体张力增加，肌肉变硬，局部出现广泛性压痛；被动牵拉受累区远端肢体时，会产生剧烈疼痛，这是该症状早期的可靠体征。

（3）运动及感觉功能障碍。最先出现肌无力，进一步发展可致完全丧失肌肉收缩力。受累神经支配区域的感觉异常，表现为感觉过敏、减退或消失；桡神经损伤可出现垂腕，功能障碍、指尖弯曲呈鹰爪状、拇指对掌功能丧失。

（4）脉搏。肢体远端脉搏早期可不减弱，因此脉搏存在不能否定此并发症的存在。脉搏消失或肌肉坏死、痉挛等是此并发症状的晚期表现。

4. 预防及处理

（1）护士加强操作基本功的训练，熟练掌握穿刺技能。掌握各个部位的进针角度和深度，防止穿破动脉后壁，引起出血及血肿。避免在同一部位反复穿刺，增加对动脉的损伤度，造成出血不止。

（2）血肿轻微的患者，应观察肿胀范围有无扩展，若肿胀局限，不影响血流时，可告知患者 24 小时内冰敷使局部血管收缩利于止血，24 小时后热敷促进局部血液循环利于血肿吸收，敷料以不滴水为宜。若肿胀加剧应立即按压穿刺点并同时用硫酸镁湿敷。

（3）主动告知患者按压棉签止血，每次按压 10～15 分钟；若压迫止血无效时可加压止血；穿刺成功后局部加压 3～5 分钟；或用小沙袋压迫止血 10 分钟左右，直至不流血为止。存在严重凝血功能障碍患者应避免穿刺股动脉。

（4）选择较粗的血管进行穿刺，进针温柔，缓慢进针，避免进针后反复穿刺。

（5）尽快给患者止痛，减轻患者症状；必要时给患者用利多卡因行臂丛神经阻滞麻醉，可反复给药，也可遵医嘱肌内注射止痛药。

（6）密切观察患者肢体感觉及运动情况。如果肢体双侧温度相差 3℃以上。皮肤颜色苍白，感觉异常，运动出现障碍，应及时请骨科及神经科医生会诊做适当处理。必要时行手术治疗。

（7）保守治疗无效时，可进行筋膜间室压力测定（正常值：0～8mmHg），当压力大于 30mmHg 时应立即报告医生采取筋膜间室切开减压，避免造成不可逆转的损伤。

（四）假性动脉瘤形成

1. 定义

很多重症患者或呼吸功能障碍的患者，需要每天采集很多次动脉血进行血气分析，大部分患者同一部位在接受反复多次穿刺后，血液通过破裂处进入周围组织而形成血肿，长时间后血肿被机化，其表面被肉皮覆盖，称为假性动脉瘤。因此，假性动脉瘤是一种被内皮覆盖的血肿。

2. 发生原因

（1）同一部位进行反复穿刺引起动脉部分断裂。反复的穿刺损伤造成伤口小而曲折，血液不能流出，血肿与动脉管道相通，在局部形成搏动性血肿。血肿 4～6 周可机化形成外壁，内面为动脉内膜延伸而来的内皮细胞，假性动脉瘤形成。

（2）股动脉穿刺点过浅，穿入股浅动脉引起出血，股动脉血管壁上的穿刺口与血管周围形成假腔相连通。

（3）按压时间不够；患者有血液系统方面的问题（如贫血、凝血功能差），组织修复功能差，使用了抗凝剂，使穿刺点不易愈合。

3. 临床表现

假性动脉瘤易活动，血管表浅，管壁薄，突出皮肤表面。局部肿块伴有"膨胀性"搏动，可触及收缩期细震撼，可听到收缩期杂音。检查时压迫肿块近侧动脉，肿块缩小，紧张度减低并停止搏动。

4. 预防及处理

（1）避免在同一部位反复穿刺，以免形成局部瘢痕使皮肤弹性降低而出血。

（2）穿刺后动脉还有少量出血时，可采用无菌敷料按压出血部位，并用胶布加压固定，随时观察血流情况，判断是否还在出血。

（3）患者如果出现了桡动脉假性动脉瘤，应嘱咐患者不要戴表，如果是足背动脉假性动脉瘤，应嘱咐患者穿宽松、软质的鞋，以防瘤体受压迫及摩擦引起破裂出血。

（4）做好宣传工作，当发现有出血情况，当天可以选择湿冷敷，24 小时后可湿热敷，每次 20 分钟。热敷过程中应注意防止烫伤。

（5）假性动脉瘤较大而影响患者功能时，可采用手术进行修补，效果良好。

（五）动脉痉挛

1. 发生原因

动脉痉挛多发生在动脉受刺激部位，由动脉交感神经纤维的过度兴奋，引起动脉血管壁平滑肌的持续收缩，使血管呈细索条状，血管内血液减少甚至完全被阻断。足背动脉穿刺易发生血管痉挛，这是由于足背动脉脂肪较少，穿刺时易碰到的缘故。

2. 临床表现

发生痉挛时远端动脉搏动减弱或消失，采血侧肢体可出现麻木、发冷、苍白等缺血表现，长时间动脉痉挛可导致血管栓塞。

3. 预防及处理

穿刺前做好患者的沟通工作，让患者处于放松状态，发生血管痉挛时，先确定穿刺针是否在血管内，若确定针头在血管内，可先暂停抽血，不要移动，待血流量逐渐恢复后，再行抽血。若穿刺未成功，则拔针暂停穿刺，局部热敷。待痉挛缓解后再行穿刺，最好换另一侧肢体采集。

（六）血栓形成

1. 发生原因

（1）行动脉导管插管过程中未及时使用抗凝剂，或抗凝剂用量较少，导管停留时间较长，容易发生血栓。

（2）反复穿刺，使动脉内膜损伤，血流通过造成局部血小板凝聚形成血栓。

（3）患者过于消瘦，皮下脂肪少，拔针后按压穿刺点力量不够，压迫伤口用力不当，过重导致血流减慢甚至中断，导致血栓形成。

2. 临床表现

患者穿刺点及对应侧肢体疼痛、无力。穿刺端皮肤颜色呈青紫或苍白，皮肤温度下降。足背动脉表现为搏动减弱或消失。

3. 预防及处理

（1）减少于同一部位进行反复穿刺。

（2）拔针后，告知患者按压力度要适中，以指腹能感觉血管跳动，穿刺点不渗血，血流又能保持通畅为宜。

（3）若血栓形成，可静脉插管行尿激酶溶栓治疗。

（七）大出血

1. 发生原因

多由穿刺后未有效按压、患肢过早活动所致。

2. 临床表现

（1）穿刺点有大量的血液流出。

（2）出血量大的患者出现面色苍白、冷汗、血压下降（如股动脉）等症状。

3. 预防及处理

（1）动脉穿刺后交代患者按压 10～15 分钟，有凝血功能障碍的患者应适当延长按压时间，直至不出血为止，采集桡动脉、肱动脉血的同侧肢体避免提重物，不剧烈运动。采集股动脉血的患者不要过早下床活动。

（2）如果发现患者出现大出血，应立即让患者平躺于床上，戴无菌手套，用无菌敷料对穿刺点进行加压止血，直到不出血为止。

（3）出血量大的患者可行输血治疗。

（八）穿刺困难，误采静脉血

1. 发生原因

（1）多见于循环不良及休克患者的血液采集。大量的体液或血液丧失，造成患者脱水，血液浓缩，有效循环血量不足，血管充盈不足而塌陷。临床表现为脉搏细弱，搏动无力，甚至不能触及，加之桡动脉处静脉和动脉重叠，从而导致穿刺困难，易采集到静脉血。

（2）休克患者由于微循环障碍，有效循环血量减少，静脉回流不足，为了维持血压，血管收缩痉挛，加大了穿刺的难度。

（3）对血管的判断不准确，误采静脉血。

（4）休克患者由于水电解质平衡失调，导致血管脆性增加，使穿刺失败率增加。

（5）心搏骤停患者由于脉搏搏动消失，进行盲穿时易采集成静脉血。

2. 临床表现

穿刺时无回血或血液颜色呈暗红色。

3. 预防及处理

（1）采集前对患者进行心理护理，做好解释工作，消除患者恐惧心理，取得患者配合。护理人员应进行自身心理状态的调节，具有良好的心理素质和自信心，镇静、果断、熟练地进行穿刺操作。

（2）操作者应熟悉血管位置，掌握血管的走向及深度。

（3）对于脆性增加的血管，在穿刺时，动作应轻柔而仔细，进针速度缓慢，不在同一个部位反复穿刺。

（4）穿刺后观察血液的颜色，判断是否为静脉血。发现颜色是暗红色时应先观察患者的血氧饱和度。血氧饱和度太低不确定是否为静脉血的情况下可再采集一次进行对比。

（6）若患者血液处于高凝状态，应有效抗凝。避免血液凝固堵塞针头，造成穿刺失败。

二、静脉采血并发症的预防及处理

（一）晕针、晕血

1. 发生原因

（1）患者心理因素。患者在采血时，由于过度紧张、恐惧，可反射性引起迷走神经兴奋，使血压下降，出现脑供血不足而发生晕厥。

（2）个体差异及疼痛刺激。个别患者看见针或血便产生恐惧和紧张的情绪。在有些患者，特别是血液较难采集的患者，当穿刺针反复穿刺刺激皮肤神经末梢，引起疼痛，可反射性引起其全身小血管扩张，迷走神经兴奋，血压下降，脑供血不足而发生晕厥。

（3）患者体位。门诊患者常采用坐位采血，晕血的发生原因有可能与体位和血压有关。坐位时下肢肌肉及静脉张力低，血液积蓄于下肢，回心血量减少，心输出量减少，收缩压下降，可影响脑部供血，发生晕血。

（4）患者体质原因。空腹或饥饿状态下，患者机体处于应激阶段，通过迷走神经反射，可引起全身血管短暂性扩张，外周阻力下降，血压下降，脑血流量减少，发生晕针或晕血。

2. 临床表现

晕针或晕血发生时间短且恢复快，一般不超过十分钟。按发生顺序可分为三期：先兆期、发作期、恢复期。

（1）先兆期：患者自觉头晕眼花，心悸，恶心，四肢无力，面色苍白，大汗淋漓，皮肤湿冷。

（2）发作期：瞬间晕倒，不省人事，血压下降，心率减慢，脉搏细弱，四肢冰凉，面色苍白，大汗淋漓。醒后偶有患者会出现呕吐。

（3）恢复期：意识逐渐恢复，患者仍感全身无力，四肢酸软，面色由苍白逐渐变为潮红，四肢回温，心率逐渐恢复正常，血压逐渐恢复正常，脉搏搏动有力。

3. 预防及处理

（1）接待患者时，要消除患者的紧张情绪及恐惧心理，主动进行心理疏导，做好解释工作，告知穿刺会有一点疼痛，有陪伴者可在患者身边给予协助与安抚，给予患者心理安慰，让患者放松，以减轻疼痛及不适。

（2）在整个操作过程，主动与患者交流，了解患者基本情况，转移患者注意力。

（3）提前询问患者有无晕针、晕血史，如有晕针、晕血史，告知患者将脸转向一侧或闭上眼睛，等待护理人员采集完后提醒其按压时再睁眼或头转向正面。

（4）护理人员应熟练掌握采血操作技术，操作时应轻柔、准确，尽量做到一针见血，避免进针后反复穿刺，减少刺激。协助患者采取舒适的体位，帮助患者放松机体，尤其是有晕针晕血史的患者。有条件时可取平卧位采血。

（5）操作过程中密切观察患者病情变化，一旦发现患者面色苍白，大汗淋漓，应询问患者是否不舒服，发现有晕针或晕血先兆反应时，应及时处理，停止采血，告知患者休息一段时间再进行采集。

（6）发生晕针晕血时，应立即停止采血，将患者安置于空气流通处，给予吸氧。坐位患者立即改为平卧位，以增加脑部供血，指压或针灸人中、合谷穴。嘱咐患者口服温开水或温糖水，适当取暖，几分钟后可自行缓解。老年人或有心脏病史的患者，应注意防止发生心绞痛、心肌梗死或脑部疾病等意外，门诊患者应告知患者多休息一段时间，确定无不舒服现象后再离去。

（二）皮下出血或血肿

1. 发生原因

（1）患者未有效按压，按压时间不够。

（2）短时间内反复穿刺同一位置，造成血管壁形成多个针孔而出现皮下渗血。

（3）未评估血管，操作不熟练，盲目进针，进针后再反复进退，造成血管损伤。

（4）操作完后未交代患者如何正确按压，导致患者对穿刺部位按压时间及力度不够。

（5）穿刺时用力过大，针头穿透血管壁。

（6）患者血管细，而针头管径粗。

（7）对凝血功能障碍患者未有效评估，注意事项交代不全，患者未按实际情况按压足够时间，形成血肿。

（8）按压不出血后，进行剧烈运动。例如使用采血的手提重物，游泳等。

2. 临床表现

穿刺点周围皮肤鼓包，毛孔增大，皮下肿大，边界不清楚，患者感疼痛。第二天穿刺点周围出现皮下淤血（图7－2）。股静脉穿刺引起腹腔血肿，患者可表现为活动受限，严重者出现休克症状，皮肤湿冷，血压下降，脉搏细速等。

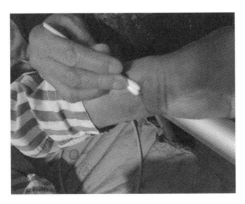

图7－2　皮下淤血

3. 预防及处理

（1）加强护士操作基本功的训练，熟练掌握穿刺技能。掌握静脉采血各个部位的进针角度和深度，防止穿破静脉后壁，引起出血或血肿。避免在同一部位反复穿刺，增加对静脉的损伤，造成出血不止。

（2）血肿轻微的患者，应观察肿胀范围有无扩展，若肿胀局限，不影响局部血液循环时，可告知患者 24 小时内冰敷使局部血管收缩利于止血，24 小时后热敷促进局部血液循环利于血肿吸收。敷料以不滴水为宜。若肿胀加剧应立即按压穿刺点并同时用硫酸镁湿敷。

（3）主动告知患者用棉签按压止血，每次按压 3~5 分钟。若压迫止血无效时可加压止血；穿刺成功后局部按压 3~5 分钟，或用小沙袋压迫止血 10 分钟左右，直至不流血为止。存在严重凝血功能障碍患者应避免穿刺股静脉。

（4）选择较粗的静脉进行穿刺，缓慢进针，避免进针后反复穿刺。

（5）股静脉穿刺后出现血肿，应及时加压处理，必要时报告医生。止血后可内服外用活血化瘀的中药，以消除血肿。

（6）发现患者弯曲手部按压血管，应立即嘱咐患者伸直手臂按压，避免当天提取重物及剧烈运动。

（7）在采血室的墙上，可以张贴相应的采血知识宣传海报，便于等待采血的患者提前了解采血后怎样预防皮下出血或血肿等情况的发生及处理办法。也可以印宣传单在采血室进行分发。

（三）感染

1. 发生原因

（1）没有严格执行无菌操作原则。

（2）使用过期器具。

（3）患者皮肤穿刺点处无完整皮肤或未完全结痂，污染的液体渗入针眼。

（4）使用未有效灭菌的棉签、棉球、纱布等按压穿刺点。

（5）患者自身原因，如按压途中棉签掉了，还在出血的情况下直接用手指按压穿刺点。

2. 临床表现

患者穿刺部位出现红、肿、热、痛；严重者有脓液产生；个别患者会出现全身症状，如高热、寒战等。

3. 预防及处理

（1）穿刺时一定遵循无菌原则进行操作，遵守操作流程。

（2）操作前检查所有器具是否在有效期内，包装是否完整，是否潮湿，是否处于无菌状态。

（3）每次操作穿刺时发现或疑似有污染时应立即更换器具。置管的穿刺点皮肤应每日进行消毒并更换敷料，交代患者保持穿刺点干燥，如有打湿应立即告知护士进行消毒更换。

（4）穿刺前应认真选择并评估血管，避免在皮肤破损处或存在感染的地方进行穿刺。特殊患者根据情况而定（如对全身烧伤皮肤缺乏完整性的患者进行穿刺时，一定要做好消毒工作）。

（5）导管置管的患者，应简短使用肝素生理盐水进行冲管，在病情稳定后应尽早拔除静脉导管。如怀疑存在导管感染的情况应立即拔除导管并送检。

（6）拔除导管后，应对穿刺部位进行严格消毒，利用无菌纱布覆盖穿刺点，弹力绷带包扎压迫止血。

（7）对已发生感染的患者，除了对症处理，还应根据医嘱使用抗生素进行抗感染治疗。

（四）穿刺困难或失败，误采动脉血

1. 发生原因

（1）多见于循环不良、肥胖、烧伤、关节畸形、皮肤病（如硬皮病）、极度消瘦的患者及休克患者的静脉血采集。大量的体液或血液丧失，可造成患者脱水，血液浓缩，循环血量不足，导致血管充盈不足而塌陷，搏动无力，甚至不能触及，从而导致穿刺困难。

（2）休克患者由于微循环障碍，有效循环血量减少，静脉回流不足。为了维持血压，血管收缩痉挛，由于水电解质平衡失调，导致血管脆性增加，增加了穿刺的难度，使穿刺失败率增加。

（3）对血管的判断不准确，误采动脉血。

（4）大面积烧伤者，全身无完整皮肤，或烧伤愈合后有瘢痕，无法触及血管，造成穿刺困难及穿刺失败。

（5）部分患者在上肢或下肢无法采集静脉血液时，常选择股静脉。如患者过度肥胖或水肿，或因血容量不足，可造成误采成动脉血。

（6）关节畸形的患者（如风湿免疫科患者）因手关节无法伸直，增加了采血人员采血的难度。

（7）护理人员操作技术不熟练，对血管走向不熟悉，采血针头未进入血管。

（8）穿刺失败处见于采血针头未刺入血管内，刺入过浅或因静脉滑动，针头未刺入血管；采血针针尖斜面未完全进入血管内，即针尖斜面部分在血管内，部分在皮下。采血针针尖刺破对侧血管壁，即针尖部分在血管内，部分在血管外；采血针针尖斜面穿透对侧血管壁，即针头刺入过深，穿透血管壁。

（9）过度消瘦的患者及老年人，血管滑动不易固定，增加了采血难度。

（10）化疗患者，因化疗药物对血管有刺激作用，使血管变细，增加了采血人员的操作难度。

2. 临床表现

穿刺时无回血，如穿透血管壁，局部可隆起形成皮下血肿，误采动脉血时血液自动上升，血液颜色呈鲜红色。

3. 预防及处理

（1）采集前对患者进行心理护理，做好解释工作，消除患者恐惧紧张的情绪，取得患者配合。护理人员应具有良好的心理素质和自信，镇静、果断、熟练地进行穿刺操作。

（2）操作者应熟悉血管位置，掌握血管的走向及深度。具备熟练的操作技术。

（3）给婴幼儿患者采血，应与其家属充分沟通，指导家属稳定患儿情绪，固定患儿，防止其随意扭动，协助护理人员进行血液采集。

（4）对于老年患者、极度消瘦者以及脆性增加或滚动的血管，在穿刺时，应轻柔而仔细，绷紧皮肤，缓慢进针，不在同一个部位反复穿刺。

（5）观察血液的颜色，判断是否是动脉血。当血液颜色鲜红且在采集血管中自动上升，则为动脉血。因有些动脉血对检验结果有影响，在确定检查项目不能用动脉血检测时，应重新穿刺采集静脉血。

（6）患者血液处于高凝状态，应有效抗凝。避免血液凝固堵塞针头，造成穿刺失败。

（7）选择相应的采血针，避免针头过细而破坏红细胞。

（8）遇见血管较细的患者，采集前嘱咐患者握拳放松数次，促使血管充盈。增加护理人员对血管的感知度，增加穿刺成功率。

（五）大出血

1. 发生原因

（1）多由于穿刺后未有效按压，患肢过早活动。

（2）进针后反复穿刺，使血自针眼流出。

2. 临床表现

（1）穿刺点有大量的血液流出。

（2）出血量大的患者出现面色苍白、冷汗、血压下降（如股静脉）等症状。

3. 预防及处理

（1）穿刺后交代患者按压穿刺点 3～5 分钟，有凝血功能障碍的患者应适当延长按压时间，直至不出血为止。采集桡静脉、肱静脉血液的肢体避免提重物，不剧烈运动。采集股静脉血液的患者不要过早下床活动。

（2）如果发现患者出现大出血，立即让患者取平卧位，戴无菌手套，用无菌敷料对穿刺点进行加压按压止血，直到不出血为止。

（3）出血量大的患者可行输血治疗。

（六）神经损伤

1. 发生原因

采集穿刺时误刺到神经。

2. 临床表现

穿刺时，患者出现手麻、放射痛，肢体无力或活动范围减小。受累神经及损伤神经可分为完全损伤、重度损伤、中度损伤和轻度损伤。

（1）完全损伤：神经功能完全丧失；

（2）重度损伤：部分肌力、感觉降至 1 级；

（3）中度损伤：神经支配区域部分肌力或感觉降至 2 级；

（4）轻度损伤：神经支配区域部分肌力或感觉降至 3 级。

3．预防及处理

（1）采集时不要进针过深，尽量避免在神经丰富的部位采血。

（2）对中度以下不完全神经损伤可采用非手术治疗，如理疗或热敷。同时使用神经营养药物，将有助于神经功能的恢复

（七）静脉炎

1．发生原因

（1）反复在同一位置进行穿刺，使血管壁弹性、脆性发生改变。

（2）老年患者血管本身弹性差，护理人员操作不熟练，穿刺血管前未评估，反复穿刺，穿刺未遵守无菌操作，用 75％乙醇消毒皮肤，均可引起静脉炎。

2．临床表现

穿刺部位出现红、肿、热、痛，该穿刺血管发硬，呈条索状，无弹性，对应静脉通路疼痛、压痛。

静脉炎根据严重程度可分为五个等级：

0 级：没有症状。

1 级：穿刺血管部位发红，伴或不伴有疼痛。

2 级：穿刺血管部位疼痛，伴有发红或水肿。

3 级：穿刺血管部位疼痛，伴有发红或水肿，可触及条索状静脉。

4 级：穿刺血管部位疼痛，伴有发红或水肿，有条索状静脉，长度＞2.5cm，有脓液流出。

3．预防及处理

（1）护理人员严格遵守无菌操作原则，对所有穿刺部位和肢体应先进行评估，一般情况下不选择瘫痪侧肢体进行穿刺。

（2）在需要多次穿刺的情况下应更换穿刺部位，不能同一地方反复穿刺，以保护血管。

（3）一旦发生静脉炎，应禁止在该血管再进行任何穿刺操作，嘱咐患者将该侧肢体抬高，制动，对穿刺部位进行消毒。严重者遵医嘱应用局部抗生素药膏涂抹或使用 50％硫酸镁进行湿热敷，每日两次，每次 30 分钟；如有脓性分泌物，应取分泌物进行细菌培养，全身感染的患者，应行抗生素治疗。

第二节　不合格血液标本的预防及处理

检验医学是一门专业性且复杂度较高的学科，检验结果可直接影响临床诊断和治疗方案的制订。检验分析前标本采集及标本送检过程是否合格将直接影响检验结果的真实性。因此在采集标本过程中，任何一个环节都不能出错。不合格标本大多数出现在检测分析前，从而影响检验结果的准确性。因此预防和减少不合格标本的出现是临床护理工

作中极其重要的一部分。本节主要讨论导致不合格标本产生的因素及处理。

一、产生因素

（一）送检不及时

（1）住院患者的标本先由一到两名护理人员集中在每日 6：00—8：00 采集，再由同一人收集标本统一送往实验室。

（2）由于患者原因，不能按要求完成标本收集。

（3）实验室接受标本时间与采集时间相距较远。

（4）送检人员漏取标本。

（5）护理人员交接不清楚。

（二）未按要求采集标本及粘贴条码单

（1）护士宣教不到位。

（2）患者不按要求配合护理操作。

（3）护理人员对检测项目的注意事项不熟悉。

（4）护理人员对采血顺序不熟悉。

（5）对检测项目的采集需求不明确。

（6）粘贴条码单不规范，存在褶皱、条码单斜贴，导致无法显示血液标本留取量。（图 7-3）

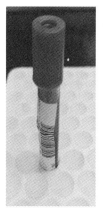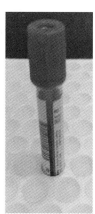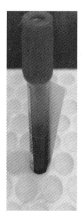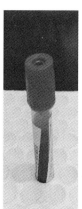

图 7-3　条码粘贴不规范

（三）标本污染

（1）护理人员在操作前未检查用物有效期及包装是否完好。

（2）护理人员在操作中未严格执行无菌操作原则。

（3）护理人员宣教不到位。

（4）患者不按要求执行。

（5）检验人员未按规范操作，使血液溅洒、容器污染。

（四）错采、漏采，患者信息不符或无信息

（1）护理人员未严格执行三查七对。

（2）系统故意。

（3）医生漏开检查项目。

（4）门诊患者未带齐检查项目核对单，强行要求采集。

（5）门诊医生对检测项目采集的特殊需求未主动告知或未备注。

（6）标本试管用错。

（7）为住院部患者采集血液时，标本采集及运送流程不规范。有些护理人员先采集标本后贴带有患者信息的条码，或后打检验单，有时因其他原因忘记贴条码，但联系了送检人员，标本到实验室后发现没有患者信息及检测项目。

（五）标本量错误、多试剂混匀或增加

（1）护理人员未按试剂需求量采集血液标本，出现标本量不足的情况。

（2）护理人员指导患者采集标本宣教不到位。

（3）患者不理解或忘记采集血液标本的注意事项。

（4）护理人员发现漏采或标本量不够，采取试管与试管之间倾倒血液的方法，造成试剂混匀或试剂增加。

（六）溶血

溶血是临床实验室检测中最常见的一种干扰和影响因素，红细胞、血小板和白细胞等血细胞被破坏后释放的某些成分会干扰或影响检测结果。溶血以红细胞破坏最为常见。常见的导致溶血的原因有以下几点：

（1）采血针针管直径较细、较长。

（2）血液回流不畅，护理人员挤压患者采血侧肢体以加快血液回流。

（3）使用酒精消毒皮肤，未等酒精晾干就进行穿刺。

（4）止血带捆扎时间过紧、过久。

（5）采集完毕后，颠倒混匀标本用力过大。

（6）运输过程中剧烈颠簸。

（7）全血标本直接与冰块接触，室内温度过高，长时间放存。

（七）脂血、输液同侧采血

（1）门诊患者在采血前一天进食大量高脂饮食。

（2）护理人员宣教不到位。

（3）护理人员在输液留置针处采集血液标本。

（八）凝血

（1）血液回流不畅，而患者血液凝固快（血液高凝状态患者）。

（2）抽抗凝标本时，护理人员未第一时间将血液和抗凝剂混匀。

二、预防及处理

（一）送检不及时

（1）在采集完一个患者的标本后，护士再在 HIS 系统中点击执行，严禁提前点击执行。

（2）采集完成后，护士应第一时间联系运送人员运送标本去实验室。

（3）检测标本条码应于采集标本当天打印。

（4）护士在交接班时，应检查标本柜中是否还有遗漏标本。如有遗漏标本，应立即致电专门的运送人员及时送检。

（5）运送人员应登记各个科室的标本数量，在收集时仔细清点标本数目，预防遗漏标本，造成相应检测项目因标本接收时间延迟而影响检测结果。

（6）配备专门的运送标本人员。

（二）未按要求采集及贴条码

（1）护理人员应提前向患者交代标本采集注意事项，做好宣教工作。

（2）检测项目要求空腹血时，一定要按照空腹要求向患者交代注意事项，如果患者未按要求执行，护理人员应拒绝采集。空腹指餐后时间超过 8 小时，但不应超过 16 小时。空腹超过 16 小时可使血液中多种检测指标发生改变，特别是生化这一检测项目，表现为血糖、尿素氮、甘油三酯等降低，肌酐、尿酸等升高。

（3）在采集门诊患者标本前应询问医生有无特殊要求。例如：检查生长激素的患者月经后采集标本；同时两个肾功能检测标本，一个应在透析前采集，一个应在透析后采集等。

（4）护理人员应定期培训，熟悉各个检测项目的注意事项。提高相关理论知识及操作技能。例如：立位采集项目，要求患者起床活动两小时后采集，皮质醇检测项目，皮质醇的浓度具有昼夜节律性变化，通常最高峰值出现在清晨，随后逐渐降低，夜间浓度可降至峰值浓度的一半左右。因此，明确采血时间非常重要。

（5）护理人员应严格执行三查七对。

（6）护理人员应熟悉采血管的颜色、采血管使用的先后顺序及各个颜色采血管内的试剂。正确粘贴条码。

（7）患者因年龄及疾病的种类不同、地域文化不同，理解能力也有所不同，因此护理人员在给患者交代他们所采集标本的注意事项时，应准备一张纸质注意事项单，在纸质注意事项单上对关注重点应做醒目提示，如用鲜艳颜色的笔进行标示。

（三）标本污染

（1）操作前检查用物是否在有效期内，包装是否破损。试管是否漏气及试管壁是否完好。一经发现，应立即更换。如果试管出现破损或漏气但有效期未过时，应保存该试管，排查该批次试管是否有类似情况。

（2）护理人员在采集过程中严格执行无菌操作原则，采血时一人一换，皮肤消毒直径大于等于5cm。消毒遵循顺时针一次，逆时针一次，待消毒液晾干后再行穿刺。在穿刺过程中发现或怀疑采血针受到污染时，应立即更换。

（3）对于特殊检测项目，如血培养，瓶颈及瓶盖一定要做好消毒工作，采集过程中手不跨越无菌区域拿其他用物，防止污染。

（4）采集或收集完血液标本后，正确存放，置于干燥、整洁、清洁区域。严禁置于潮湿阴暗区域。标本应插在泡沫板上再装入送检箱由运送人员送往实验室，运送中应防止溅洒，避免使标本受到污染。（图7-6、图7-7）

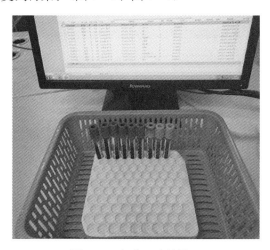

图7-6　标本正确放置一

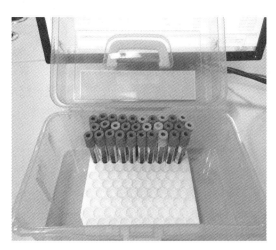

图7-7　标本正确放置二

（四）错采、漏采，患者信息不符合或无信息

（1）护理人员在操作前、操作中、操作后一定要严格执行三查七对。在采集血液标本时，应核对患者姓名、性别、年龄、检测项目、检测管数、导诊单、就诊单号（住院患者应核对腕带和床头卡号）。门诊患者采血必须见导诊单及就诊卡，同时对两者进行查对。

（2）护理人员在采集中应每采集一管标本，立即核对试管上的检测项目是否对应，标本量够不够。采集完后再次核对试管数量是否与患者的检测项目一致。

（4）患者一律实行实名制，如发现不是本人，应拒绝采集。

（5）护理人员贴试管时，应仔细查对检测项目与试管是否符合，避免错误采集，耽误患者诊疗。

（五）标本量错误，多试剂混匀或增加

（1）护理人员定期进行培训，因实验室检测项目不断增加，采血试管种类各不相同，护理人员应定期进行检测项目培训，熟悉相应检测项目的采集注意事项及标本采集量。因每个试管内试剂对血液需求量不同，所以在采集血液标本时应等试管中的真空负压耗尽。

（2）严禁试管与试管之间倾倒血液，特别是将抗凝试管与促凝试管中的血液混合。如发现漏采或错采标本，应对患者做好解释，重新补采。

（六）溶血

（1）运送标本的过程中应严禁剧烈撞击或震荡。

（2）护理人员在采集完成后，颠倒混匀的过程中应动作轻柔，不要用力过大。

（3）捆扎止血带不能过紧过久，不应捆扎超过 1 分钟。

（4）如有血液回流不畅，严禁用手挤压血管。应向患者做好解释工作，取得患者配合，重新穿刺。

（5）运送标本应请专业人员送检，定期培训。

（6）标本不能直接与冰块接触，应置于冰水中保存，不能在高温环境中放置过久，不能反复冻融，应在 4℃ 低温环境中保存。

（7）再次进行穿刺消毒时，应等消毒液晾干后进行穿刺。

（8）选择合适的采血针采集血液标本。

（七）脂血、输液同侧采血

（1）护理人员应在采集标本的前一天向患者交代晚上十点后禁食禁饮。

（2）严禁在输液同侧采集血液标本，输液可影响检测结果。例如，输葡萄糖可引起血糖检测结果升高，输入电解质可引起血电解质浓度升高，输注右旋糖酐可使凝血酶原时间缩短。尽量避免在输液后采集血液。

（3）护理人员应定期培训静脉采血理论知识，了解各项检验项目的采集注意事项。

（八）凝血

（1）采集前评估患者凝血功能。

（2）严禁反复穿刺。

（3）血液回流慢的情况下，嘱咐患者反复握拳放松，促进血液回流。

第三节　低血糖的预防与处理

一、低血糖的定义

成年人空腹血糖低于 2.8mmol/L，糖尿病患者血糖低于 3.9mmol/L 即可诊断为低血糖。低血糖可由多种病因引起，临床表现以交感神经兴奋和中枢神经系统功能障碍为主。

二、临床表现

突然出现的头晕、心悸、饥饿感、出汗、恶心、焦虑，重者可发生意识障碍、昏迷，甚至引起患者死亡。

三、应急处理

（1）立即将患者平卧，同时邻近的护理人员协助通知医生配合抢救，通知护士长。

（2）立即给予氧气吸入。

（3）移动患者至空气流通处。

（4）指压患者人中、合谷穴。

四、糖尿病患者低血糖的预防与处理

（1）严格遵守给药剂量、时间、方法，严格执行技术操作规程，经常更换注射部位。对使用胰岛素的患者，反复进行糖尿病知识、胰岛素注射相关知识的宣教，直到患者掌握。

（2）根据患者的营养状况，把握胰岛素注射时的进针深度，避免误入肌肉组织。对体形消瘦、皮下脂肪少的患者，应捏起注射部位皮肤并减少进针角度注射。

（3）避免将胰岛素注入皮下小静脉中。推药前应回抽，无回血方可注射。

（4）嘱患者注射胰岛素后不剧烈运动，不按摩、热敷、洗热水澡等。

（5）嘱咐患者合理用药，不要随意增减药量，每次注射胰岛素要仔细核对剂量，注射胰岛素后，密切观察情况。如发生低血糖，立即检测血糖，同时口服糖水、馒头等易吸收的碳水化合物。严重者可静脉推注 50％葡萄糖注射液 40～60ml。

（6）指导患者及家属正确认识低血糖的临床表现，以便及时发现和口服食物自救，避免低血糖造成的不可逆伤害。特别告知家属，一旦发现患者意识不清甚至昏迷，不要给患者喂食任何食物，以避免发生窒息，应及时呼叫急救，寻求专业的帮助。

（7）患者和家属应学会测血糖，做好血糖监测，发现异常及时就医。患者定时复诊，在专科医生指导下用药。低血糖容易发生在清晨或夜间，患者应做好睡前血糖监测，必要时睡前或清晨可适当进食，预防低血糖。

（8）糖尿病患者外出时应随身携带糖果、饼干类食物，以便出现低血糖反应时及时纠正低血糖，另外最好携带保健卡，并注明患者姓名、诊断、家属姓名、联系电话等，以便于得到他人的及时帮助。

第四节　危急值的处理

一、危急值的定义

"危急值"是指表明患者可能正处于有生命危险的边缘状态的检验、检查结果，临床医生一旦得到这些检测、检查结果，需迅速给予患者有效的干预措施或治疗，尽可能挽救患者生命。

二、临床常见危急值项目

临床常见"危急值"项目包括白细胞计数、血小板计数、血红蛋白、凝血酶原时间、活化部分凝血活酶时间、血钙、血钾、血糖、肌酐、尿素氮、心肌酶、血液寄生虫检查、尿酮体和尿糖、骨髓涂片及其他危及生命的检测指标。临床常见实验室检测"危急值"项目见表7-1。

表7-1　临床常见实验室检测"危急值"项目

项目	单位	低值	高值	附注
白细胞计数	$\times 10^9/L$	2.5	30	静脉血、末梢血
血红蛋白	g/L	50	200	静脉血、末梢血
血小板计数	$\times 10^9/L$	50	—	静脉血、末梢血
PT	秒	—	30	抗凝治疗时
APTT	秒	—	70	静脉血
血钙	mmol/L	1.75	3.50	血清
血钾	mmol/L	2.8	6.2	血清
血糖	mmol/L	2.2	22.2	血清

三、危急值报告

危急值一经识别，实验室信息系统（laboratory imformation system，LIS）将闪烁红色报警。检验者确认报警后，首先检查仪器设备是否正常，实验操作是否正确；观察是否存在标本溶血、脂血或凝块；核查当天实验室内指控系统及试纸是否在有效期内。为避免错报，检验者会对存在危急值的标本进行复查，必要时，重新留取标本复查。在确认检验各环节无异常后，对于门急诊患者，实验室工作人员应及时拨打患者本人电话通报危急值，并记录在 LIS 备注栏中；暂时无法取得联系者，实验室工作人员要通知危急值给接诊患者的临床医生。

四、危急值报告接听、记录

一般各科室设置"危急值报告登记本"。危急值报告电话接听、记录者应为医务人员。接听电话者应认真倾听并复述核实报告内容，无误后填写危急值报告登记本，切勿遗漏信息。接听电话者有义务向检验报告方如实陈述自己的姓名及身份。护理人员接听电话后，应当立即将相关结果报告给主管医生或值班医生，遵医嘱进行相应处理并记录在护理记录中。医务人员也可通过系统查询到患者"危急值"信息，及时做出相应处理。

五、危急值报告后处理

如医务人员认为该结果与患者临床病情不符合或标本的采集有问题，护理人员应遵医嘱重新留取标本送检。如果与上一次结果一致或误差在许可范围内，应在报告单上注明"已复查"，检验科应继续向临床科室报告复查值，临床医生根据报告结果做进一步处理。

六、门诊患者危急值处理

实验室检测出门诊患者的危急值时，检验人员应立即电话通知患者或家属到医院进行处理，同时在危急值登记本上记录患者电话及通话时间；无法取得联系时应通知门诊护士站查询患者是否当日挂有就诊号，在相应诊区进行语音呼叫并安排患者优先就诊。如果仍无法取得联系，应在登记本上注明联系时间和未取得联系的原因。

七、血透护士接到危急值通知的处理

应立即通知医生处理并记录；如患者为门诊患者，应立即电话联系患者及家属到医院进行处理，同时在危急值登记本上记录患者的电话及通话时间；如果无法取得联系，也应在登记本上注明联系时间和未取得联系的原因。

八、急诊护士接到危急值通知的处理

如患者仍在急诊，按照接听、复述、登记、通知、处理、记录的流程处理，如患者已转科，应通知到相关科室，助对患者进行处理，并在危急值登记本上注明已通知到科

室、接电话人员姓名、胸牌、通知时间。

九、危急值报告管理

应对危急值报告登记工作进行定期检查、督导，针对存在问题进行整改落实，并有相关记录。

第五节　健康宣教

一、采血前

（1）仔细阅读采血条码信息及手机缴费、导诊详情等信息，如有"空腹血"字样，请采血者前一天晚上 10 点以后禁食禁饮至第二天采血。

（2）采血前仔细阅读采血相关注意事项，有以下情况时，采血前应提前告知护士：①乳腺癌术后；②血液透析后；③行增强磁共振或增强 CT 扫描后；④十天内有输血史；⑤造瘘术后；⑥手臂受伤或疼痛。

（3）采血当天请穿宽松衣服，衣袖太紧采血后容易出现淤青或血肿，严重时可导致标本溶血等并发症。

（4）采血前请准备好就诊卡、身份证、采血条码单、收费导诊单（纸质版或电子版）或诊间导诊单到采血大厅依次排队采血。

二、采血时

（1）请患者提前 2~3 分钟准备，把衣袖挽到手肘以上，采血时将上肢平放于垫手巾上，轻握拳。

（2）遵从护士引导，放松心情。

三、采血后

（1）采血后手臂不能弯曲，伸直手臂，用三根手指按压棉签或敷贴 3~5 分钟，血小板减少或有凝血功能障碍患者至少按压 10 分钟 。

（2）采血后 24 小时内不能盆浴及游泳，不能揉搓采血处。采血后 24 小时内禁止热敷采血局部。采血后 24 小时内对应手臂不能过于用力，避免加速血液流动，引起血肿、皮下淤血等不良反应。一旦发生血肿、淤血，采血后 24 小时内只能局部冷敷肿胀部位。

（3）采血后根据"条码单"上的取单时间于门诊各楼层的自助报告打印处，扫描条码领取报告单。同时可以在公众号自助查询检测结果。

第八章　生物安全管理与职业防护

第一节　生物安全管理制度

制定生物安全管理制度的目的在于规范临床实验室工作人员的技术操作，防范生物安全事故的发生，保障实验室工作的安全和实验人员的健康，加强实验室生物安全和质量控制的管理。

根据《病原微生物实验室生物安全管理条例》《人间传染的高致病性病原微生物实验室和实验活动生物安全审批管理方法》《医疗机构临床实验室管理办法》等有关规定，本制度涵盖了以下管理细则：①实验室人员准入制度；②菌毒种或样本等感染性材料管理制度；③员工健康管理制度；④生物安全工作自查制度；⑤实验室资料档案管理制度；⑥生物安全管理及实验人员的培训和考核制度；⑦意外事件处理与报告制度；⑧实验室安全保卫制度。

一、实验室人员准入制度

第一条　本制度适用于进入本实验室从事病原微生物实验活动人员的管理，包括实验室工作人员、管理人员、学生、进修生以及其他因工作需要进入实验室的人员。

第二条　参观（访问）本实验室的外来人员（包括外籍人员）必须经实验室负责人或生物安全管理小组审批后，在实验室负责人或其委托人陪同下方可参观（访问）实验室。

第三条　对于需要进入实验室从事实验活动，且工作时间在两周以内的临时工作人员，必须参加实验室生物安全基础知识培训考核（包括基本生物安全）。

参加实验室安全基础知识培训和专业技能培训达到以下要求，方可获得准入资格：

（1）通过实验室生物安全基础知识培训考核（包括基本生物安全）。

（2）了解该实验室的工作职能、组织机构和工作人员。

（3）熟悉在该实验室所从事工作的性质、内容、潜在危险和防护措施。

（4）熟悉该实验室每个工作区域及注意事项。

（5）熟悉基本专业知识和操作技能。

第四条　对于在工作时间需要进入实验室从事实验活动的外来人员（包括实习生、进修生、研究生、住院技师等），在符合第三条规定的前提下，还需达到以下要求，方可获得准入资格：

（1）综合素质好、责任心强、工作认真、科学严谨。

（2）具有明确的工作任务和相关业务背景。

（3）参加培训并经考核合格。

（4）从事一般病原微生物活动的人员，须经实验室主任批准后，方可独立或在实验室主任指定人员的指导下开展实验活动。

第五条　对于本单位实验人员，除满足第三条的要求，且必须达到以下标准，方可获得准入资格：

（1）综合素质好、责任心强、工作认真、科学严谨。

（2）参加如下知识和技能培训经考核合格并获得上岗证（适时复训）：

1）生物安全相关法律法规、标准以及本单位实验室生物安全管理规章制度。

2）国家相关标准、规范。

3）实验室生物安全通用要求和专业要求。

4）实验室生物安全操作和防护技能。

5）专业知识和技能培训，充分了解工作内容及潜在危险。

6）实验室环境设施、仪器设备的技术参数和操作规程。

7）紧急情况下正确的应对措施。

第六条　实验室工作人员应在身体状况良好的情况下，进入实验室控制区域工作。如有以下情况之一，暂时不得进入本实验室工作：

（1）患发热性疾病。

（2）皮肤损伤。

（3）实验室负责人认为由于身体原因所致不适合在相应级别生物安全实验室工作的其他情况。

第七条　实验室生物安全管理小组负责上述人员的生物安全培训和考核，并填写相应记录。

二、菌毒种或样本等感染性材料管理制度

第一条　本制度适用于菌毒种或样本等感染性材料的运输、接收、处理、保存和销毁等过程。

第二条　实验室人员在进行菌毒种或样本等感染性材料的运输、接收、处理、保存和销毁等过程中，必须严格按照相应的标准操作程序执行，提高生物安全防范意识，加强个人防护（如穿戴隔离衣、口罩、手套等防护措施），完善相应记录；若发生意外事故，及时上报，及时处理。

第三条　菌毒种或样本等感染性材料的送检、转运等操作过程须遵照以下规定：

（1）住院标本由医院中央运送队统一收集送检，门诊标本由实验医学科各室专职人员轮流送检，各送检人员均需接受标本运送安全培训。

（2）我室所有病原微生物标本需由密闭带盖（旋口或螺口）的容器（血液、痰、尿等）或带帽的针管（穿刺液、分泌物等）装载，必要时可用塑料袋将该容器包装送检。所有装载容器均需可耐受一定冲击力，在普通意外摔击中不易发生泄漏导致污染。

（3）在送检过程中，不论单一或批量标本，均需装在统一配置的"标本运输箱"内送检，"标本运输箱"上应有明显的"生物安全"标识。送检前，各送检人员需检查"标本运输箱"是否有破损，盖子与把手是否牢靠等，必须确认其完好后方可装载标本送检；还需根据样本多少合理安排送检人员数量，做到"一人一箱"，不可出现"一人多箱"或"一箱超量"等情况。

（4）各送检人员运输标本至实验室后，与实验室工作人员完成样本交接工作，还需认真填写《标本签收记录表》，并将实验室拒收标本连同拒收情况说明单一同带回相应科室。实验室工作人员清点样本数量无误后填写《标本签收记录表》。

（5）若实验室接收到实验医学科其他科室的检测标本时，需由该室专职人员或工作人员立即转运到相应科室，必须将标本（如需要，连同申请单）装载入"标本运输箱"中方可送检。

第四条 菌毒种或样本等感染性材料的保存需遵照以下规定：

（1）所有检测后样本均需储存一定时间，以便于复查、科研等工作。

（2）不同的样本类型所需储存要求不一，具体如下：

1）血清样本。

A. 所有样本需由具有一定缓冲能力的容器装载，如试管泡沫、留样架。

B. 所有样本均需以橡皮塞、塑料薄膜或留样架盖封口，密闭保存。

C. 所有样本需储存在4℃冰箱内，时间一周。

2）微生物标本。

A. 痰液、分泌物、大小便等微生物培养和涂片标本加盖室温保存，无须储存于冰箱内，时间24小时。

B. 胸腹水、脑脊液、引流液等标本需加盖储存于4℃冰箱内，时间48小时。

C. 血液及骨髓培养标本，阴性保留一周，阳性保留两周，室温储存。

D. 上机鉴定后的培养物置于专用装载容器内室温保存，时间72小时。

E. 阳性涂片标本（特别是无菌体液阳性涂片样本）需置于专用储存盒内室温保存一周。

3）疑似高致病性病原微生物。

A. 一般情况下，实验室不从事高致病性病原微生物的实验检测活动。如有涉及，须经实验室主任同意并向医院感染管理部门提交申请表，经同意后方能在我室开展允许范围内的相应实验活动。

B. 对于疑似高致病性病原微生物样本，在及时处理送检上级机构后，需加盖置于专用标有"生物危险"的样本储存箱内。

C. 对结核培养阳性物，原则上出报告的同时进行销毁。如遇临床要求复核或进一步要求其他检测的分枝杆菌阳性培养物保留2周并严格加盖置于专用标本"生物危险"的样本储存箱内专用保存箱内。

D. 对于发热门诊来源的普通检验项目样本（非核酸检测和病原学检测，非甲型H1N1），置于专用标有"生物危险"的样本储存箱内，专柜保存。

（3）所有标本在储存期满后，需立即进行安全销毁处理。

（4）本实验室的一般性菌毒种的保存由专人1、专人2负责，实行双人双锁制度。

第六条 菌毒种或样本等感染性材料的销毁须遵照以下规定：

（1）实验室内所有需销毁的菌毒种及样本等感染性材料需进行高压消毒处理。

（2）销毁工作由实验室技术工人于污物处理间进行，实验安全员负责监督。

（3）取出需销毁的菌、毒种及培养物，进行标签核对、样本审查等工作，然后置于专用的有盖密闭的装载容器内。使用专用的高压消毒器进行处理。高压消毒条件：温度121℃，内压0.125MPa，具体操作请参见"高压消毒器使用说明"。

（4）需销毁的物资于高压消毒后，置于专用的标有"生物危险"的黄色垃圾袋中，由医院专门人员收集处理。

（5）填写"污染废弃物品高压灭菌记录表"。

第七条 实验室生物安全管理小组负责对菌毒种及标本等感染性材料的管理，定时对相应记录进行审核。

第八条 如在对菌毒种及标本等感染性材料的运输、接收、处理、保存和销毁等过程中出现紧急安全事件，请参照"七、意外事件处理与报告制度"。

三、员工健康管理制度

第一条 本制度适用于实验室的所有工作人员。

第二条 实验室新聘人员在入职时需提交个人体检表，详细登记个人资料、既往病史及疫苗接种情况，并放入员工档案留档。

第三条 实验室工作人员每两年进行一次常规体检，项目包括实验室检查（乙肝两对半、丙肝、HIV抗体、肝肾功、痰涂片查结核分枝杆菌）、色盲检查、视力检查、B超、胸部X线检查等。

第四条 若实验室工作人员出现不适或相应临床症状，须前往急诊科或相应临床科室就诊，进行详细的体格检查及医疗评估，相关资料放入员工档案留档。

第五条 实验室员工在进行临床技术操作时，须严格按照标准操作程序执行，同时加强个人防护。若发生生物安全紧急事件，按照"七、意外事件处理与报告制度"执行。

第六条 实验室设立专人负责员工健康档案的设立、管理，生物安全管理小组负责监督执行。

四、生物安全工作自查制度

第一条 本制度适用于本实验室每年2次的生物安全自查工作，自查内容包括实验室工作流程、仪器、安全设备设施、安全用具、实验室人员等。

第二条 实验室生物安全自查工作由实验室生物安全管理小组组织实施，所有工作人员配合执行。对实验室所有安全设备设施及用具的适用性、安全性和可操作性进行检查和评估，根据实验室需要，对现有安全设备设施进行位置、数目的调整，增添或撤销安全设备设施。评估和定期考核实验室工作人员安全意识、技术操作安全性等。

第三条 实验室生物安全管理小组对自查工作过程进行监督，对自查结果进行评价和处理。对于自查不合格的设备设施，须及时进行维护和更换；对于自查不合格的人员，须及时进行相关培训并加以考核，考核合格后方可上岗。待自查不合格的相关环节处理完毕后，生物安全管理小组需组织人员对整改项目进行重新评估，合格后方可开展临床实验。

第四条　除定期进行整改自查工作外，可不定时对实验室临床工作的各个环节（包括工作流程、安全设备设施、实验人员等）进行抽查评估，对不合格环节的处理同第三条。

五、实验室资料档案管理制度

第一条　本制度适用于实验医学科及本实验室编写的质量体系文件（包括质量手册、各种程序性文件、作业指导书及其记录）、外部来源文件（包括医院下发文件、教科书、专业杂志、软件、图片、法律法规、标准、参考资料等）及档案的编写、启用、保存、阅读、修改、回顾、作废及销毁等程序。

第二条　实验室新建文件（包括质量手册、各种程序性文件、作业指导书）须按照"文件控制程序"进行编写、编号，首页加盖"内部受控文件"印章，同时经实验室主任审批签字后方可启用。新进员工须提交相关资料完善个人档案。

第三条　实验室的质量体系文件（包括质量手册、各种程序性文件、作业指导书、生物安全手册等）应一式两份，一份保存在科室文件柜，另一份保存在实验室工作台。各种记录应保存在相应的实验工作台或仪器设备旁。各种外部来源文件及档案需保存在科室文件柜，并由专人负责。

第四条　实验室人员（包括工作人员、实习生、进修生、研究生等）在阅读各类文件（主要是质量体系文件）后，需在"文件阅读记录单"上签字。

第五条　经审定公布的正式文件，任何部门及人员不得以任何形式改变其内容。任何工作人员都可以提出对文件进行修改，将提出的修改意见填写在"文件修改意见表"中，由文件批准人对建议进行审核确认后进行修改。文件更改后的审核、批准由原文件审核、批准人执行。修订或改版后的文件按原发放的范围和方式发放，同时收回作废文件，加盖"作废"印章并填写"文件发放与回收记录"。

第六条　本实验室编写的质量体系文件（包括质量手册、各种程序性文件、作业指导书及其记录）须由实验室负责人定期进行回顾审核并签字，以保证其有效性和适用性，至少每年一次。

第七条　当新版文件得到审批、执行或文件破损无法适用后申请领用新文件时，回收所有失效或破损文件，在首页加盖"作废"印章，填写作废日期，同时归档存放，以免使用失效文件。回收文件时应注意其数量和内容的完整性，并记录于"文件发放与回收记录"相应文件栏目中。

第八条　文件作废后应至少保存两年（特殊文件按相关规定），其后由文件管理人员及时销毁，并填写"文件销毁记录表"。

第九条　本实验室的文件资料管理设立专人负责，人员档案管理业设立专人负责，生物安全管理小组对此进行监督指导。

六、生物安全管理及实验人员的培训和考核制度

第一条　本制度适用于实验室人员（包括实验室工作人员、管理人员、学生、进修生、协作人员、访问学者和参观访问人员以及其他因工作需要进入实验室的人员）的安全培训和考核。

第二条　实验室指定安全员负责实验室固定工作人员的安全培训，培训内容应包括但不仅限于：

（1）实验室生物安全基础知识。

（2）生物安全相关法规、标准以及本单位实验室生物安全管理规章制度。

（3）国家相关标准、规范。

（4）实验室生物安全通用要求和专业要求。

（5）实验室生物安全操作和防护技能。

（6）专业知识和技能培训，充分了解工作内容及潜在危险。

（7）实验室环境设施、仪器设备的技术参数和操作规程。

（8）紧急情况下正确的应对措施。

第三条　培训结束后的考核可以是笔试、现场考核、口试等，考核记录应保存在科室文件柜中。

第四条　经安全培训并考核合格者方可进入实验室。

第五条　科室工作人员的安全培训记录应保存于员工档案中，考核记录统一保存。

七、意外事件处理与报告制度

第一条　本制度适用于本实验室发生的意外事件、安全紧急事件等的处理与报告。

第二条　意外事件报告程序：

（1）生物样本被盗报告程序：若发生具有传染性、破坏性和致病性的生物样本（如菌种、艾滋确证样本）被盗时，相关责任人立即向实验室生物安全管理小组报告具体情况，再向实验医学科主任报告，进一步向医院感染管理科和保卫部报告。

（2）生物样本丢失报告程序：若发生具有传染性、破坏性、转移性和致病性的生物样本（如菌种、艾滋确证样本）泄漏时，相关负责人立即向实验室主任报告具体情况，由实验室主任向大科主任报告，进一步向医院感染管理科报告。

第三条　意外事件处理程序：

（1）当生物安全意外事件发生后，现场的工作人员应立即将有关情况通知生物安全管理小组，小组成员到达现场后，对现场进行事故的调查和评估，按实际情况及自己工作职责进行应急处置。

（2）如果发生培养细菌及菌液溢出、含菌种的培养管破裂等，造成中、小面积污染，可用比污染面积大 25％以上的吸水纸覆盖污染区域，戴手套、用镊子清除污染吸水纸，并弃置于黄色塑料袋中密闭袋口；然后喷洒 2g/L 消毒液或 75％乙醇于残迹处，浸泡15~30分钟，被污染的器械、容器等立即浸泡于 75％乙醇中 2 小时，实验完成后再进行高压消毒处理。

（3）具有潜在重大生物危害性气溶胶的释出、生物样本泄漏造成大面积污染时，应立即停止实验并关闭实验室，对污染区域进行紫外的照射消毒过夜；第二天对污染区进行 24 小时封闭空气熏蒸消毒（乙醛消毒法：5ml 乙醛＋2g/m³ 高锰酸钾）。

（4）在事故发生后 24 小时内，事件当事人和科室写出事故经过和危险评价报告组长，组长向实验医学科主任报告，同时由科主任向医院感染主管部门报告，并记录归档。报告内容至少包括事件的发展与变化、处理进程、事件原因或可能因素，已经或准备采取的整改措施。

（5）若员工发生实验感染，如污染物溅落到身体表面，或割伤、刺伤、烧伤、烫伤等情况发生，应立即停止实验工作进行紧急处理。暴露人员需接受医学咨询和隔离观察，并采取适当的预防治疗措施，应急小组立即与人员家长、家属进行联系，通报情况，做好思想工作，稳定其情绪。

（6）善后处置。对事件发生场所、废弃物、设施进行彻底消毒，对生物样本迅速销毁；组织专家查清缘由；对周围一定距离范围内的植物、动物、土壤和水环境进行监控，直至解除封锁。对于人畜共患病的致病微生物样品，应对事件涉及的人群进行强制隔离观察。

（7）调查总结。事故发生后要对事故原因进行详细调查，做出书面总结，认真吸取教训，做好防范工作。事件处理结束后 10 个工作日内，应急小组组长向科主任做结案报告，主任向医院感染主管部门报告，包括事件的基本情况、事件发生的原因、应急处置过程中各阶段采取的主要措施及其功效、处置过程中存在的问题及整改情况，并提出今后对类似事件的防范和处置建议。

第四条　生物安全管理小组负责意外事件的处理和报告程序。

八、实验室安全保卫制度

第一条　本制度适用于实验室人员、物资、临床样本、文件资料等的安全保卫工作。

第二条　实验室对临床样本、文件资料、仪器设备及其他物资均设立专人负责保存管理，直接向生物安全管理小组负责。

第三条　实验室可以指定重要物资由库房上锁保存；临床样本由专柜上锁保存；文件资料由文件柜上锁保存。工作人员轮流对实验室进行 24 小时值守。

第四条　实验室配合医院保卫科及当地消防中队进行定期消防检查，排除隐患。

第五条　实验室外通道处均设立监控系统，由医院保卫科进行 24 小时值守。

第六条　加强实验室人员的安全培训，提高防火、防盗安全意识。定期组织消防演习、地震演习及涉恐演习等。

第七条　当实验室发生个人无法处理的安全事件时，及时通知医院保卫科。

第二节　静脉采血的职业防护

一、职业防护的概念

职业防护是指在工作中针对各种职业性有害因素采取的有效防护措施，以免受职业性有害因素的损伤或将损伤降至最低程度。

二、防护用品的分类及佩戴时机

（一）手套

医用防护手套的种类繁多，分为检查手套、无菌医用手套、医用X线防护手套等。检查手套属医用高分子材料制品，现有的检查手套一般是由聚乙烯（PE）制成，主要用于检查乳房、直肠、下肢动脉等。无菌医用手套属医用高分子材料制品，主要用于要求无菌条件的手术及检查。医用X线防护手套属医用射线防护用品，用于在介入治疗过程中和X线诊断中对抗散射X线，减低散射X线对人体的伤害。接触患者的血液、体液、分泌物、排泄物、呕吐物及污染物品时，应戴检查手套。进行手术等无菌操作、接触患者破损皮肤、黏膜时，应戴无菌手套。

（二）护目镜和面罩

在进行诊疗、护理操作，可能发生患者血液、体液、分泌物等喷溅时；近距离接触经飞沫传播的传染病患者时，应使用护目镜。为呼吸道传染病患者进行气管切开、气管插管等近距离操作，可能发生患者血液、体液、分泌物喷溅时，应使用全面型防护面罩。佩戴前应检查有无破损，佩戴装置有无松懈。每次使用后应清洁与消毒。

（三）口罩

口罩是指戴在口鼻部位用于过滤进入口鼻的空气，以达到阻挡有害的气体、气味、飞沫、病毒等物质的作用，以纱布或纸等材料做成的防护用品。

（1）口罩的分类：口罩分为医用口罩和非医用口罩及民用卫生口罩等。

（2）口罩的选择：根据佩戴的需要，从阻尘效率、密合程度、佩戴舒适度等方面选择适合自己的口罩。在一般诊疗活动中，可佩戴纱布口罩或外科口罩；手术室工作中或护理免疫功能低下患者、进行体腔穿刺等操作时应戴外科口罩；接触经空气传播或近距离接触经飞沫传播的呼吸道传染病患者时，应戴医用防护口罩。有心脏疾病或呼吸困难的患者，孕妇，佩戴口罩后头晕、呼吸困难和皮肤敏感的人群不适合佩戴口罩。

（四）隔离衣

接触经接触传播的感染性疾病患者如传染病患者、多重耐药菌感染患者等时；对患者实行保护性隔离时，如大面积烧伤、骨髓移植等患者的诊疗、护理时；可能受到患者血液、体液、分泌物、排泄物喷溅时，应穿戴隔离衣。

三、标准预防

（一）标准预防的概念

标准预防是认定病人的血液、体液、分泌物、排泄物均具有传染性，须进行隔离，不论是否有明显的血迹污染或是否接触非完整的皮肤与黏膜，接触上述物质者必须采取防护措施的一种预防手段。

（二）标准预防的特点

（1）既防止血源性疾病的传播，也防止非血源性疾病的传播。

（2）强调双向防护，既防止疾病从病人传至医务人员，又防止疾病从医务人员传至病人，因此既保护了医务人员，又保护了病人。

（3）根据各种疾病的主要传播途径，采取相应的隔离措施，包括接触隔离、空气隔离和微粒隔离（飞沫隔离）。

（三）标准预防的注意事项

（1）医务人员在医疗护理操作中，手部可能接触患者的血液、体液或者分泌物时应佩戴手套，戴手套可降低接触到的血液 50％以上。手术时戴双层手套可使内层手套被刺破的风险下降 60％～70％。

（2）血液或体液可能飞溅到医务人员面部时，应戴口罩、手套及护目镜。

（3）可能污染身体时，应戴口罩、戴手套及护目镜，穿隔离衣或围裙。

（4）在进行侵袭性操作时应保证充足的光线，同时规范操作防止锐器损伤。

（5）将输液导管与无针系统连接。

（6）使用非接触技术，不要直接传递锐器。

（7）使用真空采血系统

（8）禁止双手重新盖帽，应用重新盖帽装置。

（9）禁止用手取针头。

（10）针头使用后应立即丢入尖锐物收集箱，容器应为防漏、耐刺、密封的黄色收集盒。

（11）禁止将针头放置在床边、小车顶部。

（12）医务人员手部皮肤发生破损，在进行有可能接触病人血液、体液的诊疗和护理操作时必须戴双层手套。

第三节　职业暴露

一、职业暴露概述

职业暴露是指由于职业关系而暴露在危险因素中，从而有可能损害健康或危及生命的一种情况。医务人员职业暴露，是指医务人员在从事诊疗、护理活动过程中接触有毒、有害物质，或传染病病原体，从而损害健康或危及生命的一类职业暴露。医务人员职业暴露又分感染性职业暴露，放射性职业暴露，化学性（如消毒剂、某些化学药品）职业暴露，及其他职业暴露。

个人防护是指为了保护医疗卫生处理现场医务人员免受化学和生物危害而使用的防护装置。接触不同传播途径感染源时医务人员个人防护用品的选择要求见表8-1。

表8-1　接触不同传播途径感染源时医务人员个人防护用品的选择要求

传播途径	个人防护用品类别							
	帽子	外科口罩	医用防护口罩	护目镜或防护面屏	手套	隔离衣	防护服	鞋套或防水靴
接触传播预防措施	+	±a	－	±a	+	±b	－	±c
飞沫传播预防措施	+	+	±	+	+	+	±d	±c
空气传播预防措施	+	－	+	+	+	+	±d	±c

注："+"指需采取的防护措施。"－"根据工作需要可采取的防护措施。
　　a. 预计可能出现血液、体液、分泌物、排泄物喷溅时使用。
　　b. 大面积接触患者或预计可能出现血液、体液、分泌物、排泄物喷溅时使用。
　　c. 接触霍乱、SARS、人感染高致病性禽流感、埃博拉病毒等疾病时按需使用。
　　d. 为疑似或确诊感染经空气传播疾病的患者开展产生气溶胶的操作时按需使用，如人感染高致病性禽流感、埃博拉病毒病等。

二、针刺受伤的预防

针刺受伤的预防措施包括：

（1）避免用手给已打开或已使用的有针头的注射器再戴上套。

（2）避免弄弯已打开或已使用的注射器针头。

（4）不能将已打开或已使用的有针头的注射器或针头随意摆放。

（5）在使用针头等尖锐物时，尖锐端不能随意对准自己或者其他人，以免造成意外伤害。

（6）已使用的针头注射器、针头在丢弃时，必须放入锐器盒。锐器盒的弃置，必须遵循"生物危险废弃物处理程序"。

三、针刺受伤的处理及汇报

（1）若员工被污染的针头或尖锐物刺伤或者有皮肤、黏膜接触病人血液、体液时，如有伤口首先轻轻由近心端向远心端挤压，尽可能挤出损伤处的血液，再用肥皂水和流动水进行冲洗。皮肤、黏膜接触病人血液、体液时，直接用肥皂水或流动水清洗被污染的皮肤。

（2）受伤部位的伤口冲洗后，应用消毒液进行消毒和包扎；需要时到急诊科进行伤口处理。有可疑传染源或传染源时做 HBV、HCV 及 HIV 检测。

刺伤或者有皮肤、黏膜接触病人血液、体液经上述处理后，及时向医院感染管理科报告。

（3）根据医院血源防护专家评估小组的评估和处理建议，到急诊科进行相应处理。最后做好员工意外伤害事件记录。

第四节　手卫生

一、手卫生概述

手卫生为医务人员在从事职业活动过程中的洗手、卫生手消毒和外科手消毒的总称。手卫生是全球公认的预防控制医院感染最简单、有效和经济的措施之一。手卫生作为标准预防的措施之一，对预防和控制院内感染发挥着重要的作用。洗手是指医务人员用流动水和洗手液（肥皂）揉搓冲洗双手，去除手部皮肤污垢、碎屑和部分微生物的过程。卫生手消毒是指医务人员用手消毒剂揉搓双手，以减少手部暂居菌的过程。外科手消毒是指外科手术前医护人员用流动水和洗手液揉搓冲洗双手、前臂至上臂下 1/3，再用手消毒剂清除或者杀灭手部、前臂至上臂下 1/3 暂居菌和减少常居菌的过程。

二、手卫生设施

（一）洗手与卫生手消毒设施

医疗机构应设置与诊疗工作相匹配的流动水洗手和卫生手消毒设施，方便医务人员使用。包括非手触式水龙头、洗手液（肥皂）以及干手用品或设施。手消毒剂宜选用一次性包装。

（二）外科手消毒设施

应配置专用洗手池，洗手池设置在手术间附近，水池大小、高度适宜、防止冲洗水溅出，池面光滑无死角，易于清洁。洗手池应每日清洁与消毒。每 2~4 个手术间应独立设置 1 个洗手池，水龙头应为非手触式，同时配备清洁指甲的用品及揉搓用品（如配备刷毛柔软的手刷）。手消毒剂宜选用一次性包装，出液器应选用非手触式。

外科手消毒应配备干手用品，并符合以下要求：

（1）手消毒后应用灭菌后的布巾干手，布巾应一人一用。

（2）重复使用的布巾，用后应清洗、灭菌并按要求储存。

（3）盛装布巾的包装物为一次性使用，如使用可复用容器应每次清洗、灭菌。开包后效期为 24 小时。

三、洗手与卫生手消毒

（一）洗手与卫生手消毒的指征

1. 应洗手和（或）使用手消毒剂进行卫生手消毒的情况

（1）接触患者前。

（2）清洁、无菌操作前（包括进行侵入性操作前）。

（3）暴露于患者体液后，包括接触患者黏膜、伤口或破损皮肤、体液、血液、分泌物、伤口敷料、排泄物等。

（4）接触患者后。

（5）接触患者周围环境后，包括接触患者周围的用具、医疗相关器械等物体表面后。

2. 应洗手的情况

（1）当手部有血液或其他体液等肉眼可见的污染时。

（2）可能接触艰难梭菌、肠道病毒等对速干手消毒剂不敏感的病原微生物时。

3. 手部没有肉眼可见污染情况下的手卫生

手部没有肉眼可见污染时，宜选用手消毒剂进行卫生手消毒。

4. 医务人员应先洗手，然后进行卫生手消毒的情况

（1）接触传染患者的血液、体液和分泌物以及被传染性病原微生物污染的物品后。

（2）直接为传染病患者进行检查、治疗、护理或处理传染病患者污染物之后。

（二）洗手与卫生手消毒方法

1. 医务人员洗手方法（图 8-1）

（1）在流动水下，淋湿双手。

（2）取适量洗手液（肥皂），均匀涂抹至整个手掌、手背、手指和指缝。

（3）认真揉搓双手至少 15 秒，注意清洗双手所有皮肤，包括指背、指尖和指缝，具体揉搓步骤：

①掌心相对，手指并拢，相互揉搓。

②手心对手背沿指缝相互揉搓，交换进行。

③掌心相对，双手交叉指缝相互揉搓。

④弯曲手指关节在另一手掌心旋转揉搓，交换进行。

⑤一手握另一手大拇指旋转揉搓，交换进行。

⑥将五个手指尖并拢放在另一手掌心旋转揉搓，交换进行。

⑦旋转揉搓手腕，交换进行。

（4）在流动水下彻底冲净双手，擦干。（擦干宜用纸巾）

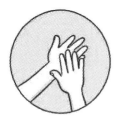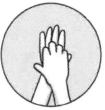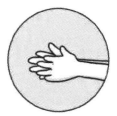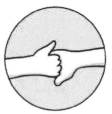

掌心搓掌心　　　手指交错，掌心搓　　手指交错，掌心　　两手互握，互擦
　　　　　　　　手背，两手互换　　搓掌心　　　　　　指背

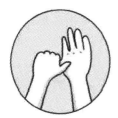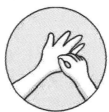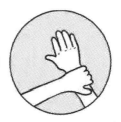

拇指在掌中转动，　　指尖摩擦掌心，　　一手旋转揉搓另一
两手互换　　　　　　两手互换　　　　　的手腕部、前臂，直
　　　　　　　　　　　　　　　　　　　至肘部；交替进行

图 8-1　医务人员洗手方法

2. 医务人员卫生手消毒。

医务人员卫生手消毒遵循以下方法：

（1）取适量的手消毒剂于掌心，均匀涂抹双手。

（2）按洗手方法的步骤进行揉搓。

（3）揉搓至手部干燥。

（三）手消毒剂的选择

卫生手消毒时首选速干消毒剂，过敏人群可选用其他手消毒剂。针对某些对乙醇不敏感的肠道病毒感染时，应选择其他有效的手消毒剂。

（四）注意事项

戴手套不能替代手卫生，取下手套后应进行手卫生消毒。

四、外科手消毒

（一）外科手消毒原则

外科手消毒应遵循以下原则：

（1）先洗手后消毒。

（2）不同患者手术之间、手套破损或手被污染时，应重新进行外科手消毒。

（二）外科洗手的方法与要求

（1）洗手之前应先摘除手部饰物，修剪指甲，指甲长度不超过指尖。

（2）取适量的洗手液清洗双手、前臂和上臂下 1/3，并认真揉搓。清洁双手时，可使用清洁指甲用品清洁指甲下的污垢和使用揉搓用品清洁手部皮肤皱褶处。

（3）流动水冲洗双手、前臂和上臂下 1/3。

（4）使用干手用品擦干双手、前臂和上臂下 1/3。

（三）外科冲洗手消毒的方法和要求

按照外科洗手的方法和步骤完成外科洗手。

取适量的手消毒剂涂抹至双手的每个部位，前臂和上臂下 1/3，并认真揉搓 3~5 分钟。

在流动水下从指尖向手肘单一方向地冲净双手、前臂和上臂下 1/3，用经灭菌的布巾彻底擦干。

冲洗水应符合《生活饮用水卫生标准》（GB 5749—2006）的规定，冲洗水质达不到要求时，手术人员在戴手套前，应用速干手消毒剂消毒双手。

手消毒剂的使用量、使用方法及揉搓时间应遵循产品的使用说明。

（四）外科免冲洗手消毒

（1）按照外科洗手的方法及要求完成外科洗手。

（2）取适量手消毒剂于左手掌上。

（3）将右手手指尖浸泡在手消毒剂中。

（4）将手消毒剂涂抹在右手、前臂及上臂下 1/3，确保通过环形运动环绕前臂至上臂下 1/3，将手消毒剂完全覆盖皮肤区域，持续揉搓 10~15 秒，直至消毒剂干燥。

（5）取适量的手消毒剂在右手掌上，在左手重复以上过程。

（6）取适量手消毒剂在手掌上。

（7）揉搓双手直至手腕，揉搓方法按照医务人员洗手方法进行，揉搓至手部干燥。

（8）手消毒剂的使用量、使用方法及揉搓时间应遵循产品的使用说明。

五、手卫生的监测

（一）监测要求

医疗机构应每季度对产房、手术室、骨髓移植病区、新生儿室、血液透析中心、烧伤病区等部门的医务人员进行手卫生消毒效果的监测。当怀疑暴发医院感染与医务人员手卫生有关时，应及时进行监测，并进行相应病原微生物的检测，采样时间为在工作中随机采样。

医疗机构应定期进行医务人员手卫生依从性的监测与反馈，依从性的监测用手卫生依从率来表示。手卫生依从率的计算方法：手卫生依从率＝实际执行手卫生时机数/应执行手卫生时机数×100%。

（二）监测方法

（1）采取直接观察法。在日常的医疗护理活动中，在观察对象不知情的前提下，观察并记录医务人员手卫生时机及执行的情况，计算手卫生依从率，以评估手卫生的依从性。

（2）由受过专业培训的人员进行观察。

（3）观察应选择具有代表性的观察区和时间段，观察时间不宜超过 20 分钟。

（4）观察内容：

1）记录每次观察的日期及起止时间、观察地点及观察人员。

2）观察记录的每个手卫生时机，包括被观察人员类别（医生、护士、护工等）、手卫生指征、是否执行手卫生以及手卫生的方法。

3）可同时观察手套佩戴情况、手卫生方法正确性及错误的原因。

4）观察人员可同时观察 3 名医务人员，一次观察一名医务人员不超过 3 个手卫生时机。

5）计算出手卫生依从率并进行反馈。

第五节　医疗废物处理

医疗废物是指医疗卫生机构在医疗、保健、预防以及其他相关活动中产生的具有直接或者间接感染性、毒性以及其他危害性的废物。医疗废物中可能含有大量病原微生物和有害化学物质，甚至会有损伤性和放射性物质，因此医疗废物是引起疾病传播或相关公共卫生问题的重要危险性因素。

一、医疗废物的分类

（一）感染性废物

感染性废物是指携带病原微生物、具有引发感染性疾病传播危险的医疗废物，包括被病人血液、体液、排泄物污染的物品，如棉球、棉签、引流棉条、纱布及其他各种敷料、一次性使用卫生用品、其他物品；各种废弃的医学标本、血液、血清等；废弃的被服；使用后的一次性医疗用品及一次性医疗器械；医务人员用后的一次性口罩、帽子、手术衣；病原体的培养基、标本和菌种、毒种保存液；传染病病人、疑似传染病及多重耐药菌病人产生的生活垃圾。

（二）损伤性废物

损伤性废物是指能够刺伤或割伤人体的废弃医用锐器，包括医用针头、缝合针、解剖刀、手术刀、备皮刀、手术锯、载玻片、玻璃试管、玻璃安瓿等。损伤性废物必须装入锐器盒内。

（三）病理性废物

病理性废物是指在诊疗过程中产生的人体废弃物和医学试验动物尸体，包括手术及其他诊疗过程中产生的废弃的人体组织器官、医学实验动物的组织、尸体、病理切片后的人体组织、病理蜡片等。

（四）化学性废物

化学性废物是指具有毒性、易燃易爆性、腐蚀性的废弃化学物品，如废弃的化学试剂、化学消毒剂、汞温度计、汞血压计等。

（五）药物性废物

药物性废物是指过期、变质、淘汰或被污染的废弃药品，包括废弃的一般性药品，如抗生素、非处方类药品等；废弃的遗传毒性药物和细胞毒性药物，如致癌性药物硫唑嘌呤、苯丁酸氮芥、萘氮芥、环孢霉素、环磷酰胺、苯丙氨酸氮芥、司莫司汀、三苯氧胺、硫替派等；可疑致癌性药物，如顺铂、丝裂霉素、阿霉素、苯巴比妥等；免疫抑制剂；废弃的疫苗、血液制品等。

二、医疗废物处理流程

医疗废物的处理流程包括：

（1）将医疗废物分类放置于专用包装物或容器内，确保包装物或容器无破损、渗漏和其他缺陷，破损的包装应按医疗废物处理。医疗废物专用包装物、容器，应当有明显的警示标识和警示说明。

（2）医疗废物盛放不能过满，大于 3/4 时就应封口，封口紧实严密，注明科室和数量。

（3）运送时防止流失、泄露和直接接触身体；运送医疗废物应使用清洁的专用运送工具，防渗透、放遗撒、无锐利边角、易于装卸。各种包装和运送工具应有专用医疗废物标识。发生医疗废物流失、泄漏、扩散时，医疗卫生机构和医疗废物集中处置单位应当采取减少危害的紧急处理措施，为可能受害人员提供医疗救护和现场救援；同时向所在地的县级人民政府卫生行政主管部门、环境保护行政主管部门报告，并向可能受到危害的单位和居民通报。禁止通过铁路、航空运输医疗废物。有陆路通道的，禁止通过水路运输医疗废物；没有陆路通道必须经水路运输医疗废物的，应当经辖区的市级以上人民政府环境保护行政主管部门批准，并采取严格的环境保护措施后，方可通过水路运输。禁止将医疗废物与旅客在同一运输工具上载运。禁止在饮用水源保护区的水体上运输医疗废物。

（4）将医疗废物放置于暂存处，不得露天存放，并设专人负责管理。禁止在非贮存地点倾倒、堆放医疗废物或者将医疗废物混入其他废物和生活垃圾。

（5）做好登记，内容包括来源、种类、重量和数量、交接时间、最终去向及经办人签名等，资料保存三年。

（6）对垃圾暂存处、设施及时清洁和消毒处理，禁止转让买卖医疗废物。医疗废物的暂时贮存设施、设备，应当远离医疗区、食品加工区和人员活动区以及生活垃圾存放场所，并设置明显的警示标识和防渗漏、防鼠、防蚊蝇、防蟑螂、防盗以及预防儿童接触等安全措施。

（7）医疗垃圾存放时间不得超过2天，每日工作结束后对运送工具进行清洁消毒。

（8）利用和改造现有固体废物处置设施和其他设施，对医疗废物集中处置，并达到基本的环境保护和卫生要求。

三、医疗废物集中处置单位的要求

1. 医疗废物集中处置单位的设置要求

从事医疗废物集中处置的单位应当向县级以上人民政府环境保护行政主管部门申请领取经营许可证；未取得经营许可证的单位，不得从事有关医疗废物集中处置的活动。

2. 医疗废物集中处置单位应满足的条件

医疗废物集中处置单位应符合下列条件：

（1）具有经过培训的技术人员以及相应的技术工人。

（2）具有负责医疗废物处置效果检测、评价工作的机构和人员。

（3）具有符合环境保护和卫生要求的医疗废物贮存、处置设施或者设备。

（4）具有保证医疗废物安全处置的规章制度。

3. 医疗废物集中处置单位设施设置

医疗废物集中处置单位的贮存、处置设施，应当远离居（村）民居住区、水源保护区和交通干道，与工厂、企业等工作场所有适当的安全防护距离，并符合国务院环境保护行政主管部门的规定。

4. 医疗废物集中处置频率

应当至少每 2 天到医疗卫生机构收集、运送一次医疗废物，并负责医疗废物的贮存、处置。

5. 医疗废物的运送及处置

医疗废物集中处置单位运送医疗废物，应当遵守国家有关危险货物运输管理的规定，使用有明显医疗废物标识的专用车辆。医疗废物专用车辆应当达到防渗漏、防遗撒以及其他环境保护和卫生要求。运送医疗废物的专用车辆不得运送其他物品。运送医疗废物的专用车辆使用后，应当在医疗废物集中处置场所内及时进行消毒和清洁。医疗废物集中处置单位在运送医疗废物过程中应当确保安全，不得丢弃、遗撒医疗废物。

6. 医疗废物集中处置的管理

医疗废物集中处置单位应当安装污染物排放在线监控装置，并确保监控装置经常处于正常运行状态。

7. 医疗废物集中处置要求

医疗废物集中处置单位处置医疗废物，应当符合国家规定的环境保护、卫生标准、规范。

8. 医疗废物集中处置的环境检测

医疗废物集中处置单位应当按照环境保护行政主管部门和卫生行政主管部门的规定，定期对医疗废物处置设施的环境污染防治和卫生学效果进行检测、评价。检测、评价结果存入医疗废物集中处置单位档案，每半年向所在地环境保护行政主管部门和卫生行政主管部门报告一次。

9. 医疗废物集中处置的收费情况

医疗废物集中处置单位处置医疗废物，按照国家有关规定向医疗卫生机构收取医疗废物处置费用。

10. 医疗废物集中处置的设施改良

各地区应当利用和改造现有固体废物处置设施和其他设施，对医疗废物集中处置，并达到基本的环境保护和卫生要求。

第九章 血液标本检验前质量控制与管理

第一节 概述

近年来，随着医学检验技术的飞速发展，准确无误的检验结果在临床疾病的诊断与治疗过程中发挥着越来越重要的作用，成为确保患者能够得到明确诊断和有效治疗的关键环节。检验结果的质量不仅仅取决于检验本身，还涉及检验全过程（total testing process，TTP）中的各个方面，包括检验前、检验中和检验后。而检验前的活动是引起临床实验室医疗差错最主要的环节，检验前质量控制是保证临床检验结果准确的重要基础，同时也是最易忽略的质量管理和控制环节。

检验前影响因素对检验结果的影响具有复杂性、隐蔽性、不可控性及责任不确定性四大特点。临床实验室应对检验前过程中的基本要素有清晰的认识，以运用适宜的质量管理体系及方法，对可能存在的风险因素进行有效管控，即检验前质量控制与管理。

一、定义

（一）检验前过程的定义

检验前过程（pre-examination processes）或分析前阶段（preanalytical phase）是指按时间顺序从医生提出检验申请至分析检验启动的过程，包括检验申请、患者准备和识别、原始样品采集、标本运送至实验室和实验室内传递及检验前标本预处理的全部过程。检验前过程中的大部分活动在实验室外完成，主要涉及临床医生、护士、患者、护工等不同人群，其涉及流程及潜在的风险因素多，质量较检验中、检验后阶段而言更难控制。

（二）质量和质量控制的定义

（1）质量（quality）：根据 ISO 9000—2008，质量是指一组固有特性满足要求的程度。体现了产品本身的特性，通常以"差""好""优秀"等描述该固有特性。

（2）质量管理（quality management）：在质量方面指挥和控制组织的协调活动，通常包括制定质量方针和质量目标。

（3）质量控制（quality control）：是质量管理的一部分，致力于满足质量要求，即患者和临床的预期用途。

二、血液标本检验前质量控制的重要性

检验结果的质量取决于整个检验全过程，即检验前、检验中和检验后所有阶段的所有活动，如检验项目的合理选择、合适的样本采集时间、适宜的检验方法、恰当的检测结果解释及基于结果做出的医学诊断和治疗决策等。在这些活动中，检验前各种因素，如患者状态、标本采集操作、标本运输、标本保存及检验前处理等各个环节对检验结果均会造成影响，是引起临床实验室医疗差错或事故最主要的来源，占实验室误差原因的60%～75%，同时也是患者和临床医生最常质疑、最容易被忽略的质量控制环节。

（一）内在需求

为使实验室提供的实验数据能被正确地应用于临床医学决策中，确保患者安全，有效地减少医疗纠纷及因检验结果导致的医疗差错或事故，更好地服务于临床与患者，实验室应该对检验全过程具备全面的质量控制观念，尤其是管控好占实验室误差原因比例最高的检验前因素。对检验前环节进行合格的质量控制，获得具有代表性的正确的生物样品（标本），是医生获得准确、可靠的诊断、治疗依据的重要基础。

（二）外在要求

国家发布相关卫生行业标准如《真空采血管及其添加剂》（WS/T 224—2002）、《临床化学检验血液标本的采集与处理》（WS/T 225—2002）、《临床微生物实验室血培养操作规范》（WS/T 503—2017）等，其中《临床微生物实验室血培养操作规范》从血液采集、检验申请、采集时间、采集套数、采集量、采集方法等方面均做出了明确的规范化要求。

《三级综合医院评审标准实施细则（2011 年版）》中第四章十六"临床检验管理与持续改进"下规定三级综合医院应由科主任与具备资质的质量控制人员组成质量与安全管理小组，制定质量与安全管理计划和质量控制指标，开展质量管理工作。达到"合格"标准的三级综合医院应该"有质量与安全监控治疗，并定期进行量化评估"，达到"良好"标准的三级综合医院，还需要达到"质量体系完整，质量与安全监控指标覆盖全面，能监控分析前、中、后关键流程"的要求。

中国合格评定国家认可委员会（CNAS）发布的《ISO15189：2012 医学实验室质量和能力认可准则》对检验前过程分别从申请单信息、原始样品采集和处理、采集前活动的指导、采集样品的运送、样品的接收、检验前处理、准备和储存方面做出了相关要求。

综上所述，检验前质量管理与控制是临床医学实验室质量保障体系中非常关键的环节之一，应正确提高检验前活动中相关人员（患者、家属、医生、护士、护工）对标本采集质量控制的认知度，切实做好检验前所有环节的质量管控，如此才能确保临床医生得到准确可靠的实验室数据，用作诊断、治疗的重要依据。

第二节　血液标本检验前质量控制的重要环节

一、实验室外部质量控制

（一）样品采集前质量控制

1. 检验项目的生物学变异

（1）生物学变异的定义：临床实验室对同一人员进行多次检测，其实验室结果往往会随着时间的不同而不断变化，而此类变化与其性别、年龄、饮食习惯、生理状态等诸多因素有关。这种由非病理学因素引起的人体内环境改变叫作生物学变异（biological variability）。

（2）生物学变异的分类：①根据来源不同分为个体变异和个体间变异；②根据其在临床实验室检验进程不同分为分析前生物学变异（CV_p）和分析生物学变异（CV_A）。

（3）分析前生物学变异。正确的检验结果对于患者疾病的诊断、治疗以及疗效观察具有非常重要的价值，但临床检验结果常常受到个体因素以及标本采集、运送、处理等多种分析前因素的影响。临床医护人员、检验人员只有充分认识到各种影响因素，才能最大限度地减少分析前因素对检验结果的影响，确保检验结果准确可靠，并为患者提供检验结果的合理解释及临床应用服务。个体因素引起的生物学变异见表9-1，标本采集、运送、处理与储存引起的生物变异见表9-2。

表9-1　个体因素引起的生物学变异

类别	检验项目
年龄	儿童碱性磷酸酶的活性较成年人增高，新生儿红细胞数量、总胆红素和间接胆红素水平均较成年人高
性别	男性高于女性：甘油三酯、胆红素、转氨酶、肌酐、尿酸、尿素氮、碱性磷酸酶、胆碱酯酶等； 女性高于男性：网织红细胞、铜、高密度脂蛋白－胆固醇等
饮食	高脂饮食会引起血清甘油三酯明显增高，高蛋白饮食会升高血氨、尿酸和尿素；而长期素食者其低密度脂蛋白－胆固醇、极低密度脂蛋白－胆固醇均降低
运动	剧烈运动可引起碱性磷酸酶、尿酸、清蛋白、糖、无机磷、尿素、胆红素、天门冬氨酸氨基转移酶等升高
刺激	咖啡因、乙醇、香烟、维生素C等影响血液和生化检验中的许多指标
妊娠	妊娠中后期葡萄糖、甘油三酯、总胆固醇、甲胎蛋白、铜蓝蛋白增加，而锌、铜、铁等降低

表 9-2 标本采集、运送、处理与储存引起的生物学变异

项目	检测项目
采集时的环境情况	吵闹的环境和公开暴露的空间会使患者产生紧张情绪而影响较多的生化和血液检测指标
采集时间	血糖、血脂、激素等生化指标受空腹和昼夜节律影响较大
体位	总蛋白、酶、完全或部分结合的大分子物质（铁、类固醇及甲状腺激素类），站位采集的标本检测结果较卧位采集得出的结果约高出 10%，坐位采集的样品结果介于两者之间
标本类型	毛细血管血和静脉血检测出的葡萄糖结果不等同，毛细血管血和动脉血标本的氧分压不等同
采集准备	抗凝管的使用让血清和血浆中部分成分的检测结果产生不同。血清的钾、乳酸脱氢酶及磷酸盐含量较高，这可能是由血凝块的形成和收缩所致；长时间止血带的使用迫使小分子物质和水分从血管内渗透出来，留下大分子物质，造成血流停滞，使部分检测结果升高
运送时间	未及时送检，标本中的葡萄糖会很快降解；标本在离心前长时间的储存会造成血清钾、磷酸盐、天门冬氨酸氨基转移酶及乳酸脱氢酶含量增高
分析前储存	标本分析前必须得到适当的储存：如需检测胆红素的标本储存时必须避光，检测 CO_2 的标本尽量减少空气对总浓度及其他物质的影响；为了确保分析物的稳定性，一些标本必须在分离后快速冷冻

2. 患者状态对检验结果的影响

对检验结果能够产生影响的因素很多，包括饮食、吸烟、饮酒、药物、生理周期、年龄、性别、昼夜节律、女性生理周期及妊娠等，临床医生在标本采集及分析相关指标的检测结果时，需要考虑这些因素对检测结果的影响。

（1）饮食。饮食是为人体提供能量的途径，但是餐后时间的长短、饮食结构及食物种类对部分检验指标存在一定的影响，患者在进行相关检测前应遵循医嘱。采血前一天保持平时的饮食习惯，避免饮咖啡、浓茶及酒类。多数试验，尤其是血液学检查，采血前应空腹 8~12 小时，因为吸收的饮食成分不仅可以直接影响吸光度测定（如甘油三酯造成的浑浊），而且还可以改变血液成分，影响检验结果。饮食因素对部分检验指标的影响如下：

①餐后时间。正常饮食后，各种食物被消化吸收，血液中的葡萄糖、血脂会随之升高，胰岛素由于高葡萄糖的刺激也会升高，这些影响都与餐后时间直接相关，而常见检测指标参考范围的建立都是基于空腹健康人，所以应注意餐后时间对检测结果的影响。

②饮食结构及食物种类。例如，高蛋白可使血尿素氮和肌酐增高；高核酸食物如动物内脏可致尿酸明显升高；高脂肪饮食可使外源性乳糜微粒及甘油三酯升高，还会影响肝功能和免疫球蛋白等的测定。

③饥饿。空腹是指餐后时间超过 8 小时，但有些患者由于种种原因空腹时间过长，达到饥饿状态，这对检测结果也会产生一定的影响。空腹超过 16 小时可使血液中多种检测指标发生改变，如葡萄糖、胆固醇、甘油三酯、载脂蛋白、尿素氮降低，而肌酐、

尿酸、胆红素、脂肪酸以及尿液中的酮体的含量会上升。应指导患者避免饥饿对检验结果的影响。

（2）运动。运动对检验结果的影响根据其机制可分为两方面，一方面运动可通过出汗及呼吸改变人体内液体容量及分布；另一方面，剧烈运动可使人体处于应激状态，使白细胞、血红蛋白、肾上腺素、糖皮质激素、胰岛素浓度发生改变。为了减少运动对检验结果的影响，一般主张在清晨采血，住院患者可在起床前采血，匆忙起床到门诊采血的患者应至少休息 15 分钟后再采血。

（3）吸烟。长期吸烟可导致机体发生一些生物化学及细胞学的变化。吸烟除引起肾上腺素、醛固酮、癌胚抗原和皮质醇等物质浓度增高外，还可导致血红蛋白浓度、白细胞和红细胞数量、平均红细胞容积增高。此外，吸烟可降低高密度脂蛋白－胆固醇的浓度，并使嗜酸性粒细胞减少。

（4）饮酒。饮酒可产生短期及长期效应，短期效应指在饮酒后 2~4 小时产生的效应，包括血糖水平降低、乳酸水平升高、血清 AST 及 ALT 活性升高等。检测前医生应嘱咐患者禁酒。长期饮酒可使血清中的肝酶如 GGT 等活性增加，如果患者 GCT 略微偏高需要考虑是否为其长期饮酒所致。

（5）药物。很多药物进入人体后可通过诱发体内特定的生理效应对体外分析方法形成干扰，影响某些检验项目的结果。在分析药物对检验结果的影响中，应重点注意药物竞争性与蛋白结合的高亲和力及是否与蛋白质发生交叉反应，以及使用抗生素对微生物培养结果的影响。

（6）年龄和性别。某些血清生化指标浓度如碱性磷酸酶具有年龄相关性，这种相关性源于多种因素，如器官和系统的功能成熟程度、机体含水量和体重。在特定情况下，甚至在确定参考范围时也必须要考虑这些差异。

（7）女性生理周期及妊娠。女性由于其特殊的生理周期，性激素水平随月经周期而不断地发生变化；在妊娠的不同阶段，由于胎儿快速生长的需要，孕妇体内部分激素检测结果也与正常女性相异，甚至形成独特的"妊娠参考区间"。临床医生在分析检验结果时，应充分考虑女性生理周期及妊娠的影响。

（8）昼夜节律。部分检验项目随时间变化呈周期性改变。如葡萄糖、钾、铁等存在日内变化，睾酮和甲状腺激素等激素的分泌有明显的时间节律变化，皮质醇的分泌也呈现出昼夜节律。在分析检验结果时需要考虑标本采集时间。

（9）采血体位。人体分别处于站立位、坐位及卧位时，伴随着体内电解质及水分在血管及组织间隙之间的流动，一些不能通过血管壁的大分子物质浓度会发生变化，如蛋白质、酶类等。可以通过血管壁的小分子物质浓度不受体位的影响，如葡萄糖。另外，在进行动脉血气分析及检测二氧化碳分压和氧分压时应注意卧位的检测结果比坐位和站立位高。为了减少体位对检验结果的影响，护理人员在采血时应嘱咐患者尽量固定体位，如有可能，应备注体位信息，尤其是对长期卧床的患者。

3. 检验项目的选择

临床医生在"住院/门诊医师工作站"开具检验申请单或者电子申请单，检验申请包括患者信息、检验项目、医生信息、申请时间和临床诊断等。

（1）检验项目选择原则。

随着科学水平的发展，医学实验室能够提供的检验项目越来越多，每一种检验项目都有不同的临床意义，可用于疾病的筛查、诊断、鉴别诊断以及治疗或者术后疗效观察及预后判断。医学检验结果的有效性及临床价值，不仅取决于检验人员的操作技术，与临床医生合理选择检验项目也有重要关系。临床医生在了解检验项目的基本信息后，应结合患者的病情选择合适的检验项目，遵循针对性、有效性、时效性和经济性四个方面的原则。

1）针对性，是指选择的检测指标要符合临床医生的诊疗目的。由于一种疾病相关的检测指标有很多，选择时一定要根据目的选择有价值的特定试验。如了解糖尿病患者过去1~2月血糖的控制情况，可选择糖化血红蛋白。如怀疑肝癌，则选择甲胎蛋白（AFP）。因此，在进行检验项目选择前，临床医生必须掌握不同检验项目的临床意义、适用范围等，以便针对性地选择检验项目。

2）有效性，是指在进行检验项目选择时，应考虑检验项目对诊断疾病的敏感性和特异性。如进行人群疾病筛查时，应选择敏感性高的检验项目，以避免漏诊；对于筛查阳性患者的确诊，则需要选择特异性高的项目进行检验，以免误诊。

3）时效性，即检验结果回报及时，检验结果的及时性对患者的诊断和治疗具有重要的意义。尤其是对于病情危急的患者，检查项目的时效性显得更为重要。

4）经济性，临床医生开具检验项目也需要考虑成本问题，避免增加患者的经济负担。

（2）常用检验项目的组合和优化组合。

目前，检验项目的数量逐年增多，单一检验项目已难以满足临床诊疗之需求；同一检验项目有多种检测方法，不同方法各有其特点，任何一个检验项目其敏感性、特异性，以及预测值都有限。如何组合有价值的检测项目，获得有用的临床信息，是临床医生和检验科医生共同面临的问题。检验科向临床医生提供合理、科学的检验项目组合信息是非常有必要的，同时也使检验申请的步骤简化。对于检验项目的组合通常有以下建议：

1）为提高对某一种疾病诊断的敏感性或特异性而形成的"组合"，如几种肿瘤标志物的联合应用，联合测定AFP、AFU以提高肝癌的诊断率。这时应考虑对结果的分析是采用平行试验（parallel test）分析方法还是序列试验（serial test）分析方法。前者提高了敏感性但降低了特异性，后者提高了特异性但降低了敏感性。

2）为了解某器官不同功能情况或从不同角度了解某一疾病病情相关信息而形成的不同组合，如肝功能、肾功能、乙肝血清标志物（俗称"两对半"）等。

3）为正确、及时诊断而形成的"组合"，如心肌酶谱、肌钙蛋白的组合等。

4）初诊时为了解患者多方面信息而形成的"组合"如尿十项检测、生化检测的一些组合等。

5）为帮助临床医生选用合理的治疗药物而形成的"组合"，应有利于疾病治疗。例如，血气分析同时加电解质检测，以判断酸碱失衡的性质，以及抗生素药敏试验等。

6）对不同类疾病联合检测项目，可用以及时发现并发症。例如，糖尿病引起的肾损害，加测肾功能试验（尿微量白蛋白）、N−乙酰氨基葡萄糖苷酶；糖尿病引起酸中毒，联合检测血气分析和电解质。

7）卫生行政部门制定的标准化方案，如凝血与血栓测定，包括 PT、APTT、Fg；尿液沉渣检查，包括细胞、管型、微生物、结晶等。

以上"组合"对疾病的早期诊断及治疗是非常必要的，但"组合"必须合理、科学。合理组合检验项目，能够有效地指导临床医疗实践，把最适合的试验方案提供给临床医生和患者，可使治疗更加科学、更加合理。

检验项目的组合除考虑以上因素以外，还应该遵循检验项目的优化组合原则，常见的检验优化组合原则包括四大类：

①根据疾病发生和演变特征优化的组合。例如，由肌红蛋白（Myo）、肌钙蛋白 I（TnI）及肌酸磷酸激酶同工酶（CK−MB）三个指标组合而成的心肌损伤标志物组合在诊断和监测急性心肌梗死（acute myocardial infarction，AMI）中的应用就是根据疾病发生和演变特征优化的检验组合项目。其不仅可以发现是否有急性心肌梗死发生，同时还可以推测心肌梗死发生的时间，为抢救患者节省了宝贵的时间。

②根据疾病筛检、监测过程优化的组合。例如，糖尿病监测过程中血糖和糖化血红蛋白的检测。

③根据检测方法特点优化的组合。部分检测指标在不同检测方法中其灵敏性和特异性有明显的差异，可采用不同的检测方法进行串联或并联，以增加其灵敏性和特异性。

④根据组织器官功能特点优化的组合。评价器官功能特点时需要考虑到该器官的各种功能，如肝脏是人体集代谢、胆汁生成和排泄、解毒、免疫、凝血因子合成等多种功能于一体的重要器官，如果需要对肝功能进行全面的评价，可组合反映肝脏各种功能的指标。

4. 检验申请表的填写

常规申请表包括纸质形式和电子形式，无论是何种形式的申请，申请表除了包含临床医生需要的检测项目信息外，还必须包含患者信息、申请医生信息及原始样品信息，即便是口头申请也必须在规定时间内补充申请内容后才能够执行。

（1）患者的信息。提供患者姓名、性别、年龄、临床诊断以及患者唯一性标识，如住院号/门诊号/病案号。首先，部分检验项目的参考范围与性别及年龄都相关，必须提供患者的性别和年龄信息。其次，检验人员审核报告除了需要掌握检验知识外，还应掌握医学综合知识，以判断各检测参数的内在联系、逻辑关系及是否存在检验前影响因素等。其中患者的临床诊断是最重要的信息。对于采用了电子病历的医院，可通过患者唯一性标识查询到更多的临床资料，一旦发生检测结果与临床资料相矛盾的情况应特别注意，及时进行适当的复查或与临床医生沟通后再签发。

（2）申请医生的信息。申请表上注明的申请医生信息应至少包括医生姓名、科室、申请时间，如为院外委托标本还需注明委托单位、医生的姓名和科室信息。这些信息主要用于检验后联系临床医生，尤其是出现检验结果与病情不相符或者出现危急值时，实验室能够快速、准确地联系到临床医生。申请时间用于临床实验室计算结果回报时间（turn around time，TAT），TAT 是临床实验室的重要考核指标之一。

（3）原始样品信息。原始样品信息主要用于辅助检验人员初步判断样品是否符合要求，对于不合格的样品可以尽快退回或及时与临床医生联系。

① 原始样品的类型及添加剂。原始样品是直接来于患者的样品，包括血液、尿液、粪便、脑脊液、胸腹水、关节腔滑液、分泌物、脓液等。根据其申请的检测项目，可以添加不同的添加剂。例如，血液标本有全血、血清、血浆，血浆标本可添加各种抗凝剂，尿液标本可添加防腐剂等，但是添加剂可能会对检测结果产生影响。例如，添加了 $EDTA-K_2$ 的抗凝全血标本不可用于检测血钾，添加了防腐剂的尿液不可用于细菌培养检查。检验人员可通过上述信息初步筛查不合格样品。

②原始样品的采集部位。原始样品采集的部位对检测结果及结果分析有一定的影响，必须在申请表上予以注明。例如，血液标本应分别以动脉血、静脉血、末梢血、脐血等注明，尿液标本应以中段尿或穿刺尿等注明，分泌物应注明如口腔分泌物、阴道分泌物等。

③原始样品采集时间和采集人。原始样品采集时间主要用于判断原始样品的状态。例如，尿液常规检测要求标本采集后 2 小时内运送至实验室。可通过原始样品采集时间和实验室样品接收时间的时间差判断运送时间是否会对检验结果产生影响。采集时间非常重要，对于某些特殊的试验，时间越精确越好，如进行静脉给药的药动学试验对采集时间的记录甚至需要精确到秒。采集人信息主要用于结果审核怀疑结果受到标本采集的影响时，方便与标本采集者联系、沟通确认。

5. 口头检验申请程序

口头检验申请是没有"申请单"的一种特殊检验申请形式，临床实验室在实际工作中经常会遇到临床医生电话通知根据患者的实际情况对已送检的标本变更检验项目的情况。各临床实验室可根据医院和实验室的实际情况规定在哪种情况下接受口头检验申请。

6. 护士或采血人员的准备工作

（1）医嘱执行。护士在"住院/门诊护士站"确认医生的医嘱，注意不要选择错误样品类型。

（2）打印条码。注意打印的条码一定要清晰，信息完整，并查看有没有信息不全或者错误，并且一定要明确样品采集人信息。

（3）正确粘贴条形码。①真空采血管条形码：根据检验项目选择真空采血管种类或者根据条码上的提示选择采血管（一般来说，根据检验项目，条形码上已经关联有采血管的种类或者颜色），将条形码如图 9-1 所示正确粘贴在对应的真空采血管上。粘贴条形码时注意，其长轴上端以距离真空采血管盖帽下缘 3mm 处为宜，并应与真空采血管长轴一致，不能歪斜粘贴；粘贴条形码一定要留出采血管的空窗位置和参考采血量的刻度，便于实验室观察血液状态以及确定样本量的多少；同时采集多个检验项目标本时，千万不能把条形码和采血管贴错，切忌粘贴条形码与采样患者不符，即"张冠李戴"。②血培养瓶条形码：勿将打印的条形码（检验申请）遮挡血培养瓶本身的条形码。如图 9-2 所示。

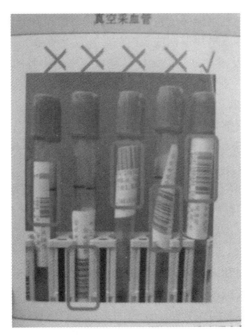

图 9-1　真空采血管条形码的粘贴

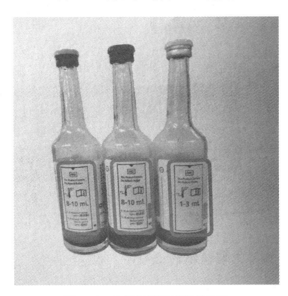

图 9-2　血培养瓶条形码的粘贴

（4）确认原始样品采集时间。近年来，样品检验前周转时间（即从检验样本采集到实验室接收样本的时间）已经成为考核实验室的指标之一，这也需要全院各个部门的通力合作，才能确保临床医生和患者及时得到准确的检验结果。

（5）对于没有信息系统的基层医院，医生不能开具电子医嘱，护士需要对纸质申请表上的信息进行仔细核对，包括患者信息和医生信息，并根据申请表项目选择采血管，在采血管上（建议使用圆珠笔或者记号笔进行相应信息的填写，不能用中性笔填写）写上患者信息，在申请表上写明样本采集人的信息以及采集时间。

（二）样本采集过程中的质量控制

1. 静脉血采集质量控制

（1）采样时间。①最具代表性时间：血液标本一般于个体晨起空腹，处于平静状态时采集，可以减少饮食、昼夜节律及运动等因素等对检测指标的影响。现行参考区间多是基于健康个体空腹的条件下建立的，此条件下检测结果更具有临床意义。②高检出率时间：细菌培养应在使用抗生素前采集标本，否则可能因为使用抗生素而降低培养的阳性率；部分激素检验项目的血液标本采集还应遵循其昼夜节律。

（2）严格遵守查对制度。采血前应核对受检者姓名、性别、年龄、门诊或住院患者的住院号和床号及检验项目，明确标本采集要求。门急诊患者采血前需静坐 5~10 分钟。

（3）真空采血管的选择。不同的真空采血管中装有不同的添加剂，原始样品中加入的添加剂应根据检测项目进行选择，不能盲目添加。护理人员应根据检测项目正确选择不同的真空采血管。添加剂种类主要包括三类：抗凝剂、稳定剂和防腐剂。实验室应根据世界卫生组织（WHO）及美国临床和实验室标准协会（Clinical and Laboratory Standards Institute，CLSI）等权威机构的指南或建议选择合适的添加剂，并参考我国卫生行业标准（WS/T 225－2002）。一般推荐以 CLSI 建议的按采血管头盖颜色区分各类真空采血管添加剂、临床用途。真空采血管的选择及临床用途见表 9－3。

表 9－3　真空采血管的选择及临床用途

采血管头盖颜色	标本类型	添加剂	临床用途
蓝色	全血/血浆	3.2% 枸橼酸钠，与血样比为 1:9	凝血功能、凝血因子、D－二聚体、3P 实验等
黄色	血清	惰性分离胶	HIV、RPR、乙肝/丙肝病毒 DNA 和标志物检测等
红色（长管）	血清	有或无促凝剂（内壁涂有硅酮）	生化检测项目、肿瘤标志物、各种激素、IL－6、PCT、乙/丙肝病毒 DNA/RNA、免疫分析等
绿色	血浆	喷雾态肝素锂	心肌梗死二项、NT－proBNP、血铅、染色体核型分析
紫色	全血/血浆	喷雾态 EDTA－K$_2$	血常规、红细胞沉降率（全自动分析）、EBV－DNA、糖化血红蛋白、葡萄糖－6－磷酸脱氢酶
黑色	全血	3.2% 枸橼酸钠，与血样比为 1:4	手工分析红细胞沉降率
红色（短管、BD 专用，无菌、无热源）	全血/血清	有或无促凝剂	真菌 β－D－葡聚糖、内毒素检测分析

（4）采血顺序及采血量。

采集多管血液标本时应注意正确的采血顺序。CLSI 推荐的静脉采血顺序依次为：①血培养瓶；②蓝头管；③红头管/黄头管；④绿头管；⑤紫头管；⑥灰头管。真空采血管采血顺序及采集量的要求见表 9-4。

表 9-4　真空采血管采血顺序及采集量要求

采集顺序	采血管头盖颜色	采集量要求	注意事项
1	血培养瓶	成人瓶：8～10ml（最好 10ml）儿童瓶：1～3ml（最好 3ml）	（1）采血时，培养瓶应直立倒置或平放，以免发生意外回抽入人体（有害）；（2）使用真空采血针的采血顺序：需氧→厌氧瓶；使用注射器抽取顺序：厌氧瓶→需氧瓶；推荐真空采血针抽取；（3）抗生素治疗前抽取最佳，若已用抗生素治疗不能停用时，分别于下次抗生素使用之前 48 小时内抽取不同时间血液标本送检
2	蓝色	准确抽取至 2ml 刻度线位置	采血后应在 30 分钟内送达实验室，不宜超过 1 小时
3	黄色	3～5ml	不可将抗凝管内的血倒入此管，也不可将此管内的血倒入抗凝管
4	红色	3～5ml	（1）不可将抗凝管内的血倒入此管，也不可将此管内的血倒入抗凝管（2）若检测项目中包含血糖，请及时送检，30 分钟内送达实验室，不超过 1 小时
5	绿色	3ml	应及时送检，30 分钟内送达实验室，不超过 1 小时
6	紫色	准确抽取至 2ml 刻度线位置	若不能及时送检，请在室温下保存，但须 2 小时内送至实验室
7	黑色	准确抽取至 2ml 刻度线位置	抽血完毕后应及时送检，须在 1 小时内送至实验室
8	灰色	3～5ml	采血后及时送检

注：当单采凝血样本时，应先用真空凝血功能采集管采集 2ml 血弃去，再行凝血标本采集，并颠倒混匀 4 次以上；若未采集血培养标本，只采集包括生化、凝血功能、血常规等多管标本时，将上述推荐顺序中的红头管（生化管）提前，其他采集顺序不变；特殊情况下，必须通过血管通路装置（AVD）采集凝血样本时，应将最初采集的 5ml 血液或者 6 倍 AVD 死腔容积的血液弃去。

（5）采血系统的选择。

血液采样系统包含开放和封闭的血液采样系统。目前临床上有多种血液采样系统可用于采血，应当根据实践经验选择最适合的系统。表 9-5 详述了采血适用的各种装置，并概述了这些装置的优缺点。

表 9-5　各种采血装置及其优缺点

设备类型	优点	缺点
1. 传统装置		
一次性皮下针头和注射器	广泛使用； 最便宜； 针头长度和规格范围广； 不需要进行特殊的培训 可用于儿童血液采集，对于年纪小或静脉细患者，比真空系统更容易采血； 如果经肝素处理，可用于动脉采血	需要转移血液，会产生针刺伤和血液飞溅的额外风险； 采集大量或多个血液样本困难； 儿童患者需用更小的注射器或儿童实验室试管
真空试管系统	比注射器针头和注射器更安全； 无须血液转移； 可通过单次静脉穿刺来收集众多血液样本	要求使用者必须熟练使用该系统； 重复使用针管架可在拆卸的过程中产生针刺伤危险； 混合使用不同厂商的产品组件时，会在使用中产生问题； 儿童患者应用负压更小的小试管； 成本较高
蝴蝶针	对儿童和静脉细的患者血液采集效果好； 比皮下注射器或真空管针有更好的精确度	由于装管过程中会有空气进入，因此第一管应无添加剂，或者直接丢弃； 真空负压管配置的蝴蝶针和带翼输液器的不同会造成混乱； 成本较高
2. 安全装置（带安全机械设计的装置）		
（1）被动		
自毁式（AD）注射器（不建议用于采血）	不建议用于静脉穿刺采血； 设计目的是避免重复使用，而非降低针刺的风险	在引导针头时可能激活安全机制，需要重新静脉穿刺； 需要血液转移，会产生针刺伤风险抽取大量和多个血液样本困难； 不能提供针刺预防； 注射器中的空气会影响测试结果需要； 进行额外培训
穿刺针	可伸缩，防止针刺伤	
（2）主动		
手动伸缩式注射器	安全机械装置可将针头缩回到注射器中，减少针头暴露的危险和再次使用的机会	当注射器中充满血液，或在血液转移过程中，没有激活安全机械装置； 要求医护工作者按照要求使用； 需要血液转移，可能产生针刺伤风险； 抽取大量或多个血液样本困难； 成本高

设备类型	优点	缺点
自动护套针头和注射器	护套提供了针头保护；减少针刺伤风险；防止重复使用	在注射器充满血液或在血液转移过程中，不能护住针头；需要用户遵守规则进行操作；需要额外的培训；成本高
带有主动或被动安全机械装置的带翼钢针（蝴蝶针）	带锁装置的针头有助于减少针刺伤，利于防止重复使用；如果此注射器用于采血，血液转移的效果更好	由于装管过程中会有空气进入，因此第一管应无添加剂，或者直接丢弃；需要进行额外培训；成本高
手动伸缩真空管系统	无须血液转移，因此比皮下注射针头和注射器更安全；可从单次静脉穿刺中采集大量血液样本；安全机械机制可防止重复使用并减少针刺伤的风险	在使用时需要技巧；针管架重复使用时，拆卸针头过程中会产生针刺伤风险；不同厂家生产的组件可能不兼容；儿童患者需使用体积更小和负压更小的真空管，以免溶血；需要进行额外培训；成本高

1）封闭系统。封闭的血液采样系统比开放系统更安全。

①针头和注射器：使用皮下注射针具是最常见的方法。

②选择针具规格：针头规格过大，可能撕裂静脉，导致流血（血肿）；针头规格过小，则会在采样时破坏血细胞，或使实验室检测需要的全血细胞、血红蛋白或游离血浆成分失效。选择针头的标准是适合最突出静脉的粗细，并且将不舒适度降到最低（表9-6）。输血用途的采血所使用的针具规格应大于一般采血所用的针具规格。

表9-6 不同年龄组进行常规注射与采血时，对所使用针头大小、长度及器材的建议

针头规格	适用人群			
	成人	儿童、老人、静脉细的个体	新生儿	献血者
16~18				√
19~20				
21	√（1~1.5英寸或2.54厘米）			
22	√（1英寸或2.54厘米）	√（1英寸或2.54厘米）		
23	√（1~1.5英寸或2.54厘米）	√（蝴蝶针，0.5英寸或0.75厘米）	√（蝴蝶针，0.5英寸或0.75厘米）	

③ 真空负压吸取系统（图 9-3）。真空负压吸取系统被大多数发达国家广泛使用。这一系统包括针头、针管架以及顶部颜色合适的实验室样品管。双头针具有几种不同规格。由橡胶塞包裹住的末端被旋转塞入针管架（也称为试管接口杆、真空管针管架等）中。螺纹将两头分开，这里就是橡胶塞旋入的地方，针管架把采样管固定住，防止医护人员直接接触到血液样品。样品管是真空负压的，一旦针头插入静脉，血液就会由于真空负压而自动流入管中，直到满足要求采集量。样品管还分为成人和儿童样品管。使用真空负压吸取系统作为封闭采血系统，可以降低血液直接暴露的风险，并且更容易在一次静脉穿刺中采集多管血样。虽然真空负压吸取系统较为安全，但使用该系统需要经过专业的培训以掌握相应技能。如果可能的话，尽可能将针管架和注射器一起丢弃。如果要重复使用针管架，应使用单手操作技术，覆盖住针头尖锐端，安全地将针头拔出；或使用一个带有针头移除柄的锐器盒，同样使用单手操作技术，将针头移除。

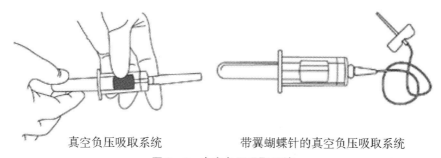

真空负压吸取系统　　　　　　带翼蝴蝶针的真空负压吸取系统

图 9-3　真空负压吸取系统

2）开放系统。开放系统包括皮下注射针和注射器，以及连接到注射器的蝴蝶针。

（6）穿刺部位的选择。

静脉采血穿刺部位的选择不仅影响检验结果，而且不同的穿刺部位可能还会让患者产生不同程度的疼痛感。

①正确的穿刺部位：肘正中静脉，首选穿刺位点，静脉血管粗大、易固定、疼痛轻、不易造成溶血；头静脉，次要选择穿刺位点，但不易固定；贵要静脉，第三选择，血管粗大易找，但不易固定，且易损伤邻近动脉血管及神经。

②避免穿刺的部位：乳腺切除同侧手臂；头皮有血肿部位；水肿部位；有瘢痕部位；手臂上有导管、瘘管或血管移植部位。

（7）扎止血带时长和位置。

扎止血带采血宜在 1 分钟内完成，不能过长，超过 1 分钟可使检验结果升高或降低，严禁止血带结扎过紧、过久或血流不畅时过度挤压，以免引起溶血或凝血。位置以在穿刺点上方 4 或 5 个手指宽度（或者 7.5~10cm）处为宜。

（8）患者体位的选择。

血液和组织间液的分布因患者体位不同可产生改变，从而影响血液循环。细胞成分和大分子物质（如蛋白质、酶类等）会因体位改变受到明显的影响，可以被滤过的小分子物质不受体位的影响，如葡萄糖。在动脉血气分析检测二氧化碳分压和氧分压时，可注意检验结果，卧位比坐位和站立位高。为了减少体位对检验结果的影响，静脉采血多采用卧位或坐位，门诊患者常采用坐位，所以住院患者与门诊患者检验的结果会有所差别。故采集标本时要尽量固定体位，如有可能，应备注体位信息，尤其是长期卧床的患者。

（9）不能在输液的同侧采血，正确的方法是在输液的对侧采血，两侧均在输液者应在远心端采血。禁止从输液管内直接放血，因输液成分可影响项目检测和导致血液稀释。

（10）如用无条形码真空管采血做葡萄糖耐量试验、胰岛素释放试验、C肽释放试验等，应在真空采血管上注明采血时间及顺序。

（11）如遇采血者发生晕针，应立即停止采血，让其平卧。必要时可用拇指压掐或针刺人中、合谷等穴位，或嗅吸芳香酊等药物。

（12）真空采血管的混匀。

大部分的采血管都含有添加剂，需要和血样充分混匀，这样才能确保抗凝管内的血样不会凝固，非抗凝管（促凝管）内血样更好的凝固，且在短时间内有利于血清的分离。

没有混匀的后果：有EDTA、肝素这类抗凝剂的采血管内会发生凝血，从而影响检测，所以采血后应立即混匀。

标准的混匀手法：将采血管上下完全颠倒，手法轻柔、迅速，严禁左右晃动、剧烈振荡（图9-4、图9-5）。

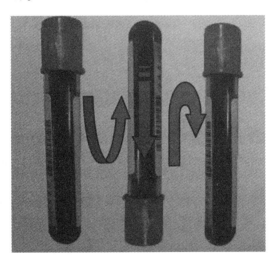

图9-4 静脉血标准混匀方法

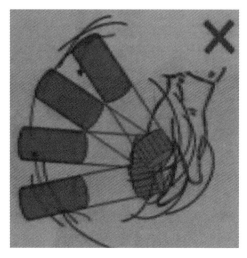

图 9-5　静脉血错误混匀方法

2. 动脉血采集质量控制

（1）采血前应核对患者姓名、性别、年龄、住院号、床号和检验项目，明确标本采集要求。

（2）门急诊患者采血前需要静坐 5～10 分钟。

（3）采血中及采血后注意隔绝空气，因为动脉血标本氧分压低于空气，二氧化碳分压高于空气。

（4）立即送检，血液细胞新陈代谢会影响检测结果的准确性，因此标本不能放置过久。

（5）如受检者发生晕针，应立即拔出针头，让其平卧。必要时可用拇指压掐或针刺人中、合谷等穴位，或嗅吸芳香酊等药物。

3. 末梢血采集质量控制

（1）选择采血部位。

1）成人患者。指尖是成人患者毛细血管采集的首选部位。足跟采血只适用于儿童及新生儿患者。耳垂采血通常适用于大规模普查或临床研究。

2）儿童及新生儿患者。儿童患者毛细血管血液采样的部位通常取决于患者的年龄和体重。如果儿童已经开始行走，那么其足部可能已经结茧，掩盖了大部分毛细管。需要进行皮肤穿刺获得的血液最好在保证新生儿温暖的情况下获得。表 9-7 说明了选择足跟或指尖采血的情况。

表 9-7　末梢血采集部位的选择

采血部位	足跟	指尖
年龄	出生 6 个月内	出生 6 个月以后
体重	3～10 公斤	超过 10 公斤
穿刺针进针	足底表面的中间或外侧	指腹的一侧，垂直于指纹线

续表

采血部位	足跟	指尖
位置	不涉及	推荐第二或第三根手指（即中指和无名指）；避免使用拇指和食指（因为有茧）；也避免使用小指，因为组织较薄

3）除特殊情况外，不采用耳垂血。婴儿可自拇指或足跟采血，烧伤患者可根据情况选取皮肤完整的肢体末端采血。末梢血采集过程不可用力挤压。

4）采血部位应避开有炎症、水肿、冻疮、发绀的部位等。

（2）选择穿刺针的长度。

1）成人患者由于皮肤有弹性，因此应选取比目测深度略短的穿刺针，这样，穿刺深度将比针长略深。一项含52例研究对象的研究表明，穿刺越深疼痛越明显，粗针头比细针头造成的疼痛更多一些。但出血量也随着穿刺深度的增加而增加。针头制造长度不一（从适用于新生儿的0.85mm一直到2.2mm）。指尖采血时，长度一般不超过2.4mm，因此2.2mm是通常使用的最长的穿刺针。

2）儿童及新生儿采足跟血时，针头长度一般短于2.4mm，对于早产的新生儿，可用0.85mm的穿刺针。

一个7磅（3公斤）重的婴儿从皮肤表面到骨的深度：足跟内侧和外侧3.32 mm；足跟后侧2.33 mm（为避免扎到骨，应避开该位点）；脚趾2.19 mm。

指尖采血的建议深度：6个月到8岁的儿童1.5 mm；8岁以上的儿童2.4 mm。

穿刺注意事项：进针力度不要过大，因为这可能导致穿刺深度过深。当穿刺深度不够时，可于采血部位远端稍加挤压。严禁用力挤压，以免大量组织液混入，导致血液稀释影响检验结果。

（3）采血顺序。

从皮肤进针后，应首先收集血液学检测样品，然后是生化检测样品和血库保存样品。这一顺序是避免血小板凝聚影响的必要手段。末梢血采集的顺序与静脉采血顺序相反。如果需要两个以上的样品量，静脉采血可提供更准确的检测结果。

（4）并发症。

末梢血采集可能引起以下并发症：①足跟中间穿刺时如果撕裂胫动脉将导致静脉坍塌；②跟骨骨髓炎；③新生儿手指穿刺可能导致神经损伤；④血肿或静脉分支处无法再次进针；⑤结疤；⑥局部或全身骨坏死（长期影响）。

（5）注意事项。

1）为防止采血过程中血液凝固，采血者动作应轻快。小儿末梢血常规用"一次性使用末梢血采血管"采集血标本后，应立即充分混匀。

2）为避免交叉感染，应严格做到一人一针，不能重复使用。

3）消毒皮肤后，应待乙醇完全晾干后采血，不然会使流出的血发生溶血或血滴扩散。

4. 血液标本采集失败常见原因及解决办法

（1）无血液或太少血液流入采血管的常见原因及解决办法见表9—8。

表9—8　无血液或太少血液流入采血管的常见原因及解决办法

常见原因	解决办法
针头没有插入采血管头盖中央	拔掉针头，穿刺采血管头盖中央
针头斜面紧贴住血管壁	针头以顺时针方向旋转1/4圈
止血带扎得太紧或时间过长	解开止血带，重新穿刺
采血管曾经被穿刺或者被打开过导致真空消失	更换新的采血管
采血针针头穿透静脉（采血针穿过上下静脉壁）	慢慢退回一点针头
针头穿刺到组织或没有完全插入静脉	将针头在皮下试探性穿刺，直到有针头穿刺静脉的"破洞感"；在进入静脉的瞬间可见清晰的回血
静脉塌陷	拔掉采血管，让静脉复原，重新系上止血带再次穿刺
其他	进行皮下搜索时，可将采血管先拔下来，回血后，可再插入

（2）采血过程中采血管无法注满的常见原因及解决办法见表9—9。

表9—9　采血试管无法注满的常见原因及解决办法

常见原因	解决办法
太早拔掉采血管	先抽"伪管"（第一管），弃之，拔出后再次插入新采血管
蝶翼针的软管有"死腔"	拔出采血针弃之，换新的采血针重新采血

（3）采血过程中血液停止流动的原因及解决办法见表9—10。

表9—10　采血过程中血液停止流动的原因及解决办法

常见原因	解决办法
静脉塌陷	将采血针拔出，等待几秒让静脉恢复充盈后，更换采血管重新采血
静脉穿刺时，针头穿透了静脉	若发生血肿，拔出采血针，在不同的部位重新进行静脉穿刺

（4）采血发生血肿的常见原因及解决办法见表9—11。

表9—11　采血发生血肿的常见原因及解决办法

常见原因	解决办法
针头没有完全插入静脉内 针头穿透静脉 过度探索静脉导致穿刺孔扩大 止血带太近靠穿刺部位	松开止血带并拔出针头。用力压肿胀部位（或者抬高受影响的手臂），安抚患者，更换部位重新进行静脉穿刺

（5）标本溶血。

溶血是临床检测中最常见的一种干扰和影响因素，红细胞、血小板和白细胞等血细胞被破坏后释放的出某些成分可干扰或影响检测指标的测定，以红细胞被破坏最为常见，通常所说的溶血就是指红细胞破裂。

1）溶血对检测指标影响的机制。

①红细胞内外成分浓度存在差异。红细胞内外部分成分的含量差异较大，溶血后可以引起血浆/血清中部分成分的含量发生变化。

②细胞内物质对检测方法的干扰。血红蛋白对 300～500nm 波长范围内的光有一定程度的吸收，能干扰检测结果，尤其是在 431nm 和 555nm 处有吸收峰。当选用此两种波长做测定时，吸光度会假性增高从而使检测结果假性增高，且增高幅度与溶血程度相关。

③红细胞的部分物质对某些测定反应有干扰。例如，血红蛋白能够竞争性抑制胆红素与重氮试剂的偶氮反应，可导致胆红素浓度假性偏低。血红蛋白还可干扰采用氧化还原原理测定的指标。

2）溶血对部分检测结果的影响。

①检测结果假性偏高的项目：血钾、无机磷、LDH、AST、ALT、CK、TP、GGT、ACP、ALP、CH（Hg>2g/L）、ELISA 法测 HBsAg 假阳性（Hb>20 g/L 时）、Cr、BUN、UA（磷钨酸还原法）、TG。

②检测结果假性偏低的项目：TB、DB、UA（尿酸氧化酶过氧化物酶偶联法）、PT、APTT、RBC 计数、WBC 分类计数时中性粒细胞比例、荧光定量 PCR 检测 HBV－DNA（Hb≥40g/L 时）

3）采时容易引起溶血的原因。

①将血从注射器中推到试管中，红细胞受外力而溶血；

②采血时进针定位不准，针尖在皮下反复穿刺，造成血肿和血样溶血；

③将血液与抗凝剂混匀时用力过猛或运输时动作过大；

④相对试管中的抗凝剂来说采血量不足，由于渗透压的改变发生溶血；

⑤静脉穿刺处用酒精消毒，酒精未干即开始采血，发生溶血；

⑥注射器和针头连接不紧，采血时空气进入，产生泡沫，发生溶血；

⑦皮肤穿刺时，为增加血流而挤压穿刺部位或从皮肤上直接吸血，都可以造成溶血。

4）避免溶血的操作。

① 预防溶血的采血前操作：

a. 待用于皮肤消毒的酒精晾干后再进行静脉穿刺。

b. 避免使用小号针头，只有当患者的静脉较细或在特殊情况下才使用此类针头。

c. 避免从血肿部位采血。

d. 静脉穿刺时针头斜面朝上，保持针头与皮肤的角度为 30°或略小于 30°，可防止血液冲击试管壁而使标本溶血，同时也可以防止血液回流。

e. 采血管中的血量不足或过量，都会改变血液与添加剂的比例，导致溶血和检测结果不准确。

f. 使用注射器采血时，检查针头是否与注射器相配，以防气泡形成。

g. 不要用力推注注射器的柱塞。

h. 用注射器向试管推注血液时，要将针头拔掉，顺着试管壁使血液流入管内，避免注射器与抗凝剂或促凝剂之间的接触污染。

i. 对于非真空采血管，不要直接将针头插入试管的橡皮塞使注射器中的血液转移到试管中，因为这种操作可能会形成正压，除了会导致溶血外，还会使试管的塞子移位导致试管破损。

②预防溶血的采血后操作：

a. 轻轻上下颠倒试管 5~10 次以混匀血液标本，不得振摇。

b. 不要将血液标本直接与冰接触，除非要求以此种方式储存标本。

c. 包装和运输参照当地卫生监督系统的准则和试管制造商及诊断试剂盒制造商的使用说明。

d. 最好只用一个原始试管进行转移，避免分杯。

e. 血液标本检测前不要长期冷藏储存。

f. 血液完全凝集后对标本进行离心以获取血清。如果血凝块没有完全形成，离心会使细胞破裂导致溶血

g. 当使用含有分离胶的真空管采集血液标本时，必须在采血后 30 分钟到 2 小时之内离心，分离血清。

h. 不要突然终止离心，否则可能会导致溶血。

（6）标本污染。

静脉采血时有可能导致标本污染的操作：

1）在使用真空管采血时，患者的血液进入真空采血管与促凝剂或抗凝剂混合，从而污染了远端针头（外面被橡胶套管覆盖，用来重复穿刺）（图 9-6）。

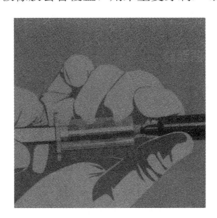

图 9-6　采血部位的针头污染

2）使用注射器采血时，拔下针头将血液注入试管中，注射器末端可能会接触试管壁上的抗凝剂或促凝剂；使用注射器采血时，血液需要转移到真空管中（图 9-7）。

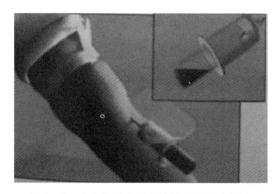

图 9-7 将注射器中的血液转移到采血管中

3）注射器中的血液进入真空管与抗凝剂或促凝剂混合，可污染贯穿真空管橡胶塞的远端针头（外面被橡胶套管覆盖）。

5. 采血过程中的常见并发症及处理办法

有的患者在采血过程中可能会出现不适而引起一些并发症，采血人员应该知道如何避免并发症。如果无法避免，则必须知道如何缓解患者的痛苦，减少对患者造成负面影响，同时确保血液标本质量。外出采血遇紧急情况时应立即找就近的医生、护士于现场协助急救。采血过程中常见的并发症及原因、解决办法见表 9-12。

表 9-12 采血过程中的常见并发症及原因、解决办法

采血相关并发症	原因	解决办法
晕厥（昏倒）	许多患者想到或者看见血就会头晕，严重的甚至会昏倒	采血人员在采血前应询问患者是否有晕血的情况出现，如果有，改成卧位采血。采血过程中如果患者晕厥，采血人员应该立刻终止静脉穿刺并确定患者没有跌倒或受伤。昏倒的患者应该完全恢复才能离开，并且要建议患者至少 30 分钟内不能开车
血肿	针头完全刺穿静脉；采血后按压时间不足；服用特定药物：阿司匹林、华法林、泼尼松；	立刻松开止血带并拔除针头，用棉签压迫肿大处约 2 分钟，如果血流不止应该通知医生
血栓	血栓是血管内残留的固态血块，有血栓的静脉僵硬而且缺乏弹性	避免从有血栓的静脉采血
淤斑	血小板缺陷或凝血因子缺乏等	确定采血部位已经止血且没有过度出血后才能离开患者
出血过多	接受抗凝血治疗；接受大剂量抗关节炎药物治疗	采血人员压住静脉穿刺部位或请医师评估患者的状况，在患者止血前不得离开
静脉炎	切除乳腺的患者淋巴回流障碍会增加静脉炎发生的风险	在切除乳腺的对侧进行静脉穿刺

采血相关并发症	原因	解决办法
静脉塌陷	注射器大力抽吸；采血管内的真空太强；较小的静脉；老年患者的静脉	使用注射器采血，轻柔拉出活塞；对静脉血管偏细及年老患者用较小容量的采血管；将采血管拔出，等待几秒钟，让静脉再度充盈
水肿	异常的组织积液	避开不易触按、穿刺的水肿部位静脉，避免血液受到组织液污染
不易目测与触按到静脉	肥胖	按摩、拍打手臂穿刺部位皮肤表面、下垂手臂几分钟、用温毛巾热敷，采集手背静脉血
硬化、受损或阻塞的静脉	静脉内治疗	避免在接受静脉内治疗的手臂抽血，改用肘侧手臂部位静脉
溶血	生理异常、穿刺不当	避免用 25G 以下针头，不可太快抽拉针栓，取下注射针头转移样本至试管内，避免用力摇晃/混合标本，让局部乙醇风干
过敏	有些患者对碘伏或乙醇过敏	用替代品消毒

（三）血液标本采集后的质量控制

1. 标本送检前的错误保存

（1）待送检标本的错误保存，如将血培养和其他夜间血液标本存放在护士站冰箱，次日才运送至实验室。

（2）护士/标本运送人员将零散样本批量归集后再运送，标本采集至分析时间间隔太长，影响某些项目检测准确性。

2. 标本运送的质量控制

从标本采集完成到送到实验室的过程为标本运送环节，为了保证检验结果能够代表患者体内的实际状况，尽可能减少标本储存和运输时间，实验室应制定相关程序监控标本的运送过程。确保运送过程不对运送者、公众及接收实验室造成危害，并遵守国家和地方的法律法规；确保标本根据申请项目的性质和实验室相关规定，在规定时间、规定的温度范围内送达。

（1）标本运送方式。

①运送系统运送。从患者采集的原始样品除少数由门诊患者本人自行送检外，原则上都应由经过专门训练的医护人员或护工运送，或者由专用的气动物流运输系统运输，不得由患者本人或患者家属运送。如果用专用的气动物流运输系统进行运输，应采用比对的方式确认剧烈振荡、气动系统内温度等因素不会对检验结果造成影响。送往外院或委托实验室的标本也应该由经过训练的人员进行运送和接收。标本运送人员必须接受过相应的培训，具备一定的专业知识，清楚自己的工作职责，保证标本运输的质量，不影响检测结果，及时运送至实验室；保证运输途中的安全性及发生意外时有紧急处理措

施，并有实验室负责人的授权。

②采用不同的运送工具运送。标本运送过程中应密闭、防震、防污染、防止标本和条形码的丢失及张冠李戴，要防止标本中水分的蒸发，还要注意特殊标本的防腐。因此，针对不同标本，需采用采集容器加盖、运送盒、低温保存、密闭送检等方式，特别注意送检过程中的温度控制，如保温盒、冰上运输。

（2）标本运送过程的管理与质量控制。

1）运送人员。其培训由实验室专业人员进行，内容包括标本的来源、不同检验目的对标本运送的要求、标本采集是否合格的判断、标本运送的生物安全防护、运送工具选择、手持移动终端（personal digital assistant，PDA）的使用、标本接收的计算机操作、发生标本溢洒时的应急处理措施等。

2）运送时间。检验科根据不同的检测项目和标本类型规定标本运送时间，以尽量避免检测物在运输过程中发生降解或其他可能影响检测结果的情况。

3）运送温度。某些检测物质非常不稳定，需要低温运输，而有些检测物又需要在体温条件下运输（如苛氧菌）。实验室必须在其文件体系上对标本运输的温度条件进行描述，以指导标本运送人员日常工作，保证检测结果的准确性。

4）标本运送的计算机网络管理。

送检登记采标人员采标完毕后，在医院信息系统（hospital information system，HIS）标本送检模块中，用扫描器扫描标本条形码，登记确认，系统自动记录采标人和时间。

实验室招募临床医学相关专业作为前处理工作人员，到临床各病区收集标本，使用手持PDA打印已收取的标本清单，与临床护理人员交接。护工、运输队及工勤人员负责零散患者标本的收集并及时运输，由送检人员凭"工号＋密码"登陆实验室信息管理系统（laboratory information system，LIS），扫描标本以自动录入标本送达时间。

5）专人对运送的监督。

实验室质量控制负责人负责制订年度监督计划，同时可制订检验标本运输及检验前存放要求手册（内容包括标本类型、送检时间和送检条件要求、存放时间、存放条件、标本量要求等），生物安全员定期对运送过程实施监督，以保证标本运送质量受到控制。

（3）标本运送中的安全。

1）标本安全。标本转运过程中应密闭、防震、防污染、防止标本及条形码的丢失和错误粘贴，要防止标本污染环境及水分蒸发，还要注意特殊标本的防腐。转运的任何临床标本，包括拭子、皮屑、体液、组织块，都应视为潜在性生物危险材料。对疑含有高致病性病原微生物的标本，应按照《病原微生物实验室生物安全管理条例》和《生物安全管理条例》的相关要求进行传染性标识、运送和处理。

2）人员安全。标本运送人员严格按照生物安全要求戴手套、穿工作服，若有可能发生血液或体液的飞溅或渗出时还需要戴上口罩或护目镜。所有标本应以防止污染工作人员、患者或环境的安全方式运送到实验室。

3）标本转运记录。检验标本的转运过程应有记录，应记录从标本采集后送检开始，到标本被实验室接收的全过程，内容包括标本采集日期和时间（精确到"分"）、标本送检人和接收人、接收时间等。

（4）标本的运送要求。

1）及时送检。标本采集后应尽快运送到实验室，标本采集后至标本接受检测的时间应不超过检测项目的稳定期。考虑到标本送到实验室后实验室尚需一定的时间进行处理，所以实验室应规定标本采集后送至实验室的间隔时间。血液标本如果不能及时送往实验室，应采取措施如把标本离心再送往实验室，或把标本放置于冰箱内等。对于特殊实验标本应参考有关规定做特殊处理。

2）血液、体液试管放置。试管必须加盖，垂直放置，因为垂直放置能促进凝血完全、减少试管内容物溅出，可以避免污染、防止漏液。

3）避免标本管的振荡及溶血。因为标本管的振荡可能造成溶血，所以应动作轻柔地处理标本以避免破坏红细胞。中度溶血（有 1% 的红细胞破坏）血清或血浆即可见红色。

4）避免暴露于光线。部分检验项目对光线敏感，应使用黑纸或类似物包裹保护，以避免使标本暴露于人造光、太阳光或紫外线照射。此类分析物有胆红素、维生素 A、胡萝卜素。

二、实验室内部质量控制

（一）标本接收与不合理标本的处理

为了保证检测结果准确，医学实验室工作人员在标本接收时应按照一定的标准对标本进行外观的检查，以确保标本符合要求。因此，实验室需制定标本接收程序和不合格标本的拒收标准，规范检验标本的接收、登记和保存流程。

1. 标本的接收

（1）标本的接收登记。

临床科室护工人员将标本置于标本运送箱中送到医学实验室的检验前处理室，需凭工号及密码登录各窗口放置的计算机 LIS，打开标本送达模块后，通过红外扫描仪录入送检标本的条码号，确认标本信息已录入 LIS 后，将该批标本放置于指定的标本存放区域（LIS 系统自动记录送达人和送达时间），再由检验前处理人员进行标本录入和处理。急诊标本的核收及处理采用优先原则，由 LIS 管理组设置申请单"门诊急诊或住院急诊"字样并告知临床医生如何生成急诊标识的申请条形码，并且在 LIS 标本接收、报告平台设置急诊专用号段、有色标识（区分平诊标本），以备检验前处理人员、各专业组人员有效识别，切实确保"急诊快速处理""特殊报告特殊处理"。

（2）标本的接收标准。

专业组制定检验标本条形码、抗凝剂、标本量、标本状态（如凝块、溶血）、标本容器的要求，所有标本应能通过条形码和标识追溯至确定的患者或病区，医学实验室检验前处理组人员必须熟练掌握本科室接收标本的范围，不受理非本科室检测的标本。

（3）让步标本。

接收了不合格临床标本，如溶血标本、关节腔滑液等获取比较困难的标本或者抗生素使用之前采集的血培养等无法替代的标本，即使标本不合格，仍然不能拒绝检测，应优先处理。在与临床医生联系后，按照临床医生要求检测，应在检测报告状态栏中说明标本的状态，并说明可能导致不准确的结果。实验室需每个季度应对让步标本进行评估。

（4）口头申请检验标本。

对临床医生口头申请检验的标本，检验人员应予受理、登记，在结果报告之前医生必须将正式的检验申请单送至医学实验室。

2. 标本的拒收

（1）不合格标本标准。

①标本包装及运输温度等条件不符合有关检测项目要求，如盛装容器不合格或泄漏的标本（如微生物标本采用非无菌容器盛装）。

②条形码不清晰而致不能有效识别或扫描入系统，标本信息不详或与检验申请信息不符。

③送检延迟（超过规定时间）、采集标本与送检时间间隔过长对检测结果有明显影响者。

④申请的检验项目与标本不符。

⑤标本的外观：微生物培养标本被污染；抗凝剂和采血管使用不当（如抗凝血中有凝块者、用错真空采血管）。

⑥标本量不足者：生化多项检测分析<3ml。

⑦严重溶血或脂血。

⑧标本采集不合格：在输液、输血侧采血；血气标本接触了空气。

⑨各专业组依据各种检测项目的要求建立的拒收和让步标本的标准。

（2）标本拒收后处理。

①接收标本人员或检测人员在"不合格标本记录表"上登记不合格标本，同时电话通知临床相关医护人员，要求重新采集标本送检；医学实验室保留标本，标本做好醒目的不合格标记。

②每月统计不合格标本情况，调查原因后与临床医生、护士沟通，以减少不合格标本的发生。

（二）血液标本在实验室内的传递、运输和离心等检验前处理

1. 标本在实验室内的传递

标本接收完成后，应由专业人员根据标本检验申请项目内容将标本运输至各个检测仪器或者相关手工项目所在的专业组，标本运输应由经过严格培训的专人负责，其应清楚自己的工作职责，保证运输中标本质量不影响检测结果，且严格遵守相关制度，如《生物安全管理制度》等。

2. 标本的离心

对于需要分离血清、血浆或者计算红细胞比容的检验标本（如生化、免疫、血栓和凝血功能等检验项目），需要根据检验项目的要求，选择合适的离心力和时长对标本进

行正确的离心，同时注意生物安全。

近年来，实验室自动化前处理系统在检验医学质量管理中的应用越来越广，在实验室信息系统（laboratory information system，LIS）信息流管理的支撑下，利用实验室自动化系统（laboratory automation system，LAS）强大的样本处理功能，可以对样本检测前处理流程进行实时监控，并依据样本条码信息，实现 LIS 实时监控。LAS 上的样本按检测项目分类、开盖并智能分配到各分析仪器，可实现：①样本自动离心，开盖；②根据实验要求完成样本分杯和将需离线检测样本传送到特定待检区域；③减少人为差错，降低实验室生物污染发生风险。

（三）标本检测前保存和检测后保存

实验室相关程序应规定检测前、后标本的保存条件和保存时间，保证患者样品在检测前的处理及保存过程中不变质、不丢失、不被损坏。医学实验室仅对在保存期内的标本进行复检或核对，不负责对超过保存期或无保存价值的标本进行复检或核对。对附加申请检验需规定时间限制，如血常规检测项目需附加网织红细胞检测时，应在标本采集后 4 小时内；生化类较稳定的检测项目临床若需附加，应在标本存放入冷库且未发放报告前提出申请；对于较难采集的标本或病情特殊的患者，若检验报告已审核发放但临床需附加申请，遵循不影响检测结果的原则，可酌情考虑附加申请。

1. 标本检测前保存

一般临床生化、临床免疫检测项目离心后保存在 4℃冰箱中，特殊免疫检测项目分型可以将离心后血清冷冻保存，检测细胞、凝血因子的标本、尿液等一般常温放置，于 2 小时内检测。

2. 标本检测后保存

血液标本通常置于 4℃冰箱或冰库中保存 3 天；测定细胞、凝血因子的血液、粪便、尿液等一般不保存。一般临床生化、临床免疫检测项目保存应不超过 1 周；激素类测定以不超过 3 天为宜；胸腔积液、腹腔积液和脑脊液、血细胞复检涂片至少保存 2 周。甲肝、戊肝标志物阳性标本 −20℃保存 1 个月，HIV 阴性标本 −20℃保存 1 年，唐氏筛查标本 −80℃保存 2 年。

3. 检测后标本管理

按检测日期和标本类型分别保存标本，并附有明显标志，以便于查找，到保存期后才可处理。在储存过程中，标本应加盖或存放于有盖的盒子内，以防止标本蒸发及气溶胶对人体产生危害。所有的标本不得无故流出实验室。特殊情况下，如用于科研、实验教学、委托外部实验室检验等，标本需要流出实验室的，必须经科室生物安全负责人批准并记录后方可带出实验室。

4. 标本储存环境管理

标本储存的环境条件应得到保障，以保证标本性质稳定、不变质，对保存标本的冰箱必须设置温度监控及记录。

（四）标本的弃置

标本处置记录要求确保标本采集和处置过程中的质量问题能够追溯到每一个经手标本的人；确保验收标本与储存到期后消毒处理的标本数目相等，没有丢失；确保标本在保存期内需复检时，能及时找到。

第三节　沟通在检验前质量控制中的作用

近年来，国内外有学者分析了医学实验室出现与临床不符结果的原因，发现最能影响检验结果的是检验前因素，占 20%~70%，而检验前因素与临床医生、护士、护工及患者密切相关，这也是我国实验室质量管理中最薄弱但又必须控制的环节。因此，为了提高检验质量，确保检验结果的准确可靠，减少医疗纠纷，检验人员应该加强检验内部与外部的沟通，减少检验差错事件的发生。

一、内部沟通

医学实验室的持续发展离不开检验人员间的相互配合。密切的团队沟通、高效的协作常常会起到事半功倍的效果。加强医学实验室内部的有效沟通，发挥团队和管理的最佳效能，是医学实验室获得更好发展的关键。

（一）医学实验室管理中存在的沟通问题

随着检验项目的不断增多，医学实验室内部的专业组也越分越细，包括临床体液组、临床血液组、临床化学组、临床免疫组、临床分子生物学组、临床微生物等。专业组越是细化，内部沟通就越困难。影响有效沟通的因素主要有以下几个方面。

1. 组织机构中的沟通障碍

医学实验室的内部沟通涉及管理层人员间、专业组间、专业组内部、管理层人员与员工间的沟通。概括来讲可分为上下沟通和平行沟通。

（1）上下沟通：员工和管理人员对于同一事物的理解所站的角度不一、高度不同，部分员工所考虑的只是局部利益，而管理者考虑的是全局利益。鉴于员工与管理者认识点的不同需要进行上下沟通。

（2）平行沟通：在实验室工作的每名员工，构成了实验室这个集体；然而，每个员工在岗位、分工、对事情的认识水平、文化层次等方面均有差异，如不能很好地协调沟通，将会影响整个实验室的正常运行。

一般来说，信息传播的层级越多，到达信息接收者的时间就越长，信息失真的可能性就越大。这样不仅浪费时间，影响信息的及时传达，还容易降低工作效率。

2. 个人因素的沟通障碍

（1）个体差异引起的障碍：①人际交往能力将直接影响沟通的进行，包括处理上、下属关系以及不同专业组之间关系的能力。②个人文化背景、知识阅历不同引起的障碍。当个体的文化背景、知识阅历不尽相同时，理解和处理信息的能力和角度就不相同，就需要加强彼此沟通。

（2）对信息的态度不同引起的障碍：由于信息大多在人与人之间传递，那么它极有可能被过滤或被曲解。参与信息传递的人越多，信息被丢失或曲解的可能性越大。在沟通过程中，沟通者的态度也会对信息的传递和沟通效果产生相应的影响，也可从不同的层次来考虑：①人对人的态度，在沟通时沟通双方的态度不友好，或者不能互相配合，那么沟通的效果就不会很理想。②人对事的态度，沟通者对信息重视的程度不同和关注的重点不同，最后沟通的效果也各有不同。

3. 医学实验室文化的沟通障碍

医学实验室文化反映了医学实验室员工的思维模式、信念、价值观及行事作风等。在统一的医学实验室文化中，信息处理是统一的。如果医学实验室文化是多维的或不确定的，管理信息的传递者或执行者需要揣摩、猜测信息发出者或传递者的本意以及他们之间的相关联系，再去有选择性地传递或执行，就会影响管理沟通的进度和程度，这就降低了医学实验室管理的效率和效果，增加了医学实验室的管理成本。

（二）医学实验室管理中进行有效沟通的对策

1. 提高管理者的思想认识

管理者应当提高对沟通重要性的认识，适时转变自己的沟通角色，由过去单向、自上而下的沟通方式转向平等的、双向的，既自上而下、又自下而上的沟通方式。另外，管理者需对沟通做充分准备，在沟通之前有明确的沟通目标和沟通计划。同时鼓励参与沟通的人员进行协商及信息和材料的收集、分析，并在此基础上进行宣传和解释。给医学实验室员工提供一个良好的沟通环境。这样才能从根本上提高医学实验室的沟通效率，进而提高医学实验室的运作效率。

2. 建立一系列有利于内部沟通的制度

（1）定期的内部问卷调查、访谈等：了解员工对工作条件、绩效、科室政策等的看法和意见。收集多年多次的问卷，建立资料库，通过数据资料分析可为不同的员工提供类似"定制"的福利。医学实验室管理人员可以通过这个数据库来提高内部服务质量，提高员工的满意度。

（2）内部投诉制度：科室员工可能受到专业组内或科室内部不公平对待，这些无疑会影响员工的满意度。如果管理人员不重视或者不知道这些问题，久而久之，员工的工作积极性将受到直接影响。因此，医学实验室内部应建立投诉制度，一旦有员工投诉，应及时处理，采取一定补救措施以使内部服务质量不断提高。

（3）培育良好的医学实验室文化：医学实验室可逐渐地形成一套自己独有的价值观和理念，这种价值观以良好沟通为特色。可通过集体活动（如集体旅游、联欢会、聚会等）加强员工间的联系，让大家轻轻松松地平等交流，建立起一种大家庭式的感情氛围，从而提高员工的满意度，使医学实验室员工获得情感上的归属。

3. 改善沟通渠道

（1）鼓励双向交流，积极推动上行沟通。要重视上下级之间的双向交流。建立良好的上行沟通渠道：①通过宣传开放、透明的医学实验室文化理念，对上行沟通予以支持，鼓励员工通过医学实验室提供的正式沟通渠道积极向上级反映情况；②采取具体措施改善上行沟通，比如设立专门咨询部门、制订员工申诉制度、员工建议机制、进行内部管理满意度调查等。

积极推行上行沟通的作用：①能有效改变科室内部员工的沟通习惯；②能促使员工对医学实验室的技术革新、内部管理、文化建设等提出各种建设性意见。

（2）提倡跨专业组、跨层级沟通。医学实验室应提倡正当的跨层级沟通模式，同时医学实验室应鼓励营造一个开放的沟通环境，任何一个员工都可通过电子邮件或书面报告的方式向其专业组组长或医学实验室主任提出合理建议。沟通不是结果，而是过程。强调医学实验室内部沟通能加强各成员及专业组间的相互协作，提高团队凝聚力。管理是手段，沟通是桥梁。只有那些熟谙沟通策略和技巧的管理者，才能带领科室成员更好地前进。所以，重视沟通，选择适当的方法、使用正确的渠道进行有效的沟通，是提高医学实验室服务质量和管理质量的关键一环。

二、外部沟通

医学实验室的外部沟通主要包括以下三个方面。

（一）实验室与临床的沟通

医学实验室要出色地完成任务并不断发展，离不开临床医生和护士的理解、帮助、支持和参与，所以医学实验室要与临床建立密切的联系。就目前而言，医学实验室与临床科室之间尚缺乏有效的沟通，并主要体现为检验项目的申请不合理、标本采集与运送不规范、医学实验室管理制度不健全、不重视检验与临床沟通等。引起这一现状的主要原因包括临床医护人员与检验人员的知识结构不对等，缺乏有效的沟通途径及医院管理部门不重视等。为了保证实验室与临床工作的有效开展，更好地为临床提供服务，需要做到以下几个方面。

1. 医院领导必须重视和支持实验室与临床的交流合作

医学实验室的管理者必须经常和实验室的主管领导和医务处等部门沟通，强调实验室与临床沟通的必要性，得到领导支持。通过意见反馈本、公告栏、院内网等途径广泛宣传检验与临床的重要关系，定期在院内开展有关检验新项目、新进展及标本的采集、准备等方面的讲座，使临床工作者了解医学实验室的工作要求及相关项目的临床意义。这种信息传递方式有助于提高全院工作人员的重视程度，有利于今后工作的进一步开展。

2. 医学实验室在开展新项目前的沟通与合适项目的选择

医学实验室每开展一项新检测项目应首先主动征求临床医生的意见，了解临床需求程度和其对疾病诊断的实用价值，以及患者对检验费用的承受能力，掌握临床对开展新项目的具体要求和期望，根据临床信息决定开展新的项目的范围和实施的措施，并与临床医生和护士共同制订检验前质量控制的程序和要求，以保证检验项目的顺利开展。项目开展后，最好将相关资料送到各科主任或相关医生手中，并做适当说明，取得他们的支持，同时通过院报及院内网等公布详细信息，介绍如何填写申请单、送检时间、标本的正确采集及标本量、项目的敏感性和特异性、对结果的正确理解等。必要时可以在各科室例会时做简单介绍，减少因临床医务人员对检验项目缺乏了解造成的重复工作，也减少对患者的有创操作次数。尽量使项目在短期内获得较好的推广，对临床诊断和效果评价起到积极作用。当然，临床医生对于新的检验项目有疑问时，也应该主动与医学实验室联系，进行咨询。医学实验室技术人员与临床医生应遵循循证医学和循证检验医学的建议，为检验项目和检验结果寻求最佳的证据，结合患者的临床表现和所患疾病特征，对检测项目科学地加以运用。

3. 医学实验室人员应定期与临床医务人员沟通

医学实验室管理人员必须制订与临床医务人员沟通的规范，根据不同科室制订不同的沟通内容、沟通时间，定期到临床与医生和护士进行沟通，将沟通工作制度化。检验人员可通过这种方式及时了解临床对医学实验室的需求和建议，回顾近期医疗工作中存在的问题，提出解决问题的方法和措施，同时也可以向临床医务人员提出一些建议，从而确保检验结果的可靠性，真正做到相互促进，提高医疗质量。在检验过程中，实验室人员如发现有明显异常或通常情况下不太可能出现的结果，应及时联系相关医生，了解具体情况后再发出报告。同样，临床医生在诊疗过程中如时检验结果有疑问，也应及时与医学实验室联系，了解相关情况，以做出正确处理。检验人员如发现标本凝固、留取量过少、溶血等情况，应及时告知医生或护士重新采集标本，而临床科室也应及时送检，避免放置时间过长。

4. 加强实验室和临床医务人员之间的相互学习

检验是临床医学和基础医学的桥梁，检验的结果要依靠基础医学检验知识来解释；实验室人员必须不断学习新知识，开展新的实验方法，才能在与医生的对话过程中提出新观点，为临床医生的项目选择提供专业的建议。检验人员可以参加临床会诊、病例讨论甚至查房，积极参与临床疾病的诊疗工作，提出有助于明确诊断的进一步检测手段。同时，学习临床知识，也有助于其对检验结果做出正确判断和解释。必要时建立联系人制度，临床医生也可定期到医学实验室轮转，了解标本采集的注意事项、检验流程及可能影响结果的各种因素、检验项目的最佳组合以及最佳检测时机等。在临床工作中需辩证地分析每一项检验结果，如果发现结果和临床不符时能推测可能存在的影响因素，并及时制订相应的检查策略。

5. 检验前与临床密切沟通，保证检验标本采集的质量

标本采集和运送在检验流程中是一个重要的环节，需要各部门的合作才能控制检验前误差。为减少标本因素对检验结果的影响，实验室工作人员可以利用休息时间到临床科室讲解各种标本的采集注意事项，指导护理人员正确采集标本。让临床医生和护理人员了解检验的理化特性及潜在的干扰因素，从而掌握正确的标本采集、处理、储存和运送方法。

6. 医学实验室定期公开检测项目的质控结果

临床诊断的准确性不断提高，不仅得益于医学检验技术的蓬勃发展，更与严格的质量控制密切相关。质量控制环节应该包括患者的准备，标本的正确收集，标本的及时送

检，检验采用的方法、试剂、仪器，以及工作人员的专业操作培训、检验结果的及时反馈等方面，其中临床和检验工作人员的素质是关键。质量控制要从单纯的室间质量控制转变为整体质量保证，定期进行质量评价可提高检验结果的准确性、稳定性和可靠性。定期公开质控结果也可增加临床医生对检验结果的信任度。

7. 检验报告结果的沟通

每项检验有其不同的敏感度，而且受生物变异因素影响的程度也不尽相同，同一检验项目的参考范围在同一种疾病的不同过程中也不相同，比如肌红蛋白、肌钙蛋白、CK 都是心肌损伤标志物，但在疾病的不同阶段，其结果差异很大。又如每项检验的方法学不同，所表现结果的不确定度也不同，动态分析指标有明显改变时要注意结合检验的不确定性造成的差异。另外，各项检验项目参考范围的建立，检验指标位于"正常"和"病态"之间的"灰区"范围，以及某些检验项目危急报告值范围，都需要临床医生与实验室医生相互沟通。

8. 实验室人员和临床医务人员共同制订某些检验指标的危急值

动脉血气、电解质、肾功能、血常规、心肌损伤标志物等项目应在尽量短的时间内给出结果，及时分析标本，同时，临床医生也必须在检验申请单上注明"急查"或者在送检标本后及时电话联系医学实验室。若超过危急值，实验室人员应复查后及时通过信息系统和电话联系临床医生，了解患者情况后与医生共同决定重新送标本检验或者根据现有结果进行临床处理，避免延误治疗时机。

总之，加强医学实验室与临床的沟通交流是提高检验医学水平的重要环节，是保证医疗质量、以人为本、更好地为患者服务的有效措施，应引起重视，促进其发展。

（二）实验室与仪器、试剂厂家的沟通

目前，随着检验市场和医院管理的进一步规范，医学实验室和仪器、试剂厂家的沟通越来越少，医学实验室的需求需首先报医院设备、试剂管理部门，再由医院相关部门统一进行安排。仪器、试剂使用过程中难免会出现问题，医学实验室的仪器和试剂管理组应经常与相应厂家进行沟通，保证医学实验室的检验质量。医学实验室应当按照 ISO15189 的要求建立相应的管理制度，要求仪器、试剂厂家定期配合医学实验室对其产品做相应的保养和性能验证。

（三）实验室与医院职能部门的沟通

首先，医学实验室属于医院的辅助检查科室，医学实验室的发展离不开医院领导和设备处、财务科、人事科等相关部门的支持，与这些科室的良好沟通主要靠医学实验室的管理人员。①医学实验室的管理人员要经常向医院的领导、设备处汇报医学实验室目前仪器、试剂的使用和进一步需求；②和财务科沟通，了解医学实验室奖金分配情况，保证职工的福利；③和人事科沟通，保证医学实验室人才结构、需求，保证医学实验室的可持续发展；④医学实验室还需要和后勤、安保、工会等保持稳定、有效的沟通，确保检验工作有一个良好的环境支持。总之，医学实验室是医院的一分子，医学实验室的发展离不开各个职能部门的支持，这些都建立在稳定、有效的沟通基础之上。

第四节 计算机信息系统在检验前质量控制与管理中的应用

根据资料数据分析表明，目前检验质量差错 2/3 来自检验前，涉及检验流程的管理问题，而信息化管理是检验过程管理的有效手段，包括结构化相关检验手册、检测前的流程设计，以及检验申请环节、样本采集和运送环节、样本接收环节的信息化管理等。它不仅能给临床医生、实验室工作人员及患者带来工作和就医过程上的便捷，同时还会使检验前的流程管理更加有序。计算机信息系统在检验前质量控制与管理中的应用主要包括以下几方面。

一、结构化相关手册

按照《医学实验室质量和能力认可准则》（ISO 15189：2012），实验室项目服务手册、采集手册、项目操作规程是必要的程序文件，是实验室提供规范服务的行为依据。而传统的相关手册往往存在变更调整困难、发布乱、与日常实际工作脱节等情况。对相关手册中的知识点进行结构化，并加以组织和应用，将有利于彻底改变目前的状况。

（一）设计结构化的检验知识库

1. 设计以诊疗项目为关联关系的检验知识库

研究表明，在信息系统中，检验知识库的结构往往以诊疗项目为关联关系。通过诊疗项目，可以将穿插于各个环节的检验知识点有效地归并到检验知识库中，并通过对检验知识的广泛深入应用，最终实现检验全过程的智能化。

2. 完善检验知识库内容

完善的检验知识库涉及的知识点应包括基础字典、知识项目字典、项目手册、采集手册、项目操作手册及仪器操作手册等。

（二）项目服务手册

通常实验室提供的服务手册有两种形式，一种是以表格形式展现的《项目服务手册》，一种是以文本形式展现的《项目服务指南》。通过信息系统，可以对检验知识库相关知识点进行摘要并整合，自动生成相关的《项目服务手册》和《项目服务指南》，使临床医护人员不仅对检验的每一个项目的样本采集、保存要求、收费、检验报告周期等有所了解，而且能在服务手册中查阅到每一个检验项目的检验操作规程（包括反应原理、参考范围、临床意义）以及参考指南等重要信息。

（三）样本采集手册

通过信息系统，可以对检验知识库相关知识点进行摘要并整合，自动生成相关的《样本采集手册》，方便临床医护人员查阅检验项目标本采集的标准操作和注意事项，为检验标本检验前的质量控制提供保证。

（四）项目操作规程

通过信息系统，可以对检验知识库相关知识点进行摘要并整合，自动生成相关的《项目操作规程》或《仪器操作规程》。目前，还不能对项目的操作规程完全实现所有知识条目的结构化，因此信息系统项目操作规程在部分知识条目结构化的基础上应具备副文本在线编辑的功能。

二、检验前流程设计

（一）门诊检验流程设计

常见的门诊检验流程应包括以下环节：

（1）申请环节：主要有门诊医生站检验申请、门诊医生站调用 LIS 中的检验医生站申请两种模式。

（2）缴费环节：主要有窗口缴费、自助设备缴费、互联网（微信、支付宝等）缴费、预交金扣费等形式。

（3）取号环节：主要有服务台取号、自助设备取号、微信取号、微信预约＋报到等形式。

（4）采集环节：主要有窗口采集确认、窗口采集确认＋叫号、窗口采集确认＋窗口检验等形式。

（二）住院检验流程设计

常见的住院检验流程包括以下环节：

（1）申请环节：主要有住院医生站检验申请、住院医生站调用 LIS 中的检验医生站申请两种模式。

（2）采集环节：有护士工作站采集确认、护士移动终端两种模式。

（3）流转环节：主要包括护士进行标本归集、护工标本运送及标本送达。具体通过护士工作站归集、移动运送及标本送达管理流程进行过程管理。

三、申请环节

（一）电子化检验申请

目前，临床检验的电子申请包括 HIS 医生站检验申请、电子病历检验申请以及 LIS 检验电子申请延伸到临床等模式。HIS 医生站检验申请一般直接形成检验医嘱，电子病历检验申请是直接将结构化病程记录中的相关信息转换成检验医嘱，而 LIS 检验电子申请的核心是检验电子申请单，在完成检验申请后，根据申请单信息生成相应检验医嘱回传到 HIS 或电子病历系统中。一般软件中都提供"勾选""代码录入""混合录入"等多种录入方式。除了一般检验申请之外，还应当包含一些特殊的申请，如环境卫生学监测检验申请、骨髓检验申请、染色体检验申请、遗传学检验申请、临床药物试验检验申请、输血申请等。

（二）电子化检验申请单元素

电子化检验申请单构成元素：申请单 ID、优先级代码、送检医疗机构代码、送检医疗机构名称、送检医疗机构简称、目的临床实验室代码、目的临床实验室名称、目的临床实验室简称、检验类别、患者类别、患者 ID（应包括该患者在送检医疗机构中的就诊号、患者唯一号以及患者的身份识别号）、姓名、性别、年龄、民族、Rh 血型、ABO 血型、科别、病区、床号、临床诊断、申请科室、申请时间、申请人员、标本种类分类名称、标本种类分类代码、标本种类名称、标本种类代码、标本性状、采集时间、采集人员、采集部位、申请项目本地名称、申请项目本地代码、申请项目本地简称、申请项目标准代码、检验所需附属信息（如标本采集时的体温等）、密级情况等。

（三）检验申请的功能要点

检验申请项目设计是非常关键的，在 HIS 和电子病历中一般称之为诊疗项目，分为两层：细项、组合。而在 LIS 检验申请中，申请项目将被设计成很多层，它可以是细项，也可以是组合，也可以是在组合上再形成组套，还可以在组套基础上形成大套。申请项目还被赋予众多的属性和相关联信息，可以按照开展范围设置"平诊""急诊""门诊""住院""内施项目"；可以自定义未执行医嘱的有效日期；针对多科室检验可以设置并选择执行科室；对申请项目唯一标本种类进行默认，针对多标本种类申请项目标本种类进行默认但针对某个申请修改标本种类；可以针对某个申请选择进行标识"采样部位"；可以针对某个医嘱填写备注信息。另外，还可关联申请项目的检验明细项，申请项目的临床意义、报告时间、开展时间、采样要求。智能化检验辅助申请也与之具有很强的相关性，包括对完全包含项目的限制，对重复申请的限制，对部分交叉项目的处理，对项目按"患者类别"进行限定，对项目按"开展时间"进行限定，对诊疗项目实现自定义排序管理，对诊疗项目按"专业分类"进行分组，对诊疗项目按"临床科室"进行限制，自动根据临床诊断关联出诊疗项目等。

检验知识库包括了以文档形式浏览检验知识库，以数据库形式浏览检验知识库，即提供辅助学习功能。

四、采集和运送环节

（一）条形码标签的应用

随着计算机信息技术的发展和实验室管理的不断规范化，检验的信息化管理已从原先的检验报告计算机管理逐步发展到对整个检验流程的信息化管理。其中条形码标签是应用最广泛的电子标签的外在形式，条形码技术的应用为整个检验流程信息化管理提供了很好的载体。条形码技术应用于检验工作中的优势主要体现在两大方面：提高检验各环节的工作效率，减少检验各环节中因人为因素造成的差错。

（二）条形码标签的应用模式

目前，条形码标签的应用模式主要包括：集中现打条形码模式、分散现打条形码模式、预制条形码模式、复合条形码模式。条形码应用应当贯穿整个计算机管理检验流程，支持所有检验标本的条形码管理；在整个流程设计中还必须考虑条形码应用模式下的手工项目解决方案，具有合理的条形码应用模式下的手工项目处理流程；支持末梢血标本条形码管理；支持 PDA 功能；另外条形码的编码方式也应支持区域检验标本管理。

特别要注意的是，当前区域一体化检验是大势所趋，在区域化检验项目中，一般不推荐采用预制条形码方案。其主要原因在于预制条形码分段制作，如果医疗机构代码按照编码标准在条形码上体现，则对于小型医疗机构标本量不多的情况，试管生产商在预制条形码制作上将存在一定的困难；如果不在条形码标签上体现，不利于识别，并且在区域中还要保证预制条形码的唯一性，需要有大量的协调性工作和管理手段作为支撑。如果必须采用预制条形码方案，解决的办法有以下两种。

（1）预制条形码不采用试管生产商提供的条形码标签，而是由统一的管理部门产生预制条形码标签（按照医疗机构代码进行编制）。

（2）如果采用试管生产商提供的条形码标签，建议条形码标签分类到二级医疗机构代码。

（三）自动化条形码贴管机的应用

目前，现打条形码模式还是医疗机构中最主要应用的模式，但是因条形码粘贴不规范而造成的条形码在检验仪器中的识别率降低问题，一直是困扰现打条形码模式应用效果的重要不利因素。因此大量的自动化条形码贴管机应运而生，从而有效解决了条形码粘贴规范问题，有效提高了工作效率和质量。

（四）标本采集工作站的功能要点

标本采集工作站的主要功能：检验医嘱执行、电子标签生成、条形码标签打印（现打条形码模式）、条形码信息对照（预制条形码模式）、检验标本采集确认。它能够在床旁形成核对机制，具备标本源图像采集功能；申请自动拆分和合并成标本功能；能对标本类型错误、标本容器错误、采集时间要求、标本采集量的自动计算等进行有效控制；具备对未执行标本的及时提醒功能；能对患者进行传染病标识和患者状态标识；具备浏览项目服务手册、采集手册、检验知识库等功能。

为了改善就医环境和提高服务质量，许多医院在门诊采血环节还采用了采血排队叫号。采血排队叫号不同于普通的门诊就诊排队叫号，具有其独特性，门诊采血的排队叫号管理常见的主要功能包括以下几项：

（1）同一医疗机构内多院区、多采血点部署多个采血单元组并实现联动，不同的采血单元组可以设置不同的服务时间。

（2）多种取号方式：服务台人工取号、自助机自助取号、微信等 App 取号、App

预约＋现场报到。

（3）取号的介质支持：磁卡（一卡通，银行卡）、IC 卡（医保卡、身份证）、条形码（门诊号条码或检验条形码）。

（4）取号控制：必须通过就诊卡或条形码标签进行取号，取号过程与 LIS 或 HIS 系统相关联，避免产生空号；为了避免出现空号，同一例患者在号没有被作废或者没有完成采集的情况下一天只能取一个号。

（5）队列的设置：可以根据患者类别、标本种类、项目、是否孕产妇设置不同的排队规则。

（6）排队提醒：电子屏显示、微信提醒、短信提醒。

（7）叫号：通过采血工作站实现灵活叫号，如糖耐量试验多次叫号，醛固酮等特殊项目定时叫号，窗口等候二次叫号，语音叫号。

（8）延号及特殊处理：自定义延号方案，可以是延时，也可以是延号，并同时发送短信、微信通知；绿色通道插队功能。

（9）人性化提醒。

随着自动化设备的不断引进，国内有少数一些医院采用了自动化采血系统，但此类自动化设备的应用必须依赖于 LIS 的高度集成。智能化的采集系统应当能够对诊疗项目的采集时间、检验时间、检验周期、报告时间等参数进行设置，智能化的检验回执单应用能够根据采样时间和检验项目准确告知患者检测报告的预计完成时间，在采集时向患者提供检验回执单。

在移动护理得以应用以后，住院检验标本采集时间得以被准确记录。但在最初，人们往往将条形码标签打印时间作为标本采集时间，造成 TAT 的人为延长，随着标本流转管理系统的应用，护士在标本采集完成回到护士站进行标本归集时，通过扫描条形码记录标本归集时间，把标本归集时间作为采样时间，这一措施使上述情况得以改善，但真正的精确记录在移动护理应用后才得以实现。另外，对于内施项目以及部分检验项目的相关临床指征，可以通过护士站或者移动护理系统进行录入。当前，国内有极少数医院在条形码标签打印环节自动产生实验室内部编号。

（五）通过微信检验平台改善服务质量

近年来，随着微信在日常生活和工作中的普遍应用，微信平台应运而生。建立检验微信平台将能更好地为患者和临床服务，同时可将检验信息化服务由院内局域网延伸到互联网，做到真正开启并实现"互联网＋检验"模式。对医护人员而言，微信检验平台可以查看检验项目信息及相关知识库、采样指南、及时处理危急值回报信息、实时进行临床沟通；另外，临床实验室移动办公自动化、临床检验满意度调查、LIS 需求及故障咨询等都可通过微信检验平台实现。于患者而言，通过授权可以查询自己或亲友的检验报告，并自动进行解读，还可以自动链接到相应的检验知识库；可以进行采血预约、实现排队取号及提醒、实时咨询疑问、查看采样指南、熟悉检验相关科普知识、了解医院检验科信息等。所有智能化功能的实现都将为患者节约更多的时间与精力。

（六）检验标本流转管理

检验标本流转管理，特别是在实验室外部的流转管理一直是实验室标本管理中的一个难点，由于管理不到位可造成标本丢失，采用传统的手工方法逐一登记交接标本在日常工作中会大大降低工作人员的工作效率。随着条形码技术在检验信息系统中的应用，通过扫描标本条形码来加强对标本的流转管理成为可能。检验标本流转管理及监控就是在条形码技术支持下对检验标本形成流转包，从而实现对检验标本实验室外部流转管理的十分有效的管理办法。

常见的标本流转管理有四种模式，包括护工为行为主体的移动终端模式、护工为行为主体的工作站模式、护士为行为主体的工作站模式（打包模式）、自动化传输系统下的运输包管理模式。无论何种方式，都应当通过检验信息系统中的相关节点信息达到自动对流转地的有效控制、对运送时效性的有效监控、对标本流转温湿度的有效监控，以及对标本运送手册的浏览。

标本流转监控，即标本在实验室外部流转的各个环节可通过大屏幕进行流转过程监控。一般在中央运输管理处、标本接收处、各检验分组工作站等安装大屏幕，通过条形码管理，实现对标本流转各环节及具体时间的监控，并对各环节超时标本进行报警提示。

医院气动物流传输系统能够自动发送、接收装有院内药品等医用物品的载物桶，整个传输系统由计算机控制。因其使用安全、方便快捷、环保节能、效率高等，已成为当今数字信息化医院建设不可缺少的一项重要的基础设施。目前，国内已经使用这一系统的大、中、小型医院达 600 余家，需要增加的医院仍有上万家之多。该系统由主控制器、传输站、换向器、三向阀、空压机、传输管道、线缆等组成，因气动物流传输系统缺乏行业规范，有相当一部分医院在使用中出现问题，对于这种新型系统，如何控制其施工质量，同时满足用户使用需求是一个重要的课题。

医院轨道物流传输系统是将医院的各个科室通过收发工作站和运输轨道连接起来，通过受计算机控制的运载小车在各科室间进行物品传递的系统。其主要由中央控制系统、收发工作站、轨道小车、轨道和轨道转换装置等组成。中央控制系统和收发工作站功能与气动物流传输系统基本相同。轨道物流传输系统的主要优势就是可以用来装载质量相对较重、体积较大的物品，一般装载重量可达 $10\sim30kg$，对于运输医院输液药品、批量的检验标本、供应室的物品等更具有优势。

在住院检验标本流转管理中，配合医院轨道物流传输系统、气动物流传输系统，检验标本流转包可以得到高效的应用。

除了医院轨道物流传输系统、气动物流传输系统，集成射频识别（radio frequency identification，RFID）技术下的检验标本流转管理系统有效地解决了一般医疗机构中临床检验标本的流转管理问题，包括临床护理单元对检验标本的归集分类打包，护工运送流转包过程中的自动信息采集，护工与护士之间的流转包交接自动信息采集，护工与实验室工作人员之间的流转包交接信息自动采集，实验室工作人员对检验标本的核收，以及对整个临床检验标本流转的全过程监控。整个系统包括临床检验标本归集及分类系统、检验标本分类机、检验标本流转袋、检验标本流转箱、近距离 RFID 采集器、远距离 RFID 采集器、检验标本接收系统、检验标本流转监控系统八个部件。现将每个部件结构说明如下。

（1）临床检验标本归集及分类系统：软件管理系统，其主要功能是预先在系统中对检验标本分类进行设置，标本分类条件包括申请项目归属、是否急诊等。当扫描标本容器上的条形码时，通过条形码内容从系统中检索到该标本的检验项目、是否急诊等属性，对应系统中的预先设置条件，自动进行标本分类，系统还可以记录标本归集时间和归集人员信息。

（2）检验标本分类机：硬件设备，其主要功能是接收临床检验标本归集及分类系统发出的指令，对应位置的指示灯进行闪烁提醒，避免护士将检验标本放置错误。

（3）检验标本流转袋：硬件设备，它是一个带有自封口的符合实验室生物安全相关要求的塑料材质包装袋，其表面封装了 RFID 标签。它可以有多重规格和颜色，规格主要有 3cm×6cm、6cm×12cm 等，颜色按照实验室标准主要有红色、蓝色、绿色等。

（4）检验标本流转箱：硬件设备，它是一个符合实验室生物安全相关要求的 PVC 材质手提箱，其表面封装了 RFID 标签，其内壁嵌入了近距离 RFID 采集器并带无线发射功能的读卡器。

（5）近距离 RFID 采集器。

（6）远距离 RFID 采集器。

（7）检验标本接收系统。软件管理系统，其主要功能是通过扫描对检验标本进行核收，并记录下接受人和接收时间，其集成了实验室智能编号系统，根据预先设置的编号规则对检验样本自动进行编号。

（8）检验标本流转监控系统。

软硬件系统，其主要通过大屏幕一体计算机内嵌检验标本流转监控管理软件，对检验标本流转情况进行实时监控，并有语音报警功能。其具体运作步骤如下。

1）当护士采集完一批检验标本后在护士站工作计算机上进行标本归集，护士站工作计算机连接了检验标本分拣机。护士扫描每个检验标本容器上的条形码标签，系统根据条形码标签，自动从信息系统中检索出该标本的检验项目，根据检验项目的分类判断出该标本的流转目的地，系统根据目的地与标本分拣机中的位置对应关系将信号送到检验标本分类机，分拣机对应位置上的指示灯闪烁，提示护士按指示灯对检验标本进行放置。

2）当一批标本归集完毕，护士将分拣机中的标本分别装入标本流转袋，并用安装于工作计算机上的条形码阅读器采集流转袋上的 RFID 信息，并从系统中打印出汇总条形码标签嵌入流转袋标签放置处。

3）护工到护理单元收集流转袋，并将流转袋装入流转箱，当流转袋放置进流转箱时，流转箱上的近距离 RFID 信号采集器采集到流转袋信息，并通过无线信号发送到系统中。

4）当护工提着流转箱离开护理单元，安装在护理单元的远距离 RFID 信号采集器采集到流转箱和流转袋信息，并通过无线信号发送到系统中。

5）当护工提着流转箱进入实验室标本接收中心，安装在实验室标本接收中心的远距离 RFID 信号采集器采集到流转箱和流转袋信息，并通过无线信号发送到系统中。

6）实验室扫描检验标本流转袋，对标本进行接收，系统显示该流转袋中所有检验标本信息，实验室工作人员逐一扫描流转袋中每个检验标本上的条形码标签进行标本核收。

7）在实验室标本接收中心安装大屏幕一体机计算机，其中安装检验标本流转监控系统，实现对整个检验标本流转过程的监控。

五、样本接收环节

实验室对检验标本的接收方式依赖于实验室布局和流程设计，分为标本集中接收、标本分实验室接收。为了避免在同一个接收地点同一检验目的（申请项目）标本在两个分组中进行分析处理，在确认标本接收的同时，系统可以同时自动根据预先设置的规则产生实验室内部唯一编号。为了更好地从患者角度考虑，我们需要尽量少采血，因此在申请执行环节我们需要尽量对检验申请进行合并，力求用尽量少的标本进行更多的检验，但是这样一来给临床实验室的标本分配增加了一定的复杂性。在日常工作中，人们很难记住如此复杂的局面，因此需要 LIS 支持标本集中接收后的自动分配，并内嵌智能实验室内部编号生成系统。

（一）标本接收工作站的功能要点

常见的标本接收模式包括实验室集中接收、实验室分组接收、实验室集中接收＋分配、商业实验室接收＋录入、专业实验室标本接收。

常见的接收类型包括条形码标本接收、微生物标本接收、外来标本接收、手工单标本接收。接收时的工作包括标本的核收、不合格标本的拒收、标本的让步接收、住院标本的计费、门诊标本的费用确认、需要分样标本的分样、自动产生实验室内部唯一编号、自动根据标本种类和送检目的产生相应小标签和单据。产生实验室内部唯一编号的规则包括以下几项。

（1）在标本接收时根据预设规则自动产生实验室内部唯一编号。

（2）上机时按照时间顺序产生实验室内部唯一编号。

（3）上机时按照时间顺序和预设规则分段产生实验室内部唯一编号。

（4）完成分析时按照时间顺序产生实验室内部唯一编号。

（5）完成分析时按照时间顺序和预设规则分段产生实验室内部唯一编号。

（6）非当日开展标本在分析前自动产生实验室内部唯一编号。

另外，标本接收工作站还要对标本接收进行一系列的质量控制，包括对流转地错误标本、不合格标本、重复标本、漏检标本、送检超时标本、费用、手工申请单双盲录入、非当日开展标本、外送标本等的处理。

（二）不合格标本的规范化管理

不合格标本的规范化管理在检验分析前尤为重要，国家卫健委颁布的检验前质量指标中有多项指标涉及不合格标本的规范化管理，如标本标签不合格率、标本类型错误率、标本容器错误率、标本量不正确率、标本采集时机不正确率、血培养污染率、标本运输丢失率、标本运输时间不当率、标本运输温度不当率、抗凝标本凝集率、标本溶血率、检验前周转时间（中位数）、检验前周转时间（第 90 位百分数）等。

1. 规范不合格标本管理流程

各个医疗机构应按照不同检验项目对标本的要求，统一规范不合格标本的让步接收、拒收等的登记、通知、退回流程。

2. 不合格标本类型标准化

不合格标本类型标准化包括标本容器错误、标本类型错误、标本采集量不合格、标本容器损坏、标本丢失、标签损坏、脂血、溶血、抗凝标本凝集、微生物标本污染、采集时机不准确、运输时间不当、运输温度不当、信息错误、信息不完整等。应当支持用户自定义不合格类型并与标准做对照；支持不合格标本在分析前、分析中、分析后全环节检出；支持对不合格标本的操作，包括拒收处理、退回处理、让步接收处理、丢失登记处理、不合格标本登记处理等；对不合格标本有详细的处理登记记录；可以通过高拍仪留存标本照片，或通过与自动化前处理设备集成，获取不合格标本的照片信息，能够对不合格标本做阶段分析。

针对血培养标本的污染率，可以预先设置污染菌规则，并根据血培养污染进行自动提示，通过人工识别进行标记，最终可以对污染率（月份统计）进行统计分析。

（三）智能化接收分配系统及分拣机的集成

智能化的实验室标本接收分配系统主要考虑的因素包括：申请项目的执行分组、申请项目的开展时间、申请项目的报告合并标识、申请项目的分拆标识、检验分组的申请项目设置等。

目前，越来越多的医院引进了标本自动分拣设备，通过与实验室智能标本接收分配系统的集成，真正实现了实验室标本的自动接收与分配。

迄今为止，我国尚无实验室实现所有检验项目的自动化分析。智能化的实验室标本接收分配系统必须考虑支持手工项目的自动分配。随着区域检验、集团医院、网络化医院，以及第三方实验室的不断发展，临床实验室之间的业务协作日益增多，因此智能化的实验室标本接收分配系统还必须支持网络实验室及外来标本的接收处理。

不同于普通检验标本，微生物标本接收有一定的特殊性，除了要完成一般检验标本的接收工作之外，还需要根据标本的送检目的和标本种类自动生成自定义跟单及相应数量的用于标识培养皿的条形码小标签。

（四）前处理、流水线系统的集成

目前，国内很多实验室引进了大型前处理或流水线系统，这些设备的应用在很大程度上也需要 LIS 的支撑。一般来说，我们把拍照、离心、拔盖、分样后同分析仪之间没有轨道连接的处理称为前处理，与分析仪之间带轨道连接的处理与分析仪一道合称为流水线。最近几年，前处理和流水线在国际、国内发展都很迅速，不仅在数量上已经达到了上百条，自动化程度也在不断提高，从原先的人工上架上线发展到自动化上线，在线上从原来的单独条形码识别发展到了 RFID 技术，并将自动化管理拓展到标本归档和存储。

（五）标本存放管理

临床实验室的分析对象是检验标本，一旦检验标本到达临床实验室之后通常要经过标本接收、标本分配、前处理、分析、复查、存储、销毁等诸多环节。随着检验医学的飞速发展及临床实验室规模的不断扩大，每天检测的标本量也越来越大。国内部分医院的标本量甚至达到了每天数万个，面对大量的标本，对标本进行分类、有序存储，方便在分析时遴选标本、复查时查找标本、随时对标本进行定位，分析后的标本归档存储和销毁都是临床实验室亟待通过信息化手段解决的问题。实验室标本管理涵盖的范围包括非当日开展标本的管理、部分未完成检验标本的管理、归档标本的管理（标本存放、标本使用、标本销毁）。非当日开展标本直接进入实验室标本存储，应当能够与实验室标本管理系统无缝衔接。标本存放模式应当支持单个标本扫描存储、按照仪器试管架整体顺序存储、在接收标本顺序号范围内进行顺序存储、按照接收分配的顺序进行存储等多种形式。标本使用模式也应当支持待检标本的使用、复查等相关标本的使用等多种形式。此外，标本管理应当能够与流水线中的存储单元进行集成。

第五节　标本采集质量管理与控制指标

随着检验医学的发展，准确可靠的实验室结果在临床医生的诊疗活动中起着越来越重要的作用。为了给患者的诊疗提供准确可靠的实验室依据，一直以来，实验室常采用一些质量控制工具对检验工作进行质量控制，如日常室内质控、方法确认、性能验证、各级室间质评、正确度验证计划及区域性实验室间比对等，但是这些质量控制工具存在过程复杂、缺乏自动化、缺乏标准、涉及多学科多部门，以及难以测量/量化等缺点。而质量控制的质量指标的提出就解决了传统质量控制工作的上述缺点，尤其是难以测量/量化的问题。

一、质量指标概述

（一）质量的定义

根据 GB/T 19000—2008（ISO 9000—2005）对质量的定义，质量是指一组固有特性满足要求的程度，体现了产品本身就有的特性，通常以"差""好""优秀"等描述该固有特性。

（二）质量指标的定义

质量指标（quality indicators，QI）指一组内在特征满足要求的程度的度量，质量指标可测量一个机构满足用户需要的程度和所有运行过程的质量。质量指标是能够评估医疗机构关健领域的量度，包括有效性效率、公正性、以患者为中心、安全性及及时性六个方面。

美国临床和实验室标准化研究院（Clinical and Laboratory Standards Institute，CLSI）指南GP35也对质量指标进行了定义，指一种为了提供一个体系的质量信息有关的系统性测量过程，是强调实验室如何更好地满足客户需求一种测量过程。

美国医学研究院（Institution of Medicine，IOM）对质量指标的定义为，能够使使用者通过与标准对比来定量其所选择的医疗质量的工具。

二、质量指标的发展史

（一）国际质量指标

1. 美国病理学家协会（CAP）对质量指标的研究

（1）质量探索（Q-Probes）：通过100多个质量指标短期外部通函比较研究，对实验室关键过程进行阶段性的评估以帮助实验室改进质量。

（2）质量跟踪（Q-Tracks）：通过监控17个重要质量指标随时间变化的趋势，对实验室关键过程进行持续的质量监控，以提高质量。

2. 国际临床化学和实验医学联盟（IFCC）对质量指标的研究

IFCC于2008年启动质量指标模型（MQI）计划，经过不断评估和修订，2014年共确定了53个质量指标。

3. 其他国家对质量指标的研究

（1）澳大利亚皇家病理学家学会的质量保证科学教育委员会发起了"重大事件监测和管理系统"项目。

（2）2012年，西班牙国家卫生部卫生系统跨地区理事会成立卫生技术评估协作网，下设加泰罗尼亚卫生信息、评估和质量管理机构。

（二）国内质量指标

2009年卫生部临检中心受卫生部委托制定临床实验室质量管理与控制指标，并作为2012年的卫生行业标准。

2015年国家卫生与计划生育委员会办公厅颁布麻醉等6个专业质控指标。各省临检中心同步开展QI室间质量评估。

2017年中华人民共和国国家卫生和计划生育委员会发布行业标准《临床实验室质量指标》（WS/T 496—2017）。

三、质量指标的意义

制定质量指标可以监测影响检验过程的每一个环节；对质量进行量化，并可观察质量变化的趋势；促进医学检验服务标准化、同质化。

四、质量指标内容

（一）2015 版

检验前质量指标：标本类型错误率、标本容器错误率、标本采集量错误率、血培养污染率、抗凝标本凝集率、检验前 TAT 中位数。

检验中质量指标：室内质控项目开展率、室内质控项目变异系数不合格率、室间质评项目参加率、室间质评项目不合格率、实验室间比对率、实验室内 TAT 中位数。

检验后质量指标：检验报告不正确率、危急值通报率、危急值通报及时率。

（二）2017—2018 年新增指标

2017 年新增指标（3 项）：标本溶血率、标本丢失率、分析设备故障数。

2018 年新增指标（29 项）：包括申请单标识错误率、申请单抄录错误率（实验室人员申请单抄录错误率、非实验室人员申请单抄录错误率）、门诊检验申请单无临床问题率、检验申请单无法辨识率（门诊检验申请单无法辨识率、住院检验申请单无法辨识率）、检验申请单不适当率（门诊检验申请单不适当率、住院检验申请单不适当率）、标本标识错误率、标本检验前储存不适当率、标本运输途中损坏率、标本运输温度不适当率、标本运输时间过长率、标本采集时间不正确率等。

五、《临床检验专业医疗质量控制指标（2015 年版）》举例

（一）标本类型错误率

1. 定义
类型不符合要求的标本数占同期标本总数的比例。
2. 计算公式
标本类型错误率＝类型不符合要求的标本数/同期标本总数×100％。
3. 意义
反映所采集标本的类型是否符合要求，是检验前的重要质量指标。标本类型符合要求是保证检验结果准确性的前提条件。

（二）标本容器错误率

1. 定义
采集容器不符合要求的标本数占同期标本总数的比例。
2. 计算公式
标本容器错误率＝采集容器不符要求的标本数/同期标本总数×100％。
3. 意义
反映用于采集标本的容器是否符合要求，是检验前的重要质量指标。

（三）标本采集量错误率

1. 定义

采集量不符合要求的标本数占同期标本总数的比例。

2. 计算公式

标本采集量错误率＝采集量不符合要求的标本数/同期标本总数×100％。

3. 意义

反映标本采集量是否正确，是检验前的重要质量指标。标本采集量不足或过多都可能影响检验结果。

（四）血培养污染率

1. 定义

污染的血培养标本数占同期血培养标本总数的比例。

2. 计算公式

血培养污染率＝污染的血培养标本数/同期血培养标本总数×100％。

3. 意义

反映血培养过程是否操作正确，是检验前的重要质量指标。

（五）抗凝标本凝集率

1. 定义

凝集的标本数占同期需抗凝的标本总数的比例

2. 计算公式

抗凝标本凝集率＝凝集的标本数/同期需抗凝的标本总数×100％。

3. 意义

反映标本采集过程抗凝剂是否正确使用的情况，是检验前的重要质量指标。

（六）检验前周转时间中位数

1. 定义

检验前周转时间是指从标本采集到实验室接收标本的时间（以分钟为单位）。检验前周转时间中位数，是指将检验前周转时间由长到短排序后取其中位数。

2. 计算公式

检验前周转时间中位数＝$X_{(n+1)/2}$，n 为奇数。

检验前周转时间中位数＝（$X_{n/2}＋X_{n/2+1}$）/2，n 为偶数。

注：n 为检验标本数，X 为检验前周转时间。

3. 意义

反映标本运送的及时性和效率，检验前周转时间是保证检验结果准确性和及时性的重要前提。

第六节　检验前应急管理

一、标本采集前应急管理

在候检、检查时，患者偶可发生意外情况，对此，检验科医务人员要加以高度重视，若出现下列情况，首先应保护患者和他人安全，在采取急救措施的同时呼叫相关科室人员（如门诊、急诊科、外科）前来协助处理。为减少意外伤害，维护正常医疗工作秩序，特制定本预案。

1. 成立患者意外事件应急处理组织

成立患者意外事件应急处理组织并任命组长和组员，建立管理制度，明确相关人员职责。

2. 防范措施

（1）给候检、检查患者创造一个整洁、安静和舒适的环境。

（2）科室医务人员每天上班前做好安全检查，及时发现与清除危险物品与安全隐患。

（3）医务人员在接待患者过程中注意服务态度与医患沟通技巧，询问语言热情、轻柔，不要激怒患者。

（4）对在采血处即将抽血检验的危重患者，检验人员要为其提供便捷通道，优先采血。

3. 处理措施

（1）对兴奋、躁动、伤人、毁物的患者做好安抚工作，安静下来后作为急诊患者优先检查；对不合作患者不要强行检查；应由家属取报告；必要时在征得家属同意后进行保护性约束，紧急情况下可通知保卫科人员协助约束患者；由家属和门诊医生决定是否继续检查和住院治疗。

（2）患者突然产生自伤、自杀行为，如吞食异物、撞墙、锐器刺伤、刀割伤等时，医务人员要高度警惕，夺下凶器和异物，发现有外伤出血时一边加压止血一边配合家属将其送入外科接受清创、止血、缝合兼外科治疗后，由家属和门诊医生决定是否入院治疗。

（3）患者突然发生全身痉挛抽搐发作时，医务人员应将患者置于平卧位，防跌伤，口中及时放入压舌板以防咬伤舌、口腔黏膜；保护四肢防抽搐致骨折；有呼吸停止者立即行人工呼吸；一边采取急救措施一边呼叫门诊医生参与抢救。

（4）患者出现呼吸、心搏骤停时，应立即就地进行心肺复苏，建立有效人工呼吸和循环，同时通知门诊、急诊科医生参与抢救。

（5）其他意外事件发生时按照以上程序边抢救边呼叫相关科室人员协助处理。

（6）患者发生以上意外事件时，被呼叫的相关科室与人员应无条件协助处理。

二、标本采集过程中的应急管理

（一）采血过程中患者突发情况的应急管理

血样采集过程中，患者病情突然加重，负责抽血的检验人员应立即停止血样采集，辅助患者陪同人员尽快将患者送达对应科室。

对已不方便移动的患者，采血中心应立即与急诊科联系，并疏散患者周围的人群，为抢救营造足够的场地和时间。

对于突然发生晕厥（昏倒）的患者，采血人员应该立即终止静脉采血并确定患者没有跌倒或受伤。昏倒的患者应该完全恢复后才准离开，并且要嘱咐患者 30 分钟内不能开车。

对于因接收抗凝剂治疗或者大剂量抗关节炎药物治疗等引起出血过多的患者，采血人员应该压住静脉穿刺部位或者请医生评估患者情况，患者在血止前不得离开。

如果患者在采血过程中发生抽搐，采血人员应立即放开止血带，用棉签压迫静脉穿刺部位，并请护理站人员前来帮忙。

（二）采血过程中职业暴露事件应急处理

1. 针刺伤

（1）被血液、体液污染的针头或其他锐器刺伤后，应立即用力捏住受伤部位，向离心方向挤出伤口的血液，不可来回挤压，同时用流动水冲洗伤口。

（2）用 75％乙醇或安尔碘消毒伤口，并用防水敷料覆盖。

（3）意外受伤后必须在 48 小时内报告有关部门，并报告感染管理科，领取并填写《医疗锐器伤登记表》，必须在 72 小时内做 HIV、HBV 等的基础水平检查。

（4）被可疑 HBV 污染的锐器刺伤时，应尽快注射抗乙肝病毒高效价抗体和乙肝疫苗。

（5）被可疑 HCV 污染的锐器刺伤时，应尽快于被刺伤后做 HCV 抗体检查，并于 4～6 周后检测 HCV 的 RNA。

（6）被可疑 HIV 污染的锐器刺伤时，应及时找相关专家就诊，根据专家意见进行预防性用药，并尽快检测 HIV 抗体，然后根据专科医生建议行周期性复查（如 6 周、12 周、6 个月等）。在跟踪期间，特别是在最初的 6～12 周，绝大部分感染者会出现症状，因此在此期间必须注意不要献血、捐赠器官及母乳喂养，性生活时要用避孕套。

2. 皮肤、黏膜、角膜污染

（1）皮肤若意外接触到患者血液，应立即用肥皂和流动水冲洗。

（2）若患者的血液意外进入眼睛、口腔，立即用大量清水或生理盐水冲洗。

（3）及时到急诊室就诊，请专科医生诊治；48 小时内向有关部门报告，并报告感染管理科，领取并填写相关登记表。

3. 标本污染

（1）棉质工作服、衣物有明显污染时，可随时用有效氯浓度为 500mg/L 的消毒液浸泡 30~60 分钟，然后冲洗干净。

（2）各种物体表面若被明显污染，用有效氯浓度为 1000~2000mg/L 的消毒溶液喷于污染物体表面，并使消毒液浸过污染表面，保持 30~60 分钟，再擦除。拖把或抹布用后浸于上述消毒液内 1 小时。

（3）仪器污染应考虑消毒方法对仪器的损伤和对检测项目的影响，选用适当的消毒方法。

三、标本采集后的应急管理

（一）标本离心破碎

（1）戴手套，用镊子夹取破碎样本管，找出条形码信息，记录破碎样本管患者信息，并及时通知临床医生或患者重新采集标本。

（2）先喷有效氯浓度为 5000mg/L 的消毒液适量于破碎标本的离心筒，消毒 30 分钟。

（3）用镊子夹取样本管碎片于黄色锐器盒内，用镊子夹吸水纸吸干吸水纸与消毒液的混合物，丢弃于"感染性废物"垃圾桶内。

（4）用有效氯浓度为 5000mg/L 的消毒液清洁离心筒。

（二）标本溢出

（1）戴手套，先喷有效氯浓度为 5000mg/L 的消毒液适量于标本溢撒处，消毒 30 分钟。

（2）用镊子夹吸水纸吸干吸水纸与消毒液的混合物，丢弃于"感染性废物"垃圾桶内。

（3）用有效氯浓度为 5000mg/L 的消毒液清洁样本溢出区。

第十章　护理采血风险管理与措施

第一节　风险管理概论

一、风险管理概述

（一）风险管理定义

风险（risk）是指在给定的条件和特定的时间内，可能发生的结果间的差异，如果肯定只有一个结果发生，则差异为零，风险为零；如果有很多种可能的结果，则有风险，且差异越大，风险越大。这是美国学者阿瑟·威廉姆斯在《风险管理与保险》一书中对"风险"进行的经典界定。风险包括经济风险、政治风险、法律风险、人身风险等。

风险管理（risk management）是指在项目或者企业肯定有风险的环境中把风险减至最低的管理过程。风险管理是通过对风险的认识、衡量和分析，选择最有效的方式，主动、有目的、有计划地处理风险，以最小成本获得最大安全保证的管理方法。良好的风险管理有助于降低决策错误之概率、避免损失之可能、相对提高企业本身之附加价值。用于医院的风险管理，目的是避免和减少医疗过程中患者、工作人员和探视人员受到损害，以保障医疗安全。

（二）风险管理目标

风险管理是一项有目的的管理活动，只有目标明确，才能起到有效的作用。否则，风险就会流于形式，没有实际意义，也无法评价其效果。风险管理的目标就是以最小成本获取最大的安全保障。因此，风险管理不仅仅是安全生产的问题，其还包括识别风险、评估风险和处理风险，涉及财务、安全、生产、设备、物流、技术等多个方面，是一套完整的方案，也是一个系统工程。风险管理目标的确定一般要满足以下几个基本要求：

（1）风险管理目标与风险管理总体目标的一致性。

（2）目标的现实性，即确定目标要充分考虑其实现的客观可能性。

（3）目标的明确性，即正确选择和实施各种方案，并对其效果进行客观的评价。

（4）目标的层次性，从总体目标出发，根据目标的重要程度区分风险管理目标的主次，以利于提高风险管理的综合效果。

（三）风险管理职能

（1）计划职能。风险管理的计划职能是指通过对企业风险进行识别、估测、评价，选择处理风险的手段，设计管理方案，并制订风险处理的实施计划。风险处理预算的编制则在处理手段选定后，计算合理、必要的风险处理费用，并编制风险处理费用预算。

（2）组织职能。风险管理的组织职能是根据风险管理计划，对各种风险处理技术的业务分担、权限的下放、职务调整等进行组织分配。也就是说，风险管理的组织职能是创造为实施风险管理目标和实现风险处理计划所必须的人、财、物的结合。风险管理组织职能的关键在于组织关系的确立，在风险管理部门处于主管位置的情况下，把执行权限下放给部门各成员；在风险管理部门处于参谋部门位置的情况下，则对生产、销售、财务、劳动人事等主管部门进行联系、建议。

（3）指导职能。风险管理的指导职能是对风险处理实施计划进行解释、判断，传达计划方案，交流信息和指挥活动。也就是说，组织该机构的成员去实现风险管理计划。

（4）管制职能。风险管理的管制职能是指对风险处理计划执行情况的检查、监督、分析和评价，也就是根据事先设计的标准以计划的执行情况进行测定、评价和分析，对计划与实际不符之处予以纠正。管制职能的范围包括风险的识别是否准确全面、风险的估测是否有误、风险处理技术的选择是否奏效、风险处理技术的组合是否最佳、自保和资金的留取是否恰当、控制风险技术能否防止或减少风险的发生、按制定的预算能否保障计划内的保险事故发生后得到及时补偿等。

（四）风险管理基本程序

风险管理的基本程序包括风险识别、风险评估、风险管理效果评价等。

（1）风险识别。经济单位和个人对所面临的或潜在的风险加以判断、归类整理，并对风险的性质进行鉴定。

（2）风险评估。在风险识别的基础上，通过对所收集的大量详细损失资料加以分析，运用概率论和数理统计，估计和预测风险发生的概率和损失程度。风险估测的内容主要包括损失频率和损失程度两个方面。

（3）风险管理效果评价。分析、比较已实施的风险管理方法的结果与预期目标的契合程度，以评判管理方案的科学性、适应性和收益性。

（三）风险管理对企业的意义

（1）风险管理有利于维持企业生产经营的稳定。有效的风险管理，可使企业充分了解其所面临的风险性质和严重程度，及时采取措施避免或减少风险损失，或者当风险损失发生时能够得到及时补偿，从而保证企业生存并迅速恢复正常的生产经营活动。

（2）风险管理有利于提高企业的经济效益。一方面，通过风险管理可以降低企业的费用，从而直接增加企业的经济效益；另一方面，有效的风险管理会使企业获得安全感，增强扩展业务的信心，提高领导层经营管理决策的正确性，降低企业现金流量的波动性。

（3）风险管理有利于企业树立良好的社会形象。有效的风险管理有助于创造一个安全稳定的生产经营环境，激发劳动者的积极性和创造性，为企业更好地履行社会责任创造条件，帮助企业树立良好的社会形象。

（四）风险管理对个人与家庭的意义

通过有效的风险管理，可以防范个人与家庭遭受经济损失，使个人与家庭在意外事件发生之后能继续保持原有的生活方式和生活水平。一个家庭能否有效地预防家庭成员的死亡或疾病、家庭财产的损坏或丧失、责任诉讼等风险给家庭生活带来的困扰，直接决定了家庭成员能否从身心紧张或恐慌中解脱，他们身体和精神上所承担的压力减少了，就可以在其他活动中更加投入。

（五）风险管理对社会的意义

风险管理对于企业、个人与家庭和其他任何经济单位都具有提高效益的作用，因此必然使整个社会的经济效益得到保证或增加。同时，风险管理可以使社会资源得到有效利用，使风险处理的社会成本下降，使全社会的经济效益增加。

二、护理风险管理概述

医疗服务行业是一个高技术、高风险的行业，护理工作是医疗活动的重要组成部分。只要有护理服务活动，就必然存在护理风险。

（一）护理风险

护理风险是指医院患者在护理过程中有可能发生的一切不安全事件，这是一种职业风险，即从事医疗护理服务行业，具有一定的发生频率并由该执业者承受的风险，包括经济风险、法律风险、人身安全风险等。受其主观、客观因素的影响，存在突发性和难以预测性。

（二）护理风险管理

护理风险管理是对护理工作中存在或潜在的风险事件及预防方法的识别、评估、评价，寻求处置对策和科学管理。有组织、系统地消除或减少护理风险事件的发生及风险对患者和医院的危害与经济损失，是确保护理质量的核心决策。

1. 护理风险管理制度

（1）强化护理人员的风险意识，定期组织护理人员学习相关法律法规，开展安全护理教育，重视医疗护理风险，善于识别并积极化解风险。

（2）建立健全护理查对制度，护理人员熟知并落实护理查对制度，特殊科室根据具体情况制定专科护理查对制度，并将制度落实到护理的具体工作中。

（3）建立健全护理交接班制度并认真贯彻执行，交班做到三到位，即口头、书面及床旁交接。

（4）建立护理抢救制度，各科准备急救车及急救物品并保持良好状态，抢救物资完善，抢救人员熟悉抢救程序及各种抢救仪器的使用，保证各项抢救工作到位。

（5）建立护理会诊制度、护理疑难患者讨论制度，对各病区护理疑难患者及时会诊，组织相关科室护理人员共同解决，确保患者得到及时正确的护理。

（6）各科室建立药品、设备保管及使用制度，保证药物质量，保证设备仪器处于完好状态，便于患者使用。

（7）建立消毒隔离制度，护理人员严格执行无菌操作，防止交叉感染。

（8）各科室根据工作情况，弹性排班，保障护理人力资源满足患者需求。

（9）建立护理差错事故防范措施及处理程序，注重护理安全管理，建立安全管理制度，定期评估，及时发现并消除不安全因素，防止差错事故的发生。

（10）建立护理风险预案，护士熟悉各项风险预案，如遇特殊情况能按预案积极处理，保证患者得到及时正确的处理。

（11）加强对护理人员业务知识的培训，提高护理人员的专业技术水平。

2. 护理风险管理三级组织框架

（1）一级：科室护理骨干、病区护士长。

（2）二级：病区护士长、科护士长。

（3）三级：科护士长、护理部。

3. 护理风险因素

（1）患者因素：所患疾病的危险性、复杂性和医疗护理技术难度等，是发生护理风险的客观原因。因疾病的自然过程和疾病发展而导致不幸的情况时有发生，而现有技术并不能治愈所有疾病，治疗成功率也会因人而异。如患者期望值过高或医患沟通不足，则容易导致医疗事故或医疗纠纷。

（2）护理人员因素：①自身素质因素，如业务知识缺乏、风险意识淡薄、服务意识不强、缺乏责任心、自身防护差、宣教不足等，给患者造成不安全感和不安全后果；②技能因素，护理人员的技术水平、临床经验不足或相互配合不协调，直接或间接地影响患者的健康。

（3）药物性因素：错误用药、无效用药、药物配伍不当或使用有质量问题的药物导致患者病程延长，出现药物不良反应，或造成药源性疾病，甚至危及患者的生命。

（4）医院卫生环境因素：医院卫生环境差，导致患者和医务人员身心健康受到损害，如废弃物、剧毒药物、消毒药物、化学试剂、放射线污染等。

（5）医疗器械、设备因素：如设备不全、性能不好、规格不配套，医疗物资供应不及时、数量少、质量差等，降低医疗护理技术能力，影响医疗护理效果及医疗护理技术的有效发挥，从而延误患者的诊断、治疗及护理。

（6）组织管理因素：组织领导、人力资源管理、设备环境管理、安全保障制度等方面的因素直接或间接对患者及医务人员的健康造成损害。如职业道德培养、安全教育工作薄弱，规章制度不健全、不落实，业务技术培训不够，人力资源不足，设备物资管理不善，防治环境污染的措施不力等，这些因素都可直接或间接地影响患者的诊断、治疗和康复过程。

4．护理风险管理的重要性

护理风险管理可以起到预防为主、消除安全隐患、保证护理安全、提高护理质量的作用，不仅保障了患者的身心安全，而且保障了医务人员的健康与安全，从而提高医院的社会效益和经济效益。主要表现在以下两个方面：

（1）风险管理水平直接关系到患者的安全。

（2）风险管理水平直接影响医院功能的有效发挥，在医疗护理活动中，如果医疗机构和医务人员因风险意识淡薄、管理不善而发生医疗事故和纠纷，医务人员及医院将承担风险，包括经济风险、法律风险、人身风险等。

5．护理风险管理方法

护理风险管理方法是指对现有和潜在的护理风险的识别、评价和处理，以减少护理风险事件的发生及风险事件对患者和医院造成的危害与经济损失。护理风险管理分为四个阶段，即识别、评估、控制及效果评价。

（1）护理风险识别：在护理风险管理过程中，首先识别某种风险来自哪个方面，如人、环境、器械、物品、制度与程序等，再识别该风险发生在哪个环节，以便有针对性地找出风险。

（2）护理风险评估：在明确可能出现的风险后，对风险发生的可能性及可能造成损失的严重性进行评估，使护理管理者关注发生在各个环节的护理风险，尤其是发生概率高、损失程度重的护理风险，更要在管理监控过程中严格防范，降低护理风险的发生率。

（3）护理风险控制：护理风险管理的关键是进行风险控制，在护理风险识别和评估的基础上采取预防风险事件的措施。护理风险控制手段主要是制定护理标准、程序与风险管理制度，建立管理组织。如护士长夜间查岗和值班，带教老师督导实习护士，临床业务规范化培训，开展安全意识教育与知识沟通技巧培训等。

（4）护理风险管理效果评价：即信息的反馈，如护理文件书写合格率、安全意识和防范风险意识是否增强等，效果评价可为今后的风险管理提供依据。可采用问卷调查、文书抽查、不定期组织理论考试等方法。

第二节　患者和护理人员的采血风险

血液检查是临床最常见的检查项目之一，它不仅可以反映人体血液系统的病变，协助疾病诊断，也可为判断患者病情、病程和疗效提供参考。门诊静脉采血，由于工作量大、采血时间集中、患者配合度不同等因素的影响，存在诸多护理风险。加强采血中心各环节的护理风险管理、有效规避护理风险的发生是每一位采血工作者的重要职责。本节主要阐述临床采血工作中患者和护理人员的采血风险。

一、患者采血风险

常见的患者采血风险包括血管条件差、配合度较低、期望及要求过高、低血糖反应、晕血和晕针、皮下淤血和血肿、疼痛、就诊信息有误、不良心理等。

（一）血管条件差

常见于老年患者、儿科患者、水肿患者、肥胖患者、脱水患者、休克患者、肿瘤患者、营养不良患者、心血管疾病患者、糖尿病患者等，这类患者多数静脉不易显露或弹性不足、静脉塌陷，给静脉穿刺带来了难度，增加了采血风险。

（二）配合度较低

常见于小儿、脑部疾病患者、躁狂患者、瘫痪患者等，这类患者自控能力、言语表达能力、肢体协调能力下降或缺失，采血过程中常常需要家属或其他工作人员协助，采血前的环境准备及沟通比较重要，这都给采血带来了风险。

（三）期望及要求过高

有的患者对采血护理人员的期望过高，希望"一针见血"；有的患者担心在采血过程中被感染其他疾病，对护理人员在采血过程中的无菌技术要求高；有的患者检测项目多、项目特殊，对相关信息的了解要求高。若未达到预期心理，则极易引起医疗纠纷，有时甚至出现语言或人身攻击，增加了采血护理人员的心理压力和人身安全风险。

（四）低血糖反应

可见于糖尿病患者或空腹时间过长、营养不良患者，患者表现为皮肤苍白、震颤、流汗、心率快、发冷、抽筋感，可能自觉虚弱、嗜睡、发抖、意识混乱、饥饿及头晕等，这类患者应按照低血糖性休克积极处理，减少患者采血风险。

（五）晕血和晕针

晕血和晕针常表现为一过性，原因常见于以下几个方面：
（1）患者身体虚弱、营养不良，处于空腹或饥饿状态。
（2）心理表现为紧张、焦虑、恐惧，引起迷走神经兴奋，血压下降，心率缓慢，心肌收缩无力，造成大脑供血不足。
（3）门诊体位因素，采血时常为坐位或站立位，血液易蓄积于下肢而使回心血量减少、心输出量减少从而影响脑部供血。
（4）不同的人对疼痛的体验及耐受程度不同，有的患者疼痛时伴有全身神经高度紧张，反射性引起小血管扩张，脑部供血不足，发生晕血和晕针。
（5）采血室空间不足、环境嘈杂、天气闷热、空气不流通、排队等待时间过长等因素都可促使晕血、晕针现象发生，严重者可能会出现跌倒、晕厥等。

（六）皮下淤血和血肿

患者采血后如按压时用棉签反复揉搓穿刺点、按压时间过短、按压方法不正确或存在血小板减少或凝血功能异常等，容易导致皮下淤血、血肿。除此以外，采血侧肢体过早用力活动也可使原本停止出血的针眼再次出血致皮下淤血、血肿。还有的患者需要长期、定期反复采血，这类患者的凝血机制及血管弹性普遍较差，一次穿刺失败或者按压不当极易出现皮下淤血等并发症，这都可能引起患者不满，甚至引发护患纠纷。

（七）疼痛

疼痛是一种主观的不愉快体验，由于个体差异，每个人对疼痛的敏感度不一样。静脉穿刺是一种侵入性操作，因而穿刺时产生的疼痛是不可避免的。有的人对穿刺操作特别敏感，加上紧张的心理应激反应，可能未进针之前就会尖叫、呼喊、颤抖等，在一定程度上增加了采血风险。

（八）就诊信息有误

患者办理就诊卡时弄错个人信息；申请血液检查时用他人的就诊卡操作；采血时故意让他人顶替；采血前已进食却谎报空腹等，都会影响检验结果的真实、准确、有效，影响医生对患者疾病的正确判断，容易造成不必要的医疗风险。

（九）不良心理

采血高峰时段等待时间长，加之许多患者需要空腹采血，容易出现焦虑、急躁等心理，采血中心可能出现拥挤、催促、吵闹等现象，护理服务稍有不慎就可能发生风险事件。

二、护理人员采血风险

常见的护理人员采血风险包括穿刺技术不娴熟、风险防范意识薄弱、工作责任心欠缺、生物安全防护意识薄弱、服务态度差、未正确执行查对制度、宣教不到位、人员配置不足、标本采集及处理不当、沟通不足等。

（一）穿刺技术不娴熟

采血护士尤其是新进护士静脉穿刺技术不娴熟，寻找血管不仔细，尤其是遇到血管条件差、配合度不高的患者，技术欠佳的护理人员不能做到"一针见血"，一次性采血不成功可能会使患者及其家属不满，容易引起护患纠纷。

（二）风险防范意识薄弱

风险意识指采血人员对风险的感受，风险防范意识薄弱多是由于管理培训不到位或自身资历尚浅等。采血时护士集中精力在静脉穿刺操作上，往往容易忽略对患者精神、情绪等的观察，对晕针、低血糖反应、穿刺点出血等意外，不能及时做出反应。护理人员在工作中不能及时识别风险及思考由此产生的后果，往往增加了风险性，存在着巨大的安全隐患。

（三）工作责任心欠缺

工作责任心就是职业义务，工作责任心一定程度上需要外在的行为规范力量的推动。采血护士工作责任心欠缺可表现为工作不积极、操作时不认真仔细。个别采血护理人员操作不规范，在患者集中、工作繁忙的情况下，为缩短采血时间简化流程，可能会造成标本采集不合格、穿刺点感染等，增加护患纠纷风险，降低患者满意度。

（四）生物安全防护意识薄弱

静脉采血是一种侵入性操作，操作时未正确佩戴帽子、口罩、手套，采血时未严格执行无菌操作，采血时不慎被尖锐器物刺伤皮肤黏膜，衣物被血液污染等，均是由个人生物安全防护意识薄弱、自身防护不到位造成的。这不仅影响患者的生物安全，对采血者也存在着极大的职业暴露风险，严重的可能成为血液传播疾病的高危人群，影响自身及家庭的身心健康。

（五）服务态度差

采血工作尤其是门诊采血工作，常常出现集中时段患者多、等候时间长、工作量大，以及患者催促、不配合或发生低血糖反应等紧急状况，这给高峰时段工作量已满负荷的采血护理人员带来了巨大的挑战。高强度、高压力工作下采血护理人员极易被患者的不良情绪影响，从而引发护患纠纷，扰乱采血中心正常秩序，影响采血工作的正常进行。

（六）未正确执行查对制度

查对制度是护理的核心制度之一，包括：采血前识别患者身份、核对患者信息和采集项目，准确选择采血管颜色，穿刺前再次核对患者的姓名、性别、年龄及采集项目，采集项目完成后核对以上信息，并检查采血管颜色是否与采集项目要求一致，标本采集时间及标本量是否符合检查项目的要求，杜绝血标本漏检、错检、遗失以及条形码错误。尤其对于意识不清者、言语听力障碍者、婴幼儿等特殊人群，严格执行查对制度更为重要。因未严格查对造成的采集错误，可能导致成标本不合格、增加患者重复穿刺采血的痛苦和时间，增加护患矛盾。

（七）宣教不到位

健康宣教是向患者交代采血相关注意事项，是护理人文关怀的体现。少数护理人员因为工作繁忙，采血后未告知患者正确按压棉签的方法及时间、采血侧肢体的活动要求、领取报告的时间及地点等。对于特殊群体（如老年人、婴幼儿、传染疾病患者），健康宣教的落实尤为重要，宣教不到位可能降低患者满意度，甚至引发护患纠纷。

（八）人员配置不足

采血高峰时段主要是早上 7：00—10：30，此时段采血患者众多、检查项目冗杂、工作量大。采血护士处于高强度、高负荷状态，人员配置不足，可能导致患者排队等候时间过长，易产生负面情绪，还可能发生晕倒等应激身体反应，使患者满意度相应降低。增加了采血风险。

（九）标本采集及处理不当

采血护理人员采血时未严格按照采血规范认真核对条码及采血管颜色，采集血量不足，标本放置位置不妥或保存温度不恰当，标本丢失、洒落或采集试管有裂痕等不当的采集及处理方式，均可造成标本不合格，由此影响患者就医进程，增加患者痛苦及经济负担，进而引发护患纠纷。

（十）沟通不足

静脉采血是一门操作性技术，护患沟通应贯穿采血过程的始终。一次采血操作一般需2分钟左右完成，护患之间接触时间短暂，许多患者在采血过程中希望得到尽可能多的相关信息，但采血人员为了缩短患者排队时间，急于完成采血操作，容易忽略患者的需求。个别护士因工作繁忙，采血过程中未讲解采血的目的、未确认患者是否空腹及有无晕血晕针史，未告知采血相关风险及注意事项等，易导致采血并发症出现、患者满意度降低，使采血风险提高。

第三节　护理采血风险管理措施

采血风险影响静脉采血的顺利进行，可能降低护理质量及患者满意度，增加医疗纠纷的发生率。因此，护理采血风险管理措施的制定及实施具有重要的意义：可有效避免和化解静脉采血过程中的潜在风险，改善患者就医体验，提高患者就医满意度，提升采血护理人员的综合素质和整体服务水平，增强其风险意识和责任感，有效防止护理差错事故的发生，增强风险意识和风险处理能力。针对采血风险因素，本节主要介绍采血风险管理措施。

一、提升采血护理人员综合业务水平

（一）提高采血护理人员的专业素质

定期对采血护理人员的静脉穿刺技术进行规范化培训，制定分级培训计划，提高采血护理人员的静脉穿刺水平，并对采血操作流程进行严格规范，纳入绩效考核，全面落实岗位职责，提高护理人员工作的积极性。同时，加强采血护理人员职业道德素养、护理风险意识、采血理论知识、护患沟通技巧、心理拓展训练、针刺伤与职业防护等相关知识的培训和考核，鼓励采血护理人员外出参观学习，进一步理解风险管理的目的和作用，学会科学规避风险。采血过程中注意观察患者的面色及皮肤温度，主动询问有无不适，如遇特殊情况给予积极的抢救措施。

（二）开展采血护理人员的风险管理培训

健全采血护理风险管理体系，加强采血护理人员的法制教育和职业道德教育，使采血护理人员知法、守法。建立健全采血护理风险管理机制，每月定期组织召开护理风险管理会议，认真学习医疗机构管理条例及实施细则，特别加强《医疗事故处理条例》《中华人民共和国侵权责任法》及其相关配套文件的培训和学习，使采血护理人员学法、懂法，自觉规避和防范医疗风险。还可通过案例分析、现场小组讨论等培训方式加强质量控制，增强护理人员责任心，采血工作中认真、严谨，主动规避风险事件的发生。

（三）树立预防理念，做好职业防护

深化职业防护教育，在分析实际情况的基础上，把职业风险、标准预防以及锐器伤防护等内容紧密结合起来，实现规范授课。采血工作中全面落实"一人一针一巾一带一消毒"的无菌操作原则，若不慎被锐器刺伤或皮肤黏膜被污染，应立即按标准流程处理，必要时行外科处理。定期对采血人员进行健康体检，必要时行血液传播疾病的预防接种。落实职业暴露的管理及预防，对职业暴露进行阶段性数据汇总分析，发现高危因素及典型案例，及时进行干预和人员培训。

（四）严格执行查对制度

采血过程中严格执行查对制度，包括患者的姓名、性别、年龄、采集项目、饮食、用药、运动等，识别患者身份，严禁替检，认真核对采血项目和时间，尤其是特殊检查项目，准确粘贴采血管条形码。

（五）落实健康宣教

采血过程中加强人文关怀，主动告知患者采血相关注意事项及采血后可能出现的并发症，指导其采用正确方式按压棉球，指导采血侧肢体活动，发放健康知识卡片。采血大厅可设健康宣教专栏或电视滚动播放科普视频等，通过这些方式加强健康宣教。

（六）加强人力资源配置

针对采血高峰期患者多、排队等候时间长的现象，应以工作量为依据，科学合理配置人力。可从病房抽调护理人员，经过专业规范化培训并考核合格后，加入计时护理团队，和采血中心采血护理人员共同完成采血工作，以缓解采血护理人员不足的现状，制定临床支援护理人员抽血工作职责规范，专人负责每日签到和培训。还可专门设置导诊人员，负责巡视、疏导及应对突发事件，处理疑难、纠纷患者采血。对有晕血、晕针、低血糖或特殊疾病的患者开设绿色通道，给予优先采血，并做好其他等待者的解释工作，对患者的询问给予耐心、周到的解释，使采血工作有序进行。

（七）加强沟通交流

采血护理人员应主动与患者进行沟通交流，提高服务意识，给对方以安全感，询问患者是否空腹、是否有晕血和晕针史、是否服药及运动等，尤其对于老年人、婴幼儿及其他特殊疾病患者，更应加强沟通和交流。若一次穿刺未能成功，应立即向患者解释，以取得患者的理解。

（八）严格落实交接班制度

实行交接班制度，对采血室物资、特殊患者或项目进行交接，杜绝遗漏和差错，保证患者采血安全。

二、加强风险管理制度

（一）成立采血风险管理小组

制定质量监督体系和岗位职责，实行奖惩制度，做到职责明确，责任到人；定期或不定期组织检查和评价指标完成情况，提出改进措施；记录日常静脉采血工作中出现的不良事件，探究出现风险事件的原因并进行汇总，对不良事件进行讨论、处理及分析，做好预防工作，制定相应的防范措施并培训。可每月定时召开管理小组会议，对发生的风险事件以及采取的相关措施进行反馈，在实践中不断调整和改进。

（二）建立应急预案和相关制度

对采血过程中出现晕血、晕针、低血糖、穿刺部位皮下淤血、疼痛等突发事件，应建立应急预案，配备急救药品及急救设备，定期检查急救设备，组织护理采血人员学习并定期考核，培养其处理突发事件的能力，尽量避免患者发生紧急情况[10]。建立内部报告制度，如发生医疗事故或出现可能引发医疗事故的医疗过失行为后，有关人员要立即向科室负责人报告，组织最强技术力量及时采取有效措施，防止损害的后果扩大。建立并完善其他相关制度，采血护士在日常工作中应严格遵守并执行各项规章制度，定期进行交流与经验总结，从工作中不断发现问题，及时找到解决问题的方法，以确保采血工作安全有序地进行。

三、优化环境设置

（一）设置宽敞舒适的候诊室

采血中心的候诊室应设有休息椅供患者及家属休息，使其在等待采血过程中的紧张情绪得到缓解，便于护理人员观察采血后患者有无不良反应；设置清晰醒目的叫号系统和报告单显示屏，减少患者等候采血和取报告单的时间；保持大厅光线明亮、空气流通，张贴通俗易懂的采血流程、注意事项和温馨提示，设有健康宣教专栏或配置电视进行视频宣教；采血区和候诊区做分隔设计，采血窗口安装分隔挡板，避免邻近窗口的患者肢体碰撞，也可保护患者隐私；对于特殊群体和特殊项目的采血，应配置独立的采检室或优先专用窗口。

（二）配备抢救基本物资及设备

采血室应备有基本物资及抢救设备，如抢救车、葡萄糖粉、饮水机、一次性水杯、氧气袋、血压计、血糖仪、心电监护仪等。由于采血中心采血的患者空腹状态的居多，为防止采血后低血糖的发生，应与医院营养科联合设置就餐处，位置可选在采血室附近区域，方便患者空腹采血后及时就餐。

（三）辅助功能区的合理配置

辅助功能区应包括检验报告打印区、特殊报告发放处、人工收费室、采血器材库房、设备间等，都应靠近采血室中心区域，且导引标识醒目，避免患者来回无效奔波，引起不满情绪。

第十一章　临床采血护患沟通技巧与人文关怀

第一节　沟通概念

沟通是人与人之间进行信息传递的行为和过程，也是人与人之间交流的必要手段，是一种需要后天培养、努力学习的交际方式。沟通存在于生活中的方方面面，沟通能力极大地影响着我们的人际交往。

一、沟通的含义与构成要素

（一）沟通的含义

"沟通"是人与人之间传递信息、交换信息、交流思想、说明观点、表达需求、阐明意愿、增进理解、融合情感、达成共识的过程。

医学之父古希腊的希波克拉底曾说："世界上有两种东西能治病，一是药物，二是语言"。因此，沟通对于医者十分重要，是医者的第二种治病能力。

（二）沟通的构成要素

沟通的基本结构包括信息背景、信息发出者、信息、信息传递途径、信息接收者及反馈六个要素。

1. 信息背景

信息背景（information background）是沟通发生的场所环境，是引发沟通的"理由"。在特定环境下的事物刺激了沟通者产生沟通的需要与愿望，这种需要和愿望是产生沟通的前提与依据，沟通时信息接收者对内容的理解不能脱离信息背景，否则可能出现偏差。

2. 信息发出者

信息发出者（message sender）是指发出信息的人，也称为信息的来源。信息发出的基本操作是编码。编码之前，发送信息的人先将所要传达的想法在脑海中进行整理，并找到合适的信息传递方式。编码的过程是信息发出者将要传送的信息符号化，编成文字符号或表情。

3. 信息

信息（message）是信息发出者希望传达的思想、观点、情感等。信息是通过一定的信号（如文字、语言等）来显示的，这些信号是信息的载体。信息的内容受到信息背景的色彩及信息发出者的经历、受教育程度、个人风格等的影响，可以说是上述两者的具体表现。

4. 信息传递途径

信息传递途径（route of message transmission）又称媒介或信息途径、信道，是指信息发送者传递信息的工具或手段。生活中常用的信息传递途径除面对面的沟通外，还有以不同媒体（如电视、网络、收音机、报纸等）为媒介的沟通。信息传递的方式是沟通中重要的一环，要通过信息的内容、背景等来合理选择信息传递途径，以达到有效沟通。

5. 信息接收者

信息接收者（message receive）是接收信息以及将信息解码的人。信息的收受包括接收、解码和理解三个过程。首先，信息接收者必须处于接收状态；其次，对接收到的信息进行解码，解码就是把符号化的信息还原为信息的含义；最后，自己去理解信息。只有信息接收者的理解与信息发出者所要表达的意思一致时，才可能产生有效沟通。

6. 反馈

反馈（feedback）是指信息接收者对信息发出者发出的信息做出反应的过程。信息接收者在对信息进行收受之后，会对信息做出反应，包括心理、行为或思想的改变，此时信息接收者将自己的想法或观点等传达给信息发出者，两者角色互换，信息接收者转换为信息发出者，信息发出者又转换为信息接收者，从而开始了新一轮沟通。反馈的意义在于信息发出者确定自己传达的信息是否被很好地理解。

二、沟通的分类

按照信息的载体，沟通可分为语言沟通（verbal communication）与非语言沟通（non-verbal communication）。

（一）语言沟通与非语言沟通

1. 语言沟通

语言沟通是指沟通者以语言或文字符号的形式将信息发送给接收者的过程，又可分为口头沟通和书面沟通两种形式。

（1）口头沟通：是最常用的信息传递方式。生活中常见的有听话、谈话、演讲、小组讨论、电话等方式。其优点在于快速传递和快速反馈。采用这种方式下，信息可以在最短的时间内传达，并且及时得到对方的回复。口头沟通失真的可能性很大，当信息经过多人传送时，涉及的人越多，信息失真的潜在可能性就越大。

（2）书面沟通：是利用文字进行沟通的形式。生活中常见的有阅读、写作、信件、合同、电子邮件、平面广告等。其优点在于便于保存，具有备查功能。书面沟通还可使人进行更加严密的思考，这种形式往往更加严谨、逻辑性强、条理清楚。它的缺点在于耗费时间，接收者对信息的接受和反馈也比较慢。

2. 非语言沟通

非语言沟通是一种不通过词语，而是借助某些媒介，如动作、眼神、手势、情绪等将信息发送给接收者的过程。非语言沟通有多种表现形式，其所表达的信息常不太确定。其优点在于更趋于发自内心并且难以掩饰，故往往比语言更具有真实性。有关资料显示，35％的社会信息是由语言传递的，剩下的65％往往是由非语言传递的。另有研究认为，只有7％的情绪由语言传递，93％通过非语言传递。由此可见非语言沟通的重要性。

（二）横向沟通与纵向沟通

按照沟通的方向，沟通可分为横向沟通（horizontal communication）与纵向沟通（vertical communication）。

1. 横向沟通　指在组织系统中层次相当的个人及团体之间所进行的信息传递，又称平行沟通。其优点在于可以促进组织各个部门及职工之间的相互了解与合作，有助于提高工作效率。但横向沟通信息量大，易引起混乱。

2. 纵向沟通　指在组织的上下级之间进行的信息传递，包括上行沟通和下行沟通。上行沟通是在组织内下属向上级的信息传递，包括逐级向上反映及越级反映两种。下行沟通是组织中的管理者向下属单位或个人进行的信息传递。在纵向沟通的过程中，由于沟通层次较多，信息可能被层层过滤，从而影响其准确性。

（三）正式沟通与非正式沟通

按照沟通的渠道，沟通可分为正式沟通（formal communication）和非正式沟通（informal communication）。

1. 正式沟通　指在组织系统内，依据管理层次及工作关系形成的信息沟通渠道，按照一定的组织原则所进行的信息传递与交流。正式沟通包括组织间的信函往来、组织内部的文件传达、汇报制度等。其优点是信息较准确、可靠、有条理，具有权威性。但由于传递途径较刻板，沟通速度很慢。

2. 非正式沟通　指运用组织结构以外的渠道所进行的信息传递与交流。非正式沟通包括员工私下交谈、朋友聚会时的议论等。非正式沟通弥补了正式沟通严肃、刻板的状态，更具有人情味。其缺点在于沟通难以控制，传递信息不确切，容易失真，还可能导致小集团、小圈子的滋生，影响组织的凝聚力和向心力。

按照沟通的信息传递有无反馈系统，沟通可分为单向沟通（one-way communication）与双向沟通（intercommunication）。

（四）单向沟通与双向沟通

1. 单向沟通　指沟通过程中只由发送者将信息传递给接收者，并不重视反馈。常见的单向沟通包括做报告、讲课、演讲等，其目的在于传达某种思想、意见。其优点是速度快、干扰少、接收面广。但由于缺少反馈，沟通效率比较低。

2. 双向沟通　指在沟通过程中发送者在信息发送后能得到反馈，发送者和接收者的角色不断转换，双方的信息可通过反馈形成往复循环。常见的双向沟通包括讨论、交谈、指导等。其优点是传递的内容能够得到及时的反馈，提高了沟通效率，促进了双方的人际关系。但由于需要反馈，信息传递的速度较慢。

按照沟通的目的，沟通可分为告知型沟通（informative communication）、征询型沟通（inquiry communication）和说服型沟通（persuasive communication）。

（五）告知型沟通、征询型沟通与说服型沟通

1. 告知型沟通　是以告知对方自己的意见为目标的沟通，可采用口头或书面方式进行，如做各种介绍，要求信息准确、清晰。

2. 征询型沟通　是以获得期待的信息为目标的沟通，一般采用提问方式进行，如资料的评估及收集，应注意态度及礼貌。

3. 说服型沟通　是以改变态度为目标的沟通，主要采取说理的方式进行，如进行教育、指导、批评、规劝等，具有较大的难度。

三、影响沟通的因素

在沟通的过程中，许多因素都会影响沟通，使其变为有效和无效两种状态。只有清楚影响沟通的因素，恰当地利用这些因素，才能达到有效沟通。

（一）环境因素

1. 物理环境

物理环境包括声音、光线、温度等。

（1）声音。在沟通的过程中，安静的环境是良好沟通的必要条件，如果沟通过程中有许多噪音，如机器的轰鸣声、各种喧闹声等，都会对沟通的有效进行造成干扰，这种情况下，信息的接收者可能会因为噪音的影响而无法接收到正确的信息，降低沟通的效率，也影响了沟通者的心情。

（2）光线。光线的强弱影响人们的非语言沟通。如环境过于昏暗，信息的接收者看不清发送者的表情、动作等，使获得的信息不够全面，影响接收者的判断，不利于沟通过程中对信息的正确理解。

（3）温度。室温过高或过低都会使沟通者精神涣散、注意力不集中，如在炎热的夏天，信息的接收者可能没有耐心与发送者进行交谈，这不是一个良好的沟通环境，此时沟通效率较低。因此，温度也是影响沟通的重要因素之一。

2. 社会环境

社会环境包括距离、隐秘性等。

（1）距离。沟通双方的距离也会对沟通造成影响，合适的距离便于双方进行有效的沟通。如沟通双方距离很远时，信息的接收者可能因为听不到发送者的声音而忽略一些信息，可能造成对信息的误解，因而影响信息的传递。

（2）隐秘性。当沟通的内容涉及一些隐私问题时，若不具备环境的隐秘性，则会使

沟通者产生顾虑，不愿意进行交流。这时候，没有无关人员在场、适量的音量等能让沟通者卸下防备，减少沟通中的阻碍。

（二）个人因素

1. 生理因素

沟通者的生理因素会影响其对信息的发出和接收能力，如永久性的生理缺陷、暂时性的生理不适等都会影响沟通。若在沟通过程中，沟通者存在饥饿、疼痛、疲劳、乏力等，则更倾向于解决这些问题而放弃沟通，此时沟通基本是无效的。对于暂时性生理不适的人，应该设法缓解或解除不适后再进行沟通；对于永久性生理缺陷的人，则应该采取特殊的沟通方式。

2. 心理因素

人的个性心理特征和个性心理过程有很大的不同，在日常生活中，沟通活动常常受到人的认知、性格、情感、情绪等多种心理因素的影响，甚至会引起沟通障碍。正向情绪如高兴、轻松等，会增强一个人的沟通兴趣和能力；而生气、焦虑等负性情绪，则会干扰一个人传递或接收信息的能力。当沟通者处于激动状态时，可能会对某些信息进行错误的解读，无法冷静思考；当沟通者处于悲痛状态时，对信息的接收表现出冷漠、迟钝，也不利于正常沟通。因此，选择在沟通者双方都冷静、轻松的状态下进行沟通，能提高沟通的效率。

3. 文化因素

知识背景、品行修养、习俗信仰等的不同会造成不同人对同一事物的看法有所差异，这些差异会影响人与人之间的沟通交流。如大多数国家认为摇头表示拒绝，但在某些国家摇头却被认为是同意的意思，如果不认识这一点就很容易在沟通中造成误会。

（三）信息因素

1. 语言因素

语言是极其复杂的沟通工具，同一种事物可能有很多种不同的表达方式，同一种表达方式又有不同的意义。如果在沟通中使用习惯用语、方言及专业术语等，都可能影响沟通的效果。如果一个人有沟通的愿望，但不善言辞、词不达意，也会阻碍沟通的正常进行。在护理过程中，若接收到少数民族患者，他们可能习惯用民族语言来表达自己的需求，如果护理人员无法及时理解，就会导致沟通受阻。

2. 信息内容

在沟通的过程中，信息的容量也是影响沟通的重要因素。若信息量过大，则接收者可能会选择性注意，而遗漏一些信息内容，使沟通效率低下；若信息过于简短，则接收者可能无法理解信息，从而引起误解。因此，在沟通的过程中，应注意一次性适量的沟通，这样才能保证信息的有效传达。

（四）传递途径因素

1. 传递途径种类

在信息的交流中，传递信息的途径具有丰富性和多样性。如何正确选择信息传递途径十分关键。在选择信息传递途径时，应考虑信息的内容、背景、接收者等相关信息，做出正确的判断。如日常生活中的沟通，选择打电话、发信息等，这样会更快捷、更方便。

2. 传递环节

信息传递的环节越多、传递的层次越复杂、传递的速度越慢，信息失真的可能性就越大。

四、护患沟通

我国人文医学专家黎毅敏指出："九成以上的医患纠纷源自医患间不当的沟通"。了解和学习护患沟通能够拉近护患距离，帮助患者建立信心，提升患者诊断治疗的依从性。

（一）护患沟通是治疗的过程

在临床护理工作中，护患关系为指导合作型和共同参与型，这需要护士与患者进行良好的沟通，以保证患者的积极配合，共同促进患者健康。由此可见，沟通在治疗过程中十分重要，这需要护士耐心地指导、用心地倾听患者的需求，以促进治疗的顺利进行。

（二）护患沟通是情感交流的过程

由于对疾病的未知与恐惧，患者常常陷入怀疑、孤独或抑郁的情感中，具有专业知识并能为其提供专业帮助的医者成为其倾诉的对象。良好的沟通会培养患者战胜疾病的自信，有利于患者保持心理健康并尽快恢复身体健康。医者对患者的关爱满足了患者爱与被尊重的心理需要。

（三）护患沟通是对患者进行健康教育的过程

世界卫生组织对影响人体健康的众多因素进行评估的结果表明，个人的健康和寿命，60%取决于自己。受过系统专业训练的护士可以采用患者能理解的通俗语言向其讲授必要的医学知识，提高患者对疾病和自身身体状况的认识，减轻患者的心理负担，使其主动配合治疗，严格遵从医嘱，促进康复。

（四）护患沟通是护患双方增加信任的过程

患者对护士的信任基于其对护士的理性判断。为增进护患双方信任，就需要护士展示自己的专业性，如向患者科学合理地解释诊断结果和治疗方案，方便患者对医务人员的行为做出恰当的反应，从而增强医务人员对患者的信任。

第二节 语言沟通

语言是传递信息的载体，在沟通中占有重要的地位。生活中，人们常常借用语言来表情达意，交流想法。恰当的语言沟通方式能充分表达思想情感，提升沟通效率，调节人际关系，缩短人与人之间的距离。

一、概述

语言是人类独有的，为社会服务的工具，属于一种社会现象，语言沟通分为无声语言沟通和有声沟通，前者即书面沟通，包括书籍、图像、邮件等；后者即口头沟通，包括演讲、交谈等。对护理人员来说，是否能与患者进行良好的沟通直接影响护患关系的建立，从而影响治愈患者的过程。因此，护理人员不仅要拥有扎实的专业知识，掌握熟练的临床技能，还需要学会与患者良好沟通，从而更好地促进患者的康复。

护理人员需具备良好的语言修养，可遵循目的性、规范性、尊重性、治疗性、情感性的沟通原则，有利于促进护患关系的发展。

1. 目的性

语言是交流信息的手段，目的性是沟通的原动力，任何沟通都是为了达成某一目的。护患沟通也是如此，向患者传递准确有效的信息，使双方的理解达成一致，从而更好地推进患者的治疗。例如，静脉输液时对患者说："为了穿刺准确，请您握拳。"

2. 规范性

正确的指导性语言必须规范，才能确保信息准确无误地传达。规范性主要包括语音清晰、语义准确、语法规范。语音清晰是指吐字清楚，使患者能够理解的语言，确保患者能够听得清楚明白。语义准确是指在护患沟通的过程中，护理人员应避免使用患者难以理解的医学专业术语，通过简单易懂的语言向患者传达最准确的信息。语法规范是指语言要符合语法要求，具有系统性和逻辑性，例如向患者解释问题时，应把事情发生的时间、地点、过程、变化、因果关系等叙述明白，概念层次清楚，语言简洁精炼。

3. 尊重性

尊重患者是沟通的首要原则。在护患沟通中，无论患者的学历、工作、背景、社会地位如何，都要平等对待，尊重患者，不可伤害患者尊严，更不可侮辱其人格。

4. 治疗性

良好的语言有助于平复患者情绪，促进治疗。在与患者沟通的过程中，注意使用亲切、和蔼、体贴、积极的话语，为患者提供一个温馨、安静的治疗环境，有利于促进患者康复。例如，对情绪紧张的患者说："您不必太过担心，只要积极配合治疗，您的病情一定会好转的。"

5. 情感性

护理工作中，我们应以患者为中心，患者的情绪变化会影响其身体状况，护理人员需要换位思考，想患者所想，急患者所急，切实解决患者的实际问题，从而增加患者对护士的信任，促进护理工作的顺利开展。

二、语言的运用

语言的运用包括口语运用和书面语言运用。口语运用的过程包括倾听和说话，书面语言运用的过程包括阅读和书写。只有很好地运用语言，才能使沟通更加有效。

（一）倾听

1. 倾听的概念

苏格拉底说："自然赋予人类一张嘴、两只耳朵，就是要我们少听多说。"有学者对沟通的调查结果显示，在人际沟通中，书写占 9％，阅读占 16％，说话占 35％，倾听占 40％，可见倾听在人际沟通中占有非常重要的地位。

倾听是信息接收者集中注意力将信息发出者所传递的所有信息进行分类、整理、评价、证实，以使信息接收者能够较好地理解信息发出者所说话语的真正含义。因此，倾听是语言沟通的重要组成部分，其目的是获得别人的想法、理解他人的思想、对听到的内容进行选择等。

倾听不同于一般的听或听见。听见是用耳朵听，而倾听是发自内心的听，倾听不仅要集中精力听说话的内容，还要考虑说话人的一些非语言行为，通过倾听获得全面的信息。

2. 倾听的影响因素

同样一句话，不同的人听了会有不同的感受；同一个信息，经过若干次传递，最后听的人和最先听的人所接收的内容常常会有天壤之别。这是因为倾听会受到沟通环境和倾听者个体因素的影响。

（1）沟通环境。沟通环境通常包括时间、光线、颜色、声音、空间距离等自然环境，以及人际关系、心态等社会环境。

1）自然环境。沟通时间是否充足，会直接影响倾听者的心境和接收的信息量。合适的光线能使人感到舒适和放松。颜色会影响人的情绪、意识和行为，有的颜色使人精神愉悦、思维敏捷，而有的颜色则会使人心情烦躁、思维缓慢。噪音对沟通双方的影响非常明显，它可能导致信息衰减或无法传递给接收者，或因为传递信息失真而产生沟通障碍。沟通双方的空间距离也会对倾听的效果产生一定程度的影响。

2）社会环境。环境的主观性特征——氛围，会影响人的心理接受定势，即在沟通时人的心态是开放、接纳的还是关闭、排斥的，是否容易接收信息，以及对接收的信息看待和处置的倾向性。环境氛围是轻松还是紧张，是生机勃勃还是死气沉沉，都会直接改变人的情绪，影响沟通效果。

沟通人数的差异（一对一、一对多、多对一和多对多）也会导致不同的心理角色定位、心理压力和注意力集中度。一对一的沟通使倾听者体会到自己的重要性，心理压力较大，注意力集中，最不容易走神；一对多的沟通中，倾听者会认为自己不太重要，压力很小，所以很容易开小差。如果倾听者只有一位，而说话者众多，那么倾听者一定是全神贯注、丝毫不敢松懈的。

环境主要从以下两个方面对倾听效果产生影响：干扰信息传递过程，消减、歪曲信号；影响沟通者的心境，即环境不仅从客观上，而且在主观上影响着倾听的效果，因为在不同场合，人们的心理压力、氛围和情绪不同。

（2）个体因素。个体因素是倾听者的自身因素。倾听者的态度、理解信息的能力、与说话者之间的关系等都会直接影响倾听的效果。在护理过程中，护理工作者应意识到不同的患者，倾听效果是不一样的，应当视个体情况，选择恰当的表达方式，以便患者能够更好地理解。

3. 倾听的技巧

要做到有效倾听，应注意以下技巧：

（1）保持自身良好的精神状态。倾听者应该始终将注意力集中于说话者，做到全神贯注，尽量不被其他事影响，听清话语并看清对方所展示的非语言信息；当开始出现不专心或急于表态等影响有效倾听的情况时，试着深呼吸以保持头脑清醒，排除自身干扰，仔细聆听。在倾听的过程中，需要保持耐心，避免打断别人，不要急于做出个人判断和评论。要明白倾听的目的，寻找倾听过程中的兴趣点，使听者有所知、有所得。

（2）排除外界干扰。环境的好坏直接影响沟通的效果，因此，在沟通过程中应排除外界干扰。例如，避免在噪音较大的地方交谈，来保证倾听的质量，提高沟通的效率。

（3）使用非语言沟通。在倾听时应将目光专注于讲话者。非语言沟通是沟通中重要的一部分，注视讲话者有利于理解其语言沟通的言外之意，更好地明白传递信息的意图，更加全面地理解讲话的内容。

（4）给予及时反馈。在倾听过程中恰当地使用一些非语言沟通行为（如点头、微笑）来给讲话者一种倾听者在认真倾听的感觉，使讲话者更好地继续传递信息。适当的提问、回应有利于讲话者了解倾听者的理解程度，可以帮助倾听者核实及确认信息。

（二）说话

说话是沟通最常用、最基本的方法。把握说话的技巧是有效沟通的一个重要方面。在说话的过程中应注意以下几个方面。

1. 语言准确

语言准确包括发音准确、用词得当、语言规范。某些音节容易混淆，必须发音准确、吐字清楚才能准确传意。说话时注意词语的使用应恰当，力求口语化，避免使用一些意义比较模糊的词语，以防理解错误；在交谈过程中，要使用被普遍认可的语言，避免语意混淆。

2. 逻辑严密，条理清楚

条理清楚即说话时要注意因果关系、前后联系和善于归类。说话的逻辑性和条理性主要表现在说话的集中性和连贯性上，要厘清说话的思路，必要时可以分条列举要点，层层递进，逐步表达意思。另外，讲述要注意按照一定的时间顺序。

3. 准确得体，言之有礼

准确、得体的语言是有效沟通的重要条件。其中包括礼貌用语和婉言。在沟通中使用礼貌用语，可以使人感到亲切温暖，应注意人们的语言习惯、说话的场合及主次关系；使用婉转、含蓄的语言可减少话语对听话人的刺激，如委婉地表达对某人、某事的评价与态度，或是客气地向别人提出要求。在和患者说话时，护理人员应从关怀体贴出发，尽量言辞委婉含蓄；在批评他人时应注意应用婉言。

4. 适当重复和释义

重复是指把已经说过的信息向对方再说一遍；释义是用不同的语言重复同样的信息。适当的重复和释义既可以使讲话连续不断，又可以使倾听者能够有思考的余地，加深理解。但过多的重复和释义会使人缺乏兴趣。

（三）阅读和书写

阅读和书写都属于书面沟通，是依靠文字、符号、图画等来传递信息的。高水平的阅读和书写是促进书面沟通的有效手段。

1. 阅读

阅读就是从读物中获取并消化理解信息的一种思维活动的过程，其主要功能是接收信息和交流信息，做到高水平的阅读应注意以下几点技巧：明确读物内容的重点，即读物的中心思想；记读书笔记，读书笔记是阅读的重要辅助手段，可以帮助读者厘清思路，并加以整理；善于归纳总结，其目的是使整体内容简化。

2. 书写

书写就是将需要传播的信息用文字的形式表达出来的过程，是生活工作中不可缺少的一项技能。好的书写需要注意以下几点：字迹规范、整洁；语句准确、流畅；修辞恰当、巧妙。

三、护士应具备的语言修养及常见问题

护理过程离不开交谈，交谈是护士与患者进行交流的一种治疗性护理技术，护士只有具备良好的语言修养和技巧，才能取得患者的信任，获取更多的信息，为患者制订合理的护理计划。

（一）护士应具备的语言修养

护理人员的语言修养分为一般性语言修养和专业性语言修养。一般性语言修养包括礼貌性、真诚性、简洁性、规范性、逻辑性等。专业性语言修养包括科学性、委婉性、保密性、严肃性等。

1. 礼貌性　交谈过程中使用礼貌性语言，例如"请您……""打扰了""谢谢"等，有助于博得患者好感，从而改善护患关系。

2. 真诚性　真诚地与患者沟通，增强患者对护士的信赖，清除患者的心理障碍。

3. 简洁性　简洁而重点突出的语言能使患者理解护士的话，积极配合护士工作。

4. 规范性　注意语言的规范性，要做到语音清晰、语义准确、语法规范等。

5. 逻辑性　语言应具有逻辑性、中心明确、层次分明，只有清晰的思维、优美的语言才更能表达准确的思想。

6. 科学性　要坚持实事求是，不能随意编造或夸大事实，更不可危言耸听、人云

亦云，要确保交谈内容准确、积极、客观。

7. 委婉性　用委婉的方式与患者或其家属交谈，减少护患纠纷的发生。交谈时应避开家属或患者的忌讳，如不说"临死前"而说"临终前"等。

8. 保密性　注意保护患者隐私，保守医疗秘密，保护工作人员隐私等。

9. 严肃性　交谈时保持语言严肃，体现专业性，更容易使患者产生信赖感。

（二）护理工作中常见的交谈失误及对策

在护患沟通过程中，不恰当的沟通方式会导致信息传递受阻，甚至产生信息被扭曲或沟通无效等现象，从而影响或破坏护患关系。因此，应注意避免一些常见的不良沟通方式。

1. 突然改变话题

在沟通过程中，如果直接或间接地利用无关问题突然改变话题或转移谈话的重点，会影响对方对有意义的信息的传递。如患者正在叙述自己入院前的发病经过，护士突然补充说"记得一会儿去找大夫开个镇痛药"，这样容易扰乱患者的思路和关注点，以致患者不能完整正确地叙述发病经过。

2. 提供错误、不恰当的保证

当患者对治疗、病情或护理感到害怕、紧张或焦虑时，护士为了使患者放松而说一些没有根据的话语。例如，患者担心疾病是否能治愈时，护士说"一定能治好"。这种肯定却没有把握的话，会让患者觉得护士缺乏共情能力，并不能很好地站在患者的角度去体会其感受，大大降低患者对护士的信任。

3. 主观判断或说教

在沟通过程中使用一些说教式的语言并过早表明自己的判断，容易使患者产生厌烦情绪甚至觉得不被重视。当患者对治疗方案感到疑惑，希望得到护士的解答时，如果护士说："你不用知道这么多，照做就行了。"容易给患者一种护士不专业的感觉，也影响其情绪。

4. 信息发出的量及速度超载

有时护士在工作繁忙的情况下，没有很好地评估患者对信息的接受能力，只是希望把相关内容快速地传达给患者，忽略了患者消化信息的能力是有限的。

5. 过度发问

在对患者进行提问以求获取更多的信息时持续提问，对患者不愿讨论的话题也要寻求答案，这会使患者感到自己的隐私被侵犯，对护士产生抵触情绪，降低对护士的信任，从而影响治疗效果。因此，护士应当在提问的过程中注意观察患者的反应，在患者感到不适时及时停止提问。

在护理工作中，运用良好的沟通技巧，常常换位思考，体会患者的感受，以患者为中心，重视人性化原则，给患者以温暖和关怀，才能使护患关系更加融洽。

第三节　非语言沟通

非语言沟通是借助非语言符号，如眼神、面部表情、肢体语言来传递信息、交流思想、表达情感，以求达到某种目的的一种社会活动。日常生活中，人们在使用语言沟通时，往往也包含有非语言沟通。它是语言沟通的重要补充，在人们的日常交往中具有语言沟通所不能代替的作用。非语言沟通在有效的沟通中可以单独使用，如一个眼神、一个温暖的微笑。它具有独特的可靠性、隐喻性、感染力和吸引力。在护理实践中，非语言沟通对维持护患关系的和谐特别重要。美国著名心理学家、传播学家史伯特·梅拉比曾发表过一项研究结果，即在传达感情、好意时，比较"表情""声调""说话内容"哪一种更容易传递给对方，结果这三项内容传递的比例分别是55％、38％、7％。可见，非语言沟通在人际交流中起着非常重要的作用。

案例：春秋时期，齐桓公与管仲密谋伐卫，议罢，齐桓公返回其宠爱的卫姬的宫室。卫姬见之，立即下跪，请求齐桓公放过卫国。齐桓公大惊道："我没有对卫国怎么样啊！"卫姬答："大王平日下朝，见到我总是和颜悦色，今日见到我却有意避开我的目光，可见今日朝中所议之事一定与我有关，我不值得大王跟大臣们商议，所以应该是和我的国家有关吧。"齐桓公听后，沉默不语，决定放弃进攻卫国。

第二天，管仲见到齐桓公，问："大王为何泄露伐卫密议？"齐桓公又大吃一惊问："你怎么知道？"管仲说："您进门时，昂首阔步，但一见到我就胁肩低眉，定是因为宠爱卫姬，与她谈了伐卫之事，莫非您现在改变主意了？"

在生活和护理服务中良好的沟通技巧都是不可或缺的。非语言沟通作为一种沟通方式，在临床护理工作中有着不可替代的作用。过往无数的经验告诉我们，同样的问题，患者的不满、投诉甚至种种纠纷，往往与医护的不当言行，如态度不耐烦、表情冷漠、举止失礼等有关。所以，在临床开展护理工作时，护士需要掌握非语言沟通的特点、规律及应用技巧，利用这种沟通形式，建立良好的护患关系，为患者提供高质量的护理服务。在临床采血的护理人员每天要接触各种各样的患者，作为医院的"窗口"岗位，更要掌握非语言沟通技巧，树立"以患者健康为中心"的服务意识，把服务意识融入本岗位的自觉行动中，提供耐心、积极的服务，让患者满意。

一、护理非语言沟通概述

护理非语言沟通是指护理人员在医疗护理工作中，通过观察患者的面部表情、身体姿势、语气语调等非语言符号洞察他们的内心感受，获取真实的信息。例如，有听力及语言障碍的患者来医院就诊时，患者往往不能通过语言来表达自己的感受，但护理人员可以通过表情、手势来解读他们的需求，以提供帮助。在工作中，护理人员合理使用非语言沟通，可起到事半功倍的效果，反之，事倍功半，容易发生误解甚至引起护患纠纷。

护患之间的非语言沟通是一种特定的相互交流的形式，双方同时互为信息的发出者和接收者。信息发出者决定了将什么样的信息传递给信息接收者，信息发出者可通过眼神、触觉、嗅觉和味觉同信息接收者进行交流。信息接收者必须理解这些传递媒介，了解信息发出者的想法和感觉后再反馈信息。非语言沟通是一个复杂的过程，有其独有的特点，具有真实性、广泛性、直观性、情境性、通用性、差异性。

二、护理工作中的非语言沟通

非语言沟通的符号来源不同，根据不同来源，可以将非语言沟通的表现形式分为动态语言、静态语言、类语言、辅助语言等四类。而其在护理工作中又分别有相应的特征表现。

（一）动态语言

动态语言是指沟通双方在交往时，除了声音之外，身体各部位发生的动态的姿势，沟通可根据所使用的符号系统分为眼神、表情、仪态等。动态语言使沟通更加形象、具体。

1. 眼神

眼睛是心灵的窗户，在人际沟通中，人的一切情绪和态度都可以通过眼神表现出来，目光是一种重要的信息载体。研究表明，客观世界信息的 80% 以上是通过视觉传输的。护理人员在与患者沟通时，要学会使用眼神表达不同的信息、情感和态度，给患者以安慰和鼓励等。它能够代替词汇的表达，促成无声的对话。在交流过程中，要想达到理想的效果，运用眼神时应考虑其投射的部位、角度及时间。这些因素将直接影响沟通的效果。眼神的投射注意事项见表 11-1。

表 11-1 眼神投射注意事项

种类	应用及注意事项
直视	直接注视对方，表示尊重对方，适用于谈论严肃话题时
凝视	全神贯注地注视，表示专注、恭敬
环视	有节奏地注视不同的人或物，表示一视同仁。适用于同时与多人交流
扫视	目光不定，反复打量，表示好奇、吃惊
虚视	眼神不集中，表示失意、胆怯，护理工作中会让患者产生不安全感
仰视	需抬头仰脸，表示崇敬、期待。适用于尊者或年长者沟通
俯视	既表示自傲，也表示自卑、缺乏自信
斜视	双眼偏向一侧，失礼的表现，护士应避免使用
眯视	即表示鄙视、愤怒，也表示轻佻

（1）眼神投射部位。在人际沟通交往中，注视沟通对象不同的部位，所表达的信息也不同。比如注视对方的额头，可以体现出严肃认真、诚恳，常用于手术前与患者的谈

话。注视对方的双眼，表示关心与重视对方。多用于劝导安慰患者，但时间注视的时间一般不超过 10 秒。

（2）眼神投射的角度。眼神投射的方式有很多种，所表达的意思也不同。在与人沟通时，避免用眼神上下反复打量对方，或者用斜视、眼角余光看人，这些注视方式都会让患者感觉不适。

（3）目光接触的时间。在沟通中，注视沟通对象时间的长短也是影响有效沟通的重要指标，过长或过短都可能达不到理想效果。在与陌生人相遇时，大部分人都自觉地掉转视线，目光交流时间极短。当一个人无意沟通时，其目光与对方目光接触时间将不足谈话时间的 1/3。因此，若想建立良好的护患关系，护理人员在和患者沟通时，目光接触的时间建议达到沟通时间的 40%～60%，以获得患者的信任和喜欢。

2. 微笑

微笑是一种最自然、最常见、也最容易为沟通双方接受的面部表情。在护患非语言沟通中，护理人员的微笑应该是发自内心的、真诚的，并注意以下几点。

（1）真诚。微笑应该是内心情感的真实流露，真诚的微笑表达了对患者的接纳和友好，如此才能打动对方。

（2）自然。发自内心的微笑应该是心情、语言、神情与笑容的和谐统一。

（3）适度。微笑应该根据不同的交往情景、对象和目的恰当地使用。

（4）适宜。虽然说微笑是沟通交流中最通用的方式，但也要分场合使用。比如，患者正处于病痛发作期或正承受着极大的身心痛苦，这个时候护理人员在跟患者沟通时就不宜再使用微笑的方式。

3. 手势

手势可用来强调和澄清语言信息，除了应用范围广，还有内容丰富、表现力强的特点。在护理工作中，手势的使用频率很高，没有固定模式，在临床护理中因人、因事、因情灵活应用。

4. 首语

首语是人们在沟通中经常使用的一个动作姿势，往往能简洁明快的表达人们的意图和反应，包括点头、摇头、低头、仰头等。在使用时，应把握时机、力度和幅度，让信息接收者能明白沟通的意图。

（1）点头。表示肯定、认同、承认，也有理解等含义。护理人员在做健康宣教时，看到患者点头，表示其明白宣教的意思，接受建议及指导。

（2）摇头。表示拒绝、否定，也可以表示不行、不可以。在护理工作中，多使用于特定条件和背景下。

（3）仰头。表示思考、犹豫的意思。见于护理人员在征询患者意见时，或患者需要做出选择或决定时。

（4）低头。表示沉思、羞愧。人们在认错或被批评时也会不由自主地低头。或涉及一些隐私话题时，患者就会低头沉思。这时需要护理人员应加以引导或找相对安静的场所，鼓励患者表达，以收集到详细的疾病资料。

5. 触摸

触摸是指人与人之间的皮肤接触，是用来表达情感和传递信息的一种非语言沟通形式，包括搀扶、握手、拥抱、依偎等。研究表明，人在身体接触时情感的体验最为深刻，友善的触摸不仅能使人心情愉悦，还能传递信息，如护理人员搀扶行走不便的患者，会让其感受到支持、关心、关爱。触摸有积极的作用，但在实际应用时也要考虑社会文化背景、性别、年龄等诸多因素，而选择相应的触摸方式。由于人们受沟通背景等因素的影响，对触摸的理解、适应、反应也有差异。所以审慎、有选择地使用触摸，对沟通交流有促进作用，反之，则会产生消极的作用。

（二）静态语言

在人际交往中，虽然沟通双方的衣着、妆容、人际距离、空间位置、环境等都处于相对静态中，但对沟通却起着关键性的作用。静态的语言包括仪容仪表、空间效应、时间控制、环境布置等。

1. 仪容仪表 在护理工作中，护理人员得体的着装，不仅是个人素质、修养和品位的体现，还表示其对工作岗位的重视、对患者的尊重，能为患者带来心理上的安全感。所以在临床采血工作中，护理人员也应按医院要求统一规范着装，保持仪容仪表的整齐、清洁、挺括、规范。

2. 空间效应 在人际距离方面，心理学研究发现，距离不同，沟通氛围也会不同。距离较近，沟通比较融洽，相反距离较远时，容易造成敌对或攻击的气氛。而沟通距离的远近，最终取决于双方的亲密程度、熟悉程度、谈话内容、环境因素等。

3. 时间控制 在人际沟通中，对时间的掌握、控制、利用，反映了沟通主体对沟通事项及对象的态度。护理工作是一项连续性的工作，需要医护人员及患者通力协助才能完成。而遵守时间，按时交接班，准时参加各种会议，既是尊敬他人的表现，也是自我素质的一种展示。

4. 环境布置 不同的环境会在一定程度上影响沟通的效果，传递出不同的信息。环境会影响工作人员及患者的心情，在一个温度适宜、光线适宜，整洁、优雅的环境下沟通，不仅可以让护理人员感到愉悦，还会让患者紧张的心情慢慢放松下来，有利于采血工作顺利快速完成。

（三）辅助语言

辅助语言是指说话过程中的音调高低、声音大小、节奏快慢，甚至停顿、犹豫等，其对语言具有一定影响力，同时也可展示沟通者的个性与感情。

1. 语速 说话语速的快与慢会给沟通对象完全不同的印象。语速较快不仅可以给人活力、热忱的感觉，吸引听众的注意力，也会让人产生被催促的感觉。语速较慢可以给人留下认真、思虑缜密的印象。

2. 语调 语调即说话的腔调，一句话里声调高低、语气轻重的配置和变化。不同的语调可以给对方不同的感受。在沟通中护理人员恰当自然地运用语调是顺利交流和沟通成功的重要条件。

3. 音量 指说话声音的高低，高音体现出说话者的权威、自信，同时也可营造恐惧、严肃的氛围。低音则可体现出说话者的随和、放松，或某些程度的不自信。同一句话，当音调的高低不同，所表达意境也完全不同。

（四）类语言

类语言是一种伴随性语言，指有声而无固定意义的功能性发声，包括咳嗽、呻吟、叹息、笑声、哭泣等。在人际交往中，掌握类语言，有助于来判断对方的情绪，了解对方的需求。在护理工作中，类语言可以传递信息，提醒护理人员正确地进行护理活动。例如，在采血时患者呻吟表明可能采血位置不对，产生了疼痛，提示可能没有正确穿刺到血管，这时护理人员应及时做出相应的处理。

三、非语言沟通在临床采血工作中的作用

护理工作中非语言沟通的主要目的是使互动中的双方能有效地分享信息，是获取信息的重要途径，在临床采血工作中，非语言沟通可以发挥以下作用。

（一）表达情感

非语言行为是可以传递情感和情绪的。人们的喜怒哀乐可以通过表情、体态、姿势等直接表现出来。受某些疾病的影响，患者与护士可能只能通过非语言沟通的形式来传递真实的信息。例如，采血时患者突然紧锁眉头，表情痛苦，这时护理人员应通过这些信息判断患者可能存在的恐惧情绪或痛苦，并适时给予患者某些简单的操作、表情，来安抚患者内心的恐惧、痛苦。非语言沟通是表达情感的渠道，也是观察情感的门户。

（二）调节互动

非语言沟通可调节人们相互间信息的传递，以维持和促进沟通的进行。护士与患者及其家属沟通时存在着大量非语言沟通，如眼神、声音大小、首语、靠近对方、远离对方等，在调节着双方的互动行为。例如，患者正在给护士描述这次就医的原因，突然欲言又止，东张西望，显得警惕，这表示此时的谈话内容患者不愿被第三方听到，此时护理人员应疏散周围人群等，包括患者家属，或选择相对安静的环境与其继续沟通。在此情况下，说明护理人员已接收到患者发出的信息，并把信息反馈给患者。

（三）验证信息

非语言沟通可以起到验证和确认人际互动中的信息的作用。它是相互的，护理人员与患者之间会通过对对方非语言信息的观察，以证实或判断一些信息。如恐惧采血的患者，连目光都不敢看向采血处，而是注视别处，或通过观察护理人员的表情来判断采血是否一次性成功。护理人员在观察患者时也可以通过注意其非语言符号表达的信息与语言信息是否一致，来掌握其内心真实的心理状况。

（三）显示关系

非语言沟通可反映护患关系，并维持护患关系。例如，和蔼可亲、微笑的表情表达了亲切友好的关系，而冷淡的表情则表达了冷漠和疏远的关系。握手可以表示良好护患关系的建立，护士在靠近患者平坐时，显示出双方平等的关系。由此可以看出，非语言沟通在维系护士与患者及家属的良好关系中起着重要作用。

（四）补充替代

在特定环境下，非语言沟通可替代语言使沟通双方获得信息。在护患沟通时，融入非语言行为，可以填补、增加、充实语言传递信息时的某些不足和欠缺，加强表达，使语言的表达更为准确和生动。例如，患儿来到医院采血时对医院感到害怕和恐惧，但并没有大声哭泣，此时护理人员应表扬患儿勇敢，并为其伸出大拇指。患儿此时可能就没有那么恐惧和害怕了。这样护理人员不仅可以顺利开展工作，同时也可以起到激励患者的作用。

四、临床采血工作中的非语言沟通技巧

护患沟通时，一个眼神的交流、一个会心的微笑、一个不经意的手势，都可能发挥重要的作用。护士适当使用非语言沟通技巧，在临床采血时可以促进护患关系的和谐，有利于护理工作的顺利进行。

（一）非语言沟通应用的基本要求

在护理工作中，非语言沟通的应用，首先要体现出护理人员对患者的尊重，体现出护理人员把患者放到了同等位置，使处于疾病状态下的患者能保持心理平衡。在工作时，护理人员的行为和外表等信息将直接影响患者对其的信赖和治疗的信心。所以在交往中，护士行为要适度、得体，姿态要落落大方，笑容自然，并尽量体现出专业的特点，取得患者的信任。当然，在临床工作中，护理服务的对象千差万别，护理人员也要根据每个人的个性特点采取不同的沟通形式，以保证护理工作的有效性。在护士与患者交流时，必须随时关注对方的目光、表情、身体动作的细微变化，这些信息常常能体现对方真实的感受，而感受被充分关注到，并被接受和理解时，信息的交流才更有效。

（二）非语言沟通的应用

1. 面部表情温和

在接触患者时应细微观察患者的面部表情，同时也要善于应用面部表情，在短暂的时间内增加彼此的亲近感。护士微笑，患者会立马感到友善、轻松和信任感，能有效缩短双方的距离感，为接下来的操作治疗做好准备。

2. 目光亲切

眼睛是心灵的窗户，眼神能够最明显、自然、准确地展示个体的心理活动。护士要学会用眼睛说话，合理使用目光，给患者一种正向的鼓励与支持。在繁忙的采血工作

中，无论什么原因，护理人员禁止斜视、俯视、虚视患者，或者只管自己埋头干活，不看患者，给患者一种冷漠、陌生甚至不安的感受。护理人员一个热情亲切的目光就能使患者产生友善亲切的感觉，使患者主动地配合治疗，并能消除内心的不安。

3. 指示手势明确清晰

大部分初次就诊的患者，对医院布局不清楚，对治疗流程不明白，采血完毕后，护理人员应合理使用指示手势，同时面带微笑，目光注视患者，帮助患者整理导诊单，耐心告知患者取报告的时间、地点，为患者指明下一步就诊路线。

案例：小刘今日上采血班，一早陆陆续续已经采集了几十个患者的血液了。张先生是第一次到医院检查，对医院的环境、流程、仪器都非常陌生，当轮到张先生采血时，小刘面无表情地看了张先生一眼，便低下头整理自己的用物，然后扫描了张先生的腕带。张先生这时没明白小刘的意图，本来不安的心更加紧张起来，表情开始变得更加凝重，坐立不安。这时小刘观察到了张先生的不安，意识到了自己的问题，调整了自己的状态，目光也亲切了许多。微笑着解释道："不好意思，我现在为你采血，这是要核查你的基本信息，以免出现差错。"一边说着一边轻轻挽起张先生的衣袖，微笑着点点头。此时，紧张的张先生也慢慢放松下来，看着小刘敏捷地为自己采集好血液，交代自己注意事项，他心理的不安和恐惧消除了，起身后为小刘竖起了大拇指。

非语言沟通在护理工作中有着不可替代的作用，可以帮助护理人员为患者提供更有效的护理服务，建立良好的护患关系，提高护理质量，加强人性化医患关系的管理。

第四节 护理采血人文关怀

一、人文关怀的定义

人文关怀是指对符合人性的生活条件的肯定，是对人生存状态的关注，对人的权利、自由、尊严的维护，对人类的理解和自由的追求。

二、人文关怀的起源与发展

人文关怀是伴随着人类的起源而出现的。在原始社会时期，人类为了生存与发展，需要救治外伤、防治内疾，从而积累了一些原始的方法与经验。当时，人们把向他人提供经验与方法看作自己的义务，这就是最原始的人文关怀。

中国的传统医学著作《黄帝内经》《伤寒杂病论》中反映了生活护理、精神护理、药物相关护理的基本思想。唐代孙思邈在《千金方·大医精诚》中说："人命至重，贵于千金，一方济之，德逾于此。"反映了中国古代医学"以人为本"的思想，体现了对医德最基本的要求。

西方人文注重从个人出发，强调民主、价值与自由，主张个性解放，倡导科学理性，并通过人文主义、人文科学等形式表现出来。西方人文关怀可以追溯到古希腊时期，希波克拉里认为医术是一切技术中最高尚、最美的。他还制定了医学生誓词——"我要遵守誓约，矢志不渝。对传授我医术的老师，我要像父母一样敬重；我要竭尽全力，采取我认为有利于患者的医疗措施，不能给患者带来痛苦与危害……"这中间就包含着浓厚的人文关怀。古希腊之后，罗马的盖伦指出："作为医生，不可能一方面赚钱，一方面从事医学这份伟大的事业。"公元 18 世纪，思想家们宣传科学、自由、民主、平等、博爱等思想，发展和丰富了人文关怀的内涵。20 世纪四五十年代，美国著名人本主义心理学家罗杰斯提出"以当事人为中心"的治疗模式，要求对治疗对象给予无条件的积极关注，并设身处地理解患者，做到通情达理。长眠在纽约东北部撒拉纳克湖畔的特鲁多医生的墓志铭上写着："有时治愈；常常帮助；总是安慰。"也体现了浓厚的人文关怀思想。

三、人文关怀在护理采血中的重要性

医院的英文单词"Hospital"来源于拉丁文"Hospics"，指保护患者。可见医院一词从诞生之初，其本质就在于照护有疾患的人群，减少有疾患人群的痛苦。护理即关怀，护理学的核心目的是守护健康，强调的是关怀和照顾，护理专业是关怀人、照顾人、体现人道的专业。由此可见，人文关怀是护理学的核心。患者在就医的过程中，护理人员除了要具备丰富的专业知识以外，还需要为患者提供良好的服务，提供关怀照顾与情感支持。2008 年国务院颁布的《护士条例》中明确指出：护士应当关心、尊重、爱护患者，并且保护患者的隐私。这就从法律法规的层面对护士的人文关怀提出了要求。自 2010 年起，卫生部在全国范围内开展"优质护理服务示范工程"活动，目标就是让患者满意、社会满意和政府满意。活动文件中明确要求，护理人员在实施护理的同时，要以患者为中心，对患者实施人文关怀，提供人性化的服务。

护理人员在对患者实施采血的过程中，应礼貌地称呼患者，并对患者进行自我介绍，告知患者即将进行的操作名称及目的，取得患者的同意和配合。如患者对该项操作或者是相关事项有疑问，应当给予解释；如患者或家属拒绝采血，应与医生沟通，在取得患者的同意以后再进行操作。在采血的过程中，护理人员应注意观察患者，避免不良反应的发生。采血完成以后应耐心地向患者讲解按压止血的方法，将人文关怀融入护理采血的全过程，让患者感受到自己的尊严得到了维护，从而改善患者就医体验，提高患者满意度。护理人员接收到患者的表扬与感谢，也会促进其对护理工作的热爱和职业的认同感，增强护理人员的职业成就感，这样护理人员就能更加积极主动为患者提供人文关怀，从而形成一个良性循环。

第十二章　采血中心建设与管理实践

第一节　采血中心职能建设与资源配置

一、采血中心工作特点

（一）服务对象复杂

采血中心服务对象的情况复杂，在年龄、文化水平、身体状况上各不相同。从年龄上，采血中心为小到 1 岁的婴幼儿，长到 80 岁以上的老人提供才采血服务，对采血技术和穿刺部位的选择要求高，人文关怀的需求量大，需要护理人员具备娴熟的采血技术，同时用关怀的言语去安抚老幼患者，以减轻他们对采血的恐惧和痛苦。从文化水平上，患者受教育程度不同，需要护理人员掌握一定的沟通技巧，用简短、通俗易懂的语言进行沟通引导，缓解患者紧张的情绪，告知采血前、后注意事项。从身体状况上，采血中心的护士需要处理特殊患者（如术后患者、肿瘤放化疗患者、肥胖患者、晕针患者等）的采血工作，特殊患者的采血对采血体位、血管选择、采血技能都有一定的要求，需要护理人员熟练掌握整个采血流程，一针见血，减少疼痛和刺激，减少患者痛苦和不良反应。

（二）操作时间短暂

采血是临床检测流程的第一步。大多数患者对采血前准备和注意事项并没有明确的认知。临床采血工作要求护理人员在短暂的时间内有效完成患者的沟通和血液标本的采集，包括：采集前，患者状态的评估（是否处于空腹、平静状态等）；采集中，让患者保持舒适的采血体位，指导放松技巧（如深呼吸、分散注意力等），缓解紧张情绪，时刻关注患者状态，出现晕针反应及时处理；采集后，向患者交代采血后注意事项（正确压迫方式等）。虽然操作时间短但对护理人员的沟通技能和应变能力具有一定的要求。

（三）质量控制复杂

血液标本采集质量控制环节多。据统计，临床不合格血液标本占整个血液标本的 9.4%，其中有 80% 的临床反馈不满意的检验报告最终可溯源到血液标本质量不符合要求。这说明血液标本的采集需要对采血各环节进行严格有效的质量控制。标本采集前，需详细询问患者是否禁食、禁水、禁药，同时应认真核对受检者基本信息，正确地进行采血标签的粘贴，然后根据检测项目合理安排采集顺序，正确选择合适的采血管（有/无抗凝剂），严格执行无菌操作；标本采集后，需对加有抗凝剂的采血管及时摇匀，充分混合，以免产生血液凝块，同时应正确放置，不可倒放较长时间，需及时采取正确的储存和运输方式送检。

（四）职业暴露风险

职业暴露是指医务人员在从事临床诊疗、护理及科学实验等职业活动中，通过眼、口、鼻及其他黏膜、破损皮肤或非胃肠道接触含血源性病原体的血液，或其他潜在传染性物质的状态。采血中心最常见的职业暴露类型为针刺伤、皮肤或黏膜暴露。近年来，血源性传播疾病和呼吸道传播疾病（如艾滋病、乙型病毒肝炎、丙型病毒肝炎、新型冠状病毒肺炎等）感染率较高，尤其是新型冠状病毒，可通过接触和飞沫迅速传播，使采血工作人员职业暴露风险增加。

二、采血中心建设意义

采血工作是临床护理中的一项重要工作内容，也是一项基本护理操作技术。采集的标本质量将直接影响临床检测指标的真实性。正确的检测值是指导临床医生诊断、治疗的重要依据，对保证医疗安全，促进患者康复具有重要的临床意义。不仅血液标本的采集、运输及储存等会对检测结果造成影响，患者自身因素，如药物、饮食等也会对检测结果造成影响。因此，血液标本的质量控制也是医院临床工作的难点之一。做好临床静脉、动脉、毛细血管采血质量控制，保证提供高质量的血液标本，是临床一线医护管理工作所面临的迫切需要。为了实现对血液标本采集的标准化管理，提高血标本质量，保障生物安全，提高工作效率，同时为广大患者提供更高效、优质的服务，采血中心的成立十分必要。这是优化患者采血流程的一项重大改革。目前，采血中心在全国各大综合医院已相继成立并进入运作。

三、采血中心设计与功能布局

（一）设计理念

1. 设计原则

采血护理中心的规划设计应遵循区域划分清晰、流程设计合理和符合生物安全规范的原则。设计中要体现"以患者为中心"的人文关怀，构建安全、舒适、高效的工作和就医环境，从而保证采血质量。

2. 选址原则

采血中心的服务对象主要是门诊患者，适宜将选址规划在门诊楼层内或靠近门诊部的位置，且与其他各区域有便捷的交通路线，能够方便到达各个区域。

3. 空间布局原则

（1）依托于检查流程的平面布局设计。采血中心的平面布局应考虑方便患者的检查，按照进入采血大厅→分诊取号→候检→采血→等待报告→打印报告→离开采血大厅的顺序设计布局。根据检查流程合理规划空间区域中取号机、自助报告打印机等设施设备的布局，避免患者无效往返。

（2）生物安全设计。考虑医护人员与标本、内部生物安全环境的关系，合理规划设计清洁区、半污染区、污染区。清洁区和污染区应有门禁设施进行分隔，以减少区域间的交叉感染。规划采血护理人员从专门的员工入口进入采血中心，更衣通过缓冲区后方可进入采血工作区域。采血中心的污物不得经医院的客梯运出，应经传递窗归集到处置间，通过污物通道外送至集中医疗废弃物存放点。

（二）功能布局

采血中心三大功能区包括：采血区、辅助功能区、办公区。

1. 采血区布局　采血窗口的布局应在门诊区自成一区，一般可按每个采血窗口 20～30m² 规划采血中心的面积。窗口台面的高度和宽度设计要从实际出发，做科学合理的测算规划。采血窗口的长度应>120cm，宽度以 45～60cm 为宜。采血窗口的导视设计应清晰直观，对服务流程有简短清晰的说明，让患者能快速识别、一目了然，尽快完成采血流程。操作台面高度一般为 80cm 左右，台面下做抽屉，抽屉下留出空间，便于采血护士放脚。采血区域应划分清洁区、半污染区和污染区，形成合理的人流、物流、标本流、气流方向，以防止交叉污染。采血区域的入口应配备门禁系统并能自动关闭，在出入口处应设置有洗手设施，方便工作人员进出洗手，做好自我防护工作。采血区域的墙壁、天花板、地面应平整清洁，不渗水、耐腐蚀，地面需防滑并配有监控系统。

2. 功能区布局　主要包括检验报告打印窗口、物流传输站、采血器材库房和设备间等。

3. 办公区布局　主要包括办公室、质控室和休息间等。办公区应和采血区分开，设置在清洁区，以保证办公环境的相对安静并防止交叉污染。

四、采血中心组织架构

采血中心下设在医院门诊部，由医院门诊部和护理部共同管理。采血中心下设一名采血护士长，专门负责日常采血工作的管理，督导采血中心服务流程和规章制度的实施，维持正常的工作秩序。采血中心根据采血特性可以将人员进行功能分组，可分为静脉采血组、动脉血气采血组、末梢儿童采血组等，每个小组设置一名采血组长，负责本小组人员的技术指导和日常管理，各组采血组长在采血护士长的领导下，全面负责本采血区小组工作，保证日常工作有序进行。同时，根据科室管理需求还可以专设物资管理组长、质量控制组长等，配合采血中心护士长负责部门内的统筹管理与安排。采血中心组织架构如图 12-1 所示。

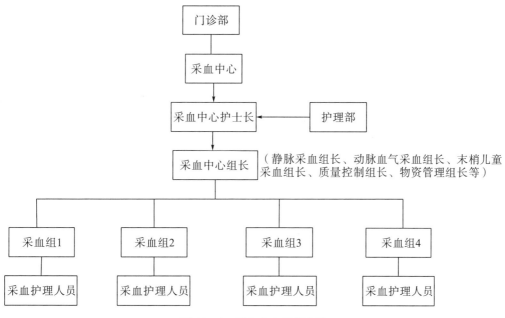

图 12-1　采血中心组织架构

五、采血中心制度建设

（一）采血中心工作制度

（1）采血中心工作人员要遵守医院和门诊部的工作纪律，上班按时，着装整洁，讲文明、讲礼貌，以严谨的工作作风，认真负责的工作态度保证采样、采血等项工作顺利进行。

（2）熟练掌握采血技术，严格无菌操作，认真执行各项规章制度和各项采血技术操作规程，杜绝差错事故的发生。

（3）采血工作间需保持清洁，物品摆放整齐、规范。

（4）所有器械、物品应统一管理，专人负责，消毒与未消毒物品要严格区分，确保其安全可靠。

（5）采血工作前，采血护理人员要提前做好清扫、消毒工作，检查采血物资是否齐全。

（6）采血结束后，采血护理人员要按要求逐项做好记录，打扫卫生，做好下次采血前的准备工作。

（7）如有差错及损坏物品，要及时登记，并立即汇报。

（8）工作时间不大声喧哗、吃东西，不做与工作无关的事，不得擅离采血岗位。

（二）人员管理制度

（1）按国家相关规定，采血人员必须由具有执业资格的护士担任。

（2）采血护理人员应该遵守国家法律法规及医院、门诊部、部门相关制度和规定，服从工作安排，按时完成工作任务。

（3）按护理部要求，对护理人员的专业知识和技能进行分层级培训并考核；按医院要求对护理人员进行年度考核及医德医风考核。

（4）强化采血护理人员的无菌观念及院感知识，严格无菌操作。

（5）强化采血护理人员的职业防护意识，如有针刺伤按医院相关流程处置。

（6）做好标本交接工作。提高采血护理人员的沟通技巧及服务水平，工作中做到以人为本，努力提高服务质量，提高患者满意度。

（三）物品管理制度

（1）加强对各类物资的管理，防止浪费。贵重仪器或贵重物资应由专人保管，责任明确。

（2）根据材料使用规律，每月定时向设备物资部申请各项材料消耗定额，供应上门。

（3）贵重仪器或贵重物资申请需门诊管理小组同意。

（四）清洁消毒管理制度

（1）传染病患者应到专设窗口采血。

（2）严禁使用过期物品，要求抽血时做到一人一针一带，防止交叉感染。使用后的针头集中放入锐器盒内，统一进行无害化处理；患者用过的治疗巾、止血带等物品送供应室消毒处理。

（3）工作结束后，须对工作台及时消毒。

（4）严格按照医院《医疗废物管理制度》处置医用垃圾并登记。

（5）督促保洁部门做好采血中心的环境清洁及消毒工作。

（五）安全管理制度

（1）遇到行为冲动的患者，应立即报告部门领导和保卫部。

（2）督促医院安保人员维护好采血大厅的秩序。

（3）设立优先窗口，为残疾人、孕妇、危重病员、高龄患者优先采血。

（4）如遇患者病情变化，应按照"门诊急危重患者优先处置制度与程序"进行处置。

第二节　采血中心人力资源管理

一、护理人力资源概述

人力资源（human resource，HR）的概念是由美国管理学大师彼得·德鲁（Peter F. Drucker）在其1954年出版的《管理实践》一书中首次提出的。彼得·德鲁克认为人力资源是一种可以通过激励机制开发利用的特殊资源，企业通过运用科学、系统的技术和方法进行各种相关的计划、组织、领导和控制活动，实现企业的既定目标，为企业带来更好的经济效益。人力资源的概念当前可以从广义和狭义来定义。广义的人力资源是指在一定范围内具有劳动能力的人的总和，是能够推动社会进步和经济发展的具有智力与体力劳动能力的人的总和；狭义的人力资源是指在一定时期内，组织中具有的能够为组织的发展贡献体力与智力的人员的总称。

（一）护理人力资源的概念

护理人力资源管理（nursing human resource，HRM）是指运用现代化、科学的方法，通过一定的程序和方法，合理安排和有效任用医院护理人员，发挥每个人的潜能，提高工作效率，实现组织目标，包括一切对医院中的护理人员构成直接影响的管理决策及实践活动。护理人力资源管理主要包括人与岗位的匹配、人与人的科学匹配、人的需求与工作报酬的匹配三个方面的工作。护理人力资源管理是人力资源中的微观管理，是卫生服务组织为实现组织目标，提高服务水平，利用护理学与相关学科的知识，对组织中的护理人员进行规划、培训、开发、利用等活动。护理人力资源的管理直接关系到护理生产力、护理质量、护理服务道德、护理成本消耗，甚至影响护理人员的流动及流失率。

（二）护理人力资源的特征

（1）需要系统的专业知识和技能。医疗护理服务的专业性和复杂性，决定了从事临床护理服务的人员必须具备系统的临床护理专业知识和技能，同时还应具备人际沟通、组织协调、应急处理等能力，涉及医学、管理、心理等多个学科。

（2）培养周期长。从事医疗卫生服务的护理人员，不但需要系统的专业知识和技能，更需要丰富的临床护理实践经验，这些能力的培养需要一定时间。较其他行业的人力资源相比，护理人力资源具有培养周期更长、成本更高的特点，只有经过长期持续的专业知识、技能的学习与经验累积才能胜任护理这种高度专业性的工作。

（3）劳动具有高风险性。疾病种类的繁多，服务对象个体状况的复杂多样，使得临床护理人员在提供医疗卫生服务时面临着许多不确定因素和未知风险。尤其是近年来，血源性传播疾病和呼吸道传播疾病（如艾滋病、乙型病毒性肝炎、丙型病毒性肝炎、新型冠状病毒肺炎等）的发病率较高，临床护理人员职业暴露风险较大。

（4）劳动注重团队协作。临床医疗服务的复杂性和连续性，决定了临床护理服务提供者必须通过明确的分工与有效的协作才能完成这项严谨、复杂的医疗工作。例如，病房中的患者护理需要护理团队共同协作、交接有序、严格执行医嘱和标准化的护理操作流程才能完成。

（三）采血中心护理人力资源管理

在明确所需护理人才的基本方向，认识到人才对医院和科室发展的重要性的基础上。根据采血岗位需求，按照精简效能、科学合理的原则，在不同发展需求与规模的基础之上进行岗位配置，使岗位需求与人才结构更加适应。在工作开展和人才培养过程中要加强护理技术人才与护理管理人才的建设，注重后备人才的培养，为采血中心护理人才的长远发展提供动力，努力建设高素质、有活力的采血中心护理人才队伍。

二、采血中心人员配置与管理

（一）人员配置基本原则

1. 满足需要原则

采血中心人才的储备、培养将直接影响到采血队伍的发展和护理业务的开展。由于各级医院的性质、规模、任务、科室设置、技术装备、建筑布局等情况各不相同，所需要的采血护理人员的数量、类别、技能等也不尽相同。因此，在采血中心护理人员编配上应结合医院性质和采血工作的特点，进行全面考虑。

2. 优化组合原则

运用科学的管理方法，对采血中心一定数量的不同层次结构的护理人员，进行人才组织结构配置和优化，对不同年龄、不同个性、不同受教育水平，有不同特长的护士进行组合，充分发挥人才的潜能，优势互补，达到管理上的最大效益。

3. 合理比例原则

根据我国医院分级管理标准规定"二、三级医院护理人员占技术人员总数的50％，医生与护理人员之比为1：2，病房床位与病房护理人员之比为1：0.4"等基本要求，保证护士群体的数量，以确保能够完成各部门的基本护理任务。但随着医疗服务市场的变化，各地区、各单位在医疗服务中所承担的任务和医院的规模可能出现不同，可根据实际情况进行调整。

例如，华西医院门诊采血中心，根据高峰时段采血中心人员聚集众多、相对集中等工作特点和需求，在高峰时段采用了创新用人机制。通过招募本院计时采血护士的方式，满足了采血中心每天上午7：30—10：30这一高峰时段大量采血服务的需求。招募的计时护士利用自己可利用的时间（如夜班休息、休假），在保证现职工作完成的情况下，通过采血中心专业培训考核上岗，薪酬待遇按照医院护士平均每小时工资额作为计时薪酬标准核算，实行同工同酬、公平竞争的原则。这样既充分利用了现有人力资源，又调动了本院护理人员的积极性，充分提升了护理人员的专业价值感。

4. 经济效能原则

预算中需要考虑护理人员的人工成本消耗和经济效益，要使人力需求与护理工作量相适应，对护理人力资源进行合理的利用，维护护理人员的利益并保障患者需求得到满足。

5. 动态发展原则

采血中心护理人员编制要适应采血中心及医院发展的需要。管理者要有预见能力，重视和落实工作人员的继续教育，鼓励员工提升学历层级，更新知识结构，努力晋升职称。在人事工作上发挥对采血护理人员的筛选、调配、选用、培养的作用，为配合采血中心总体发展，提供护理人员编配的决策性建议，发挥管理人员应有的作用。

例如，华西医院门诊采血中心，针对人员培训采取了精细化层级管理，实行护士长、护理采血组长二级管理模式。针对不同层次护士进行多元化培训教育，各级培训管理人员职责分工明确，各司其职，落实到位，使得采血护理队伍呈梯队式发展，保证采血护理队伍的相对稳定发展。

（二）人员管理基本原则

1. 根据人力资源，科学设置采血区

根据医院的性质、规模、任务、建筑布局等情况，基于患者的采血需求和采血中心人力资源现状，科学、合理地设置采血护理区/点，分流采血人群，避免大规模的人员聚集。同时，方便患者分区就近采血，提升患者服务满意度。

例如，华西医院采血中心为分流和方便采血患者，分别设置了门诊综合采血区、特约门诊采血区、传染病门诊采血区、肿瘤门诊采血区、心理门诊采血区，同时针对特殊人群，配置了老、弱、残和现役军人优先窗口。同时，为引导患者顺利达到各采血区，在通向门诊各采血区的途中设有明显的导检路标。在患者的导诊单上也同步配置了导检单进行说明，引导患者快速到达采血区完成采血。

2. 空腹采血划时段优先处理

根据临床采血工作特点，针对空腹采血患者上午 7：00—10：00 相对集中的情况，采取空腹采血所有窗口优先采集的原则。减少采血患者因饥饿低血糖发生的晕厥、休克等意外状况。同时，也保证临床血液标本的质量，避免长时间饥饿造成某些检测指标（血糖检测）出现不准确的情况。

3. 针对特殊人群，配备疑难采血护士

临床采血工作中发现，老人、儿童、肥胖、肿瘤术后、危重病、烧伤采血患者采血难度大，穿刺成功率较低。为了减少反复采血对患者造成的痛苦，采血中心可以配备疑难采血护士，遇到特殊群体，为其提供更为专业的采血服务，提高采血穿刺成功率，减少投诉和采血不良反应的发生，提升服务患者满意度，构建和谐护患关系。

三、采血中心人员岗位职责

（一）采血中心护士长岗位职责

（1）遵循医院、门诊部及采血中心的服务宗旨和目标，在护理部和门诊部的领导下，全面负责门诊采血中心的管理工作。

（2）根据护理部和门诊部的工作规划和年度计划，制订采血中心工作计划并组织实施、指导、考核和总结。

（3）负责做好与临床医生、实验医学科（检验科）、信息中心等部门的沟通协调工作。

（4）根据采血中心工作量的变化，合理进行资源配置和调整，负责制订采血中心年工作计划、季工作计划和月工作计划，保证日常工作有序进行。

（5）督导采血中心服务流程和规章制度的实施，维护正常的工作秩序。

（6）做好采血中心人员团队的激励工作，鼓励改革创新，绩效考核科学、合理，体现同工同酬、优质优奖，构建团结协作、德艺双馨的采血护理团队。

（7）实行人性化管理，关照特殊情况员工（孕期、哺乳期、具体家庭困难等）的思想、工作和生活。

（8）运用高质量科学管理的方法（如 PDCA 循环等）开展采血中心质量管理工作，严把采血标本质量关。

（9）组织采血新技术培训、技术攻关和科研工作，及时引进和推广新技术、新方法、新材料的运用。不断提高服务质量，创新服务模式，拓展服务项目。

（10）组织和处理采血中心应急突发事件，接待患者投诉，服务患者诉求，化解矛盾，构建和谐的医患、护患关系。

（11）完成门诊血标本信息收集分析、储存，及时上报门诊采血中心的各类报表。

（12）厚德敬业、求实创新、言传身教，做好护理人员的表率。

（二）采血中心组长岗位职责

（1）在采血中心护士长的领导下，全面负责本采血区小组工作。

（2）协助采血中心护士长做好本组采血护理质量管理工作，提出改进措施，提高工作质量。

（3）负责本组采血环境的管理及各类采血物品的计划、保管和供应。

（4）承担新入职护士的培训、指导工作和实习护士、进修护士的带教工作。

（5）严格把控本组采血护士质量关，做好不合格标本的处理及患者的解释、安抚工作。

（6）指导并维护本组采血工作的候诊秩序，做好突发事件的沟通、协调及善后工作。

（7）督促检查本组护士和护工做好个人防护和卫生消毒工作，做好本组医疗废物分类处理的督促工作。

（8）及时完成本组各项工作记录：差错登记、科室会议记录、成本分析、护士学习及培训记录、教学情况记录、健康教育活动记录等。

（9）培养本组护士科研意识，开展技术创新，提高科研能力，积极参与采血中心课题研究、创新技术推广应用，积极撰写和发表论文。

（10）工作中若发生特殊事件，应第一时间向护士长请示汇报。

（三）采血中心护理人员岗位职责

（1）爱岗敬业，遵守国家法律法规及医院的各项规章制度，服从科室工作分配。

（2）在采血中心护士长和组长的领导下，按照采血工作时间及操作规范保质保量完成门诊血液标本采集工作。

（3）以患者为中心，积极参与采血技术创新和优质护理服务培训，改善患者的就医体验。

（4）热情接待患者，做好与采血相关问题的解释宣传工作。

　　（5）对病情危、急、重的患者或残疾者优先安排采血，出现突发状况时，应积极配合抢救患者。

　　（6）严格执行采血操作规范，熟悉各种血液标本采集的时间及注意事项，保证标本采集质量。

　　（7）严格执行查对制度，严格按照规范粘贴条码，防治漏贴或错贴。

　　（8）强化无菌观念，做好个人职业防护和院内感染防控，保证采血护理质量与安全。

　　（9）采血过程中遇有疑问时，及时向采血中心组长或护士长反馈、请教，不得擅自决定，敷衍或盲目处理。

　　（10）积极参与学术活动和继续教育，努力提高知识水平和技能。

四、采血中心护理人员工作质量考评

　　建立富有成效，充分量化，便于操作的采血中心护理人员工作考评制度，有利于提高专业素质、人文素质和综合能力，正确引导采血护理人员工作的有效开展，有效地促进护理队伍整体素质的提高，推动护理事业向前发展。采血中心护理人员工作质量考评制度应坚持实事求是、公平公正、客观全面、注重实际、激励上进的原则。

（一）质量考评的作用

　　（1）指示作用：明确岗位职责，帮助采血护理人员确定自己的岗位职责、基本要求和工作内容，培养采血护理人员的组织意识和主人翁意识。

　　（2）激励作用：奖罚分明，对工作表现优秀、业绩突出的采血护理人员实行奖励；对工作表现次之，带来不良影响者，应给予一定程度的处理，从而推进护理采血工作的持续性改进，提高整体护理水平。

　　（3）导向作用：明确期望行为，帮助采血护理人员确定自己的工作目标，提高其工作满意度和职业成就感。

（二）质量考评内容

　　质量考评内容需要设计科学，便于评估、考核，能真实反映采血护理人员的工作内涵，体现采血护理人员的专业水平、爱岗敬业精神、安全责任意识、团结合作愿望、组织管理能力、科研创新精神等综合素质。考评可采取评分制，各项考评内容量化为分数，满分为100分。采血护理人员考评主要可以分为以下几个方面：

　　（1）岗位胜任能力及完成质量：勤勉出勤，工作上认真负责，严格遵守医院门诊部管理要求，认真履行采血护理人员的工作职责，工作方法正确、谨慎、工作效率高。考核工作的准确性和工作效率。

　　（2）专业知识和技能：包括对采血工作系统理论的掌握程度，考核能否掌握岗位职责所要求的知识、方法、操作及其应用程度，以及业务学习情况。

　　（3）工作的自觉性和责任心：考核采血护理人员的工作态度，在无人监督、无人指示的情况下能否主动、负责地完成岗位工作。

（4）团结协作精神：反应被考核护理人员对同事、领导的态度及与人合作的愿望。

（5）科研创新精神：反应被考核护理人员在工作中是否乐于尝试创新，积极学习新知识、新技术，踊跃参加科研创新及撰写论文。

（三）质量考评方法

采血护理工作质量考评的目的主要在于了解采血护理人员的业务现状，分析工作中存在的问题，找到可以解决的方法，对于可能出现的问题，提前研究，找出对策，做到心中有数，有的放矢。考核的形式主要分为书面考核和实际操作考核两个部分。

（1）书面考核：主要考察采血护士对护理基础知识及护理基本技能的掌握情况；采血相关专科专业知识及心理学理论的掌握程度；医风医德、人文关怀及沟通技能的掌握情况。

（2）实际操作考核：主要考察采血护理人员在采血技术规范操作、穿刺成功率、标本的合格率等方面的综合情况，全面衡量采血护理人员的实际工作能力。质量考评工作由采血中心护士长带领，进行定期考评和不定期考评，对每个采血护士的工作情况进行定量、定性分析，做出评价，量化评分。

（四）质量考评流程

（1）自行设计采血中心质量考评工作登记表，每天由专人负责登记当天的工作情况。登记内容包括当日采血人数、血液标本采集管数、血液标本质量情况（不合格管数）、运输送检情况、特殊标本的处理、特殊患者的沟通、重复穿刺人数、意外事件处理结果等。

（2）每周由各采血中心小组小结一周工作情况，由各采血中心小组长组织本组护理人员小结当周工作完成情况，开展特殊事件的案例分析，自查自检，内部整改。

（3）每月汇总形成中心工作统计，采血中心护士长每月总结采血中心工作开展情况，根据采血护理人员个人采血量、个人月考核结果，综合评价，每月评选采血服务明星并根据考核结果做出合理的绩效分配。

（4）每季度进行工作季度评估，将工作完成及考核具体情况，作为制订下一季度的工作计划及进行持续质量改进的依据。

（5）年度考评，结合月、季度考评结果，年度服务明星评选次数，年度论文发表情况，科技创新情况等综合评价每一位采血护理人员，作为年终奖评优、晋职、晋升情况的依据。同时采血中心护士长还应做好每个员工的个人绩效辅导，帮助员工找准问题，解决自身不足，有效提升个人综合能力。

五、采血中心人员培训

（一）医院人员培训概念

医院人员培训（hospital staff training）是指医院通过对员工进行一系列有计划、有组织的学习活动，让员工获得完成其岗位工作所需要的专业知识与技能，进而提高员工现在或将来的工作绩效的过程。医院人员培训具有战略性、全院性、专业性、层次性、实用性、长期性、实践性等特点。其中培训目标、培训内容是人员培训的重要内容。

（二）采血中心人员培训目标

采血中心人员培训目标以"岗位胜任能力"为导向，要求护理人员在专业素质和综合素质全面提高的基础上达到采血中心护理人员的业务水平，能够胜任采血中心各岗位的工作。具体要求和达到的目标如下：

（1）综合素质。通过培训具备良好的品德和职业道德，个人的外观、形体、行为在医疗采血护理服务中符合护士服务礼仪及行为规范。职业行为规范，体现良好的文化素养。

（2）临床护理理论和专业技能。掌握包括护理导论、护理学基础等在内的一系列护理基础知识和技能，熟悉各专科疾病的护理理论知识及内、外、妇、儿科护理理论知识，以及预防保健、社区护理、康复护理、营养等方面的理论知识。掌握护理活动中的基础护理操作技术，掌握采血护理专业技能。

（3）沟通和交往技能。综合掌握行为科学、生物科学和自然科学的理论知识，以理解自己和他人，与服务对象和其他医务人员建立有效的合作关系，能够运用多种沟通技巧与不同服务对象进行沟通，具备良好的人际理解和沟通能力。

（4）创新性思维能力。通过相关理论和实践培训，能利用所学知识对采血中心现有护理工作流程、采血技能、质量控制等方面提出建设性的意见。护理人员在日常采血工作服务中表现出对采血专业知识和工作方法的拓展能力。

（5）临床教学指导能力。通过自身的学习、领悟和临床实践，能够对采血中心实习的护士生和新入职员工进行采血技能操作指导和一般护理活动的解释、说明、指导和帮助，能够配合护士长参与采血中心的教学辅助工作。

（三）采血中心人员培训内容

培训内容主要分为理论和技能两个方面。培训的模式采取分层级梯队式培训，主要以入职年限对培训人员进行划分，具体可分为上岗培训、晋升培训、技术骨干培训、学科带头人培训四个阶段。各阶段培训内容的设置，在知识结构、护理技能提升、管理能力提升等方面应围绕岗位循序渐进、环环相扣，以有利于培训目标的实现。

1. 上岗培训

对象为工作0~2年的护理人员，需熟练掌握护理操作基本技能，学习与患者的沟通交流技巧。在理论方面，学习并掌握以护士资格考试为核心的基础理论知识，掌握静脉采血相关知识，了解静脉采血技术新进展。在护理操作技能方面，熟练掌握9个项目：①手卫生。②生命体征测量。③氧气吸入。④徒手心肺复苏。⑤密闭式静脉输液。⑥肌内注射。⑦跌倒的预防及处理。⑧简易呼吸球囊的使用。⑨门诊常规静脉采血。每季度参加考核测评达到"合格"。

2. 晋升培训

对象为工作 3~5 年的护理人员，需熟练操作医院采血 LIS 系统，熟悉采血患者沟通交流技巧。在理论方面，熟悉门诊常见疾病的整体护理，巩固静脉采血相关知识，熟悉采血专科护理知识。在护理操作技能方面，熟练掌握 11 个项目：①手卫生。②生命体征测量。③氧气吸入。④徒手心肺复苏。⑤密闭式静脉输液。⑥肌内注射。⑦跌倒的预防及处理。⑧简易呼吸球囊的使用。⑨经鼻吸痰。⑩不同人群的静脉采血。⑪动脉血气分析。每季度参加考核测评达到"合格"。

3. 技术骨干培训

对象为工作 6~9 年的护士，熟练操作医院采血 LIS 系统，掌握疑难采血技术和采血患者沟通交流技巧。在理论方面，巩固采血专科护理理论，熟悉门诊常见疾病的整体护理，积极参加专科教学和护理科研培训。在护理技能操作方面，巩固各项护理操作技能的同时重点掌握专科护理操作技术及新业务、新技术，如特殊人群静脉采血、动脉血气分析采集。每季度参加考核测评，需达到"优良"及以上。

4. 学科带头人培训

熟练操作医院采血 LIS，掌握疑难采血技术和人际沟通技巧，具备管理实操能力，能发挥科研引领带头作用。在理论方面需掌握采血专科护理理论及门诊常见疾病的整体护理。以护理科研、教学培训为核心，撰写护理论文，参与部门的科研项目。在护理操作技能方面能完成教学任务，掌握专科护理操作技术及新业务、新技术。每年参加考核测评达到"优良"水平，处理采血中疑难问题和突发事件的能力。

第三节 采血中心突发事件预警机制及应急预案

一、总则

（一）目的

为有效预防、及时处置各类突发事件，提高应急处置能力，最大限度地避免突发事件可能造成的危害，保障突发事件发生情况下采血中心日常工作的顺利开展和各方人员的安全，确保医疗安全，构建和谐医患关系，特制定本突发事件预警机制和处置预案。

（二）工作原则

应急预案实施过程中应遵循医院和门诊部统一领导、统一部署、分级管理、职责明确、应急有序、反应灵敏、运转高效的原则。定期开展应急培训和演练，提高采血中心护理人员的应急素质和整体应急能力。

（三）适用范围

应急预案适用于发生在采血中心范围内的突发事件，包括突发停电、网络故障等；

突发公共安全事件，如地震、火灾等，以及采血中心日常工作容易出现的患者突发情况、医疗投诉与纠纷等。

二、突发事件预警机制

（一）成立采血中心突发事件应急处置小组

采血中心突发事件应急处置小组成员应包括采血中心护士长、安全员和采血中心组长。在门诊部应急处置小组领导下工作，做好预警信息的应对、准备工作及预警信息的发布；及时发现和消除安全隐患，对可能发生的火灾、水灾、人身安全、系统瘫痪应有预见性；在采血中心护士长的带领下定期开展采血工作人员风险意识培训及预警机制教育，熟悉大楼的楼层分布及消防通道，确保消防通道畅通。应急处置小组成员要有预警意识，对突发紧急事件，要第一时间将事件的类别、起始时间、可能影响的范围上报门诊部领导、院总值班、保卫部及医院相关部门等。预警结束后，应做好善后工作，尽快恢复正常工作，详细记录事件发生的时间、经过及处理方式和结果等信息，分析事件发生的原因，提出整改和修订的预警方案，上报院级相关部门。

（二）突发事件的风险分级

突发事件主要包括地震、火灾、停电、停水、电梯运行意外、网络故障、踩踏事故、医疗纠纷、患者生理突发症状等，根据突发事件性质、人数及不良结果程度，可将突发事件分为三级：

1. 一级风险
（1）小范围停电、停水。
（2）电梯运行意外未造成严重后果。
（3）患方投诉。
（4）患方病情突然发生变化，出现晕厥、摔倒、晕针、晕血、低血糖休克等。
（5）钱、物丢失。
（6）发生日常生活意外。

2. 二级风险
（1）患方来院投诉人数少于10人，占据门诊诊疗、办公场所，干扰正常医疗秩序，对医务人员人身安全构成威胁，影响他人就诊。
（2）出现停电、大面积停水或小面积起火，影响门诊正常工作。
（3）出现严重踩踏事件，但无人员死亡。
（4）日常生活意外造成严重后果。

3. 三级风险
（1）患方投诉超过10人，聚众占据门诊诊疗、办公场所，严重干扰医疗工作；或侮辱、诽谤、威胁、殴打医务人员或侵犯医务人员人身自由；或实施打、砸、抢，造成医院物品损坏等情形。
（2）突发出现重大火灾、人员伤亡等严重意外事件。

（三）突发事件防范制度

采血中心成立突发事件应急处置小组，在门诊部应急处置小组领导下工作，做好预警信息的应对、准备工作及预警信息的发布。

及时查找安全隐患，对可能发生的火灾、水灾、踩踏事故等提前做好预见性管理，定期检查电梯运行情况。

定期开展工作人员风险意识培训，及时识别可能发生的突发事件并提前予以阻止。

优化患者采血流程，减少等待和排队时间，同时对拥挤区域加派工作人员进行患者分流，加强巡视，确保消防通道畅通。

加强采血护理人员服务意识和沟通技巧的培训，提高采血护理人员的操作技能，确保医疗安全。

（四）突发事件处置制度

发生一级风险的突发事件由第一发现人或本区工作人员及时上报门诊办公室，由办公室协调门诊部应急处置小组成员和医院相关部门解决。

发生二级风险的突发事件，采血中心应上报门诊部应急处置小组组长和医院相关职能部门（如医院办公室、保卫部、护理部等），组织伤员救治，协调做好调查工作并详细记录，必要时报分管院领导。

预计发生或发生三级风险的突发事件，采血中心应第一时间上报门诊办公室，拨打119或所在地派出所电话，情况紧急时事件现场人员可直接报警。

面对突发事件，除及时启动应急处置预案外，还应通过广播、呼叫器等方式向公众警示突发事件的类别、相关事项、应采取的措施等，同时向患者做好解释工作，安全、有序地疏散患者，尤其应注意老、幼、病、残、孕等特殊人群，避免慌张、拥挤造成踩踏事件和人员伤亡。

突发事件发生后，应详细记录事件发生的时间、经过及处理方式，分析造成事件的原因，口头或书面上报院级相关部门。

三、应急处理预案

（一）患者晕血、晕针应急处理预案

为减少患者采血时出现晕血、晕针现象，保证医疗安全，特制订本应急处理预案。

（1）加强采血等候区域巡视。

（2）采血前询问患者有无晕血、晕针史，对有晕针、晕血史者，在采血前对患者进行心理疏导，做好解释工作，教会放松技巧，消除患者的焦虑、紧张、害怕等负面情绪，有陪伴者可指导其在旁边协助扶持。

（3）护理人员采血技术熟练，操作轻柔、准确，一针见血，减少刺激。

（4）多与患者交谈，分散其注意力。

（5）采血过程中注意观察患者情况，发现晕血、晕针立即处理。

（6）协助患者取舒适坐位，对晕血、晕针严重者，采血护理人员应当带其至特殊人群采血窗口的治疗床上平卧采血，二采患者在二采采血室治疗床上平卧采血。

（7）采血完后嘱其在治疗床上休息直至平稳，确认无任何异常后方可离开，一小时内禁止开车。

患者晕血、晕针的应急处理流程如图 12-2 所示。

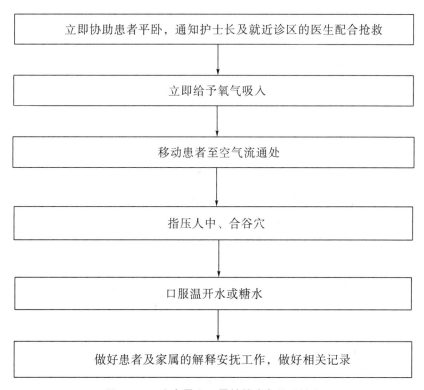

图 12-2 患者晕血、晕针的应急处理流程

（二）采血抢救应急处理预案

门诊采血中心应设急救室，准备急救箱，防止患者突发状况的发生，以及时提供抢救物资，防患于未然。

（1）凡发现病情危重、短期内可能危及生命的门诊采血中心患者，均应进行积极抢救。

（2）采血中心急救人员必须全力以赴，做到及时、有序、准确地实施抢救工作，不得以任何借口推迟抢救。

（3）急救人员必须熟练掌握各种抢救器械、仪器的性能及使用方法，熟悉抢救车内药品的编号、定位、用途、剂量、用法等。

（4）抢救工作由采血中心护士长负责指挥，护士长不在时由在岗的高年资护士负责现场指挥。发现危重患者时须立即通知就近医生参与，并积极组织人力配合现场抢救，同时拨打院内"120"，通知急诊医生出诊。

（5）医生未到来之前，护士应根据患者病情及时实施吸氧、测量生命体征或施行心肺复苏术，必要时建立静脉通道。

（6）医生下达的口头医嘱，抢救护士应复述一遍后执行，抢救用药应保留安瓿，经双人核对无误且记录后方可弃去；抢救结束后医生要即刻据实补记医嘱，书写抢救记录。

（7）抢救过程中严密观察患者病情变化，待病情稳定后方可搬动患者。

（8）建立抢救登记本。准确记录抢救患者的姓名、性别、年龄、抢救开始时间、诊断、生命体征，抢救用药的名称、剂量，抢救处理经过、结果和参加抢救的人员，抢救结束时间等。

（9）抢救药品及器材应固定位置和数量，每班交接清楚，指派专人负责，定期做好抢救物资的清理、检查，确保随时处于完好备用状态。医务人员应知晓抢救器材和抢救车放置的位置。

（三）网络故障应急处理预案

为规范和指导采血中心在网络发生故障时以有效的措施进行应对，最大限度满足患者采血的需求，保障采血过程顺畅，特制订网络故障应急处理预案。

门诊采血窗口部分窗口出现网络系统故障时，由安保人员协助将患者分流至正常运行的采血窗口采血，同时做好现场秩序的维护，避免踩踏事件发生。

采血窗口全面出现网络系统故障时，各窗口采血护理人员做好采血患者和家属的解释、疏散工作，稳定患者情绪，安保人员协助维持现场秩序。由专人根据患者资费类型进行分流：

（1）人工缴费的患者，条码单等信息相对较齐全，护士在严格做好查对制度的同时，粘贴好采血管条码，对这部分患者先进行采血后分流，采血后将标本按采集顺序放置一旁，待系统恢复后再将标本逐一扫描后转运、送检。

（2）对自助交费的患者，应告知患者因网络系统发生故障，不能及时采血，请稍等候，做好安抚解释工作，必要时疏散候检患者。

采血中心各岗位人员规范使用电脑，做好电脑工作环境管理。若遇电脑、线路、系统故障及时报信息运行维护人员。

信息中心每天应有专人对系统进行维护，以便发现问题及时处理。

（四）突发停电应急处理预案

为提高采血中心对突发停电的应急反应能力，保障采血工作的正常开展和运行，特制订突发停电应急处理预案。

（1）采血中心配备应急灯、电筒等照明用物，放置在固定地点，并安排专人定期检查，保证其处于正常使用状态。

（2）采血中心护士长定期组织工作人员学习医院应急管理的相关文件，了解医院应对突发电力供应中断的相关应急处置程序。

（3）接到医院停电通知后，应立即做好停电准备，备好应急灯和电筒等。

（4）停电发生后，听从门诊应急领导小组的统一安排，采血中心护士长负责协调处理。

（5）若停电短时间内无法正常恢复，可能会影响日常采血工作的正常进行，采血中心护士长应立即安排工作人员做好患者安抚、解释工作，有序疏散候检患者。

（五）火险应急处理预案

为切实做好发生火灾时采血患者、陪同家属及工作人员的安全疏散，防御和减轻灾害，保护患者及医务人员的生命安全，根据《消防安全管理规定》，特制订火险应急处理预案。

1. 报警

由第一个发现火情的人员立即拨打电话"119"，通知后勤部和保卫部派人支援，并通知其他可能受到影响的楼层。

2. 灭火

不论何时，一旦发现火情，视火情的严重程度进行以下操作：

（1）局部轻微着火，不危及人员安全可以马上扑灭的要立即采取相应措施予以扑灭，并立即向护士长、科护士长、科主任、保卫部、护理部汇报。必要时立即拨打消防报警电话"119"。

（2）局部着火，可以扑灭但有可能蔓延扩大的，在不危及周围人员安全的情况下，一方面立即采取相应措施灭火，防止火势蔓延扩大，另一方面立即向采血中心护士长、门诊护士长、门诊部主任、保卫部、护理部等相关部门汇报，必要时立即拨打消防报警电话"119"。

3. 疏散

由本单元工作人员组织疏散候检及采血中的患者，从消防通道有序疏散人员，让患者及家属顺"安全出口"有序撤离，远离玻璃门窗、吊灯等头顶上的装饰物，保护好头部，遇浓烟时通知患者蹲行或爬行逃离，防止发生患者及家属摔伤、电击伤、踩伤等意外事故。对仍滞留在采血大厅内的患者及家属，工作人员应坚守岗位组织撤离，稳定患者及家属情绪，最大限度地保证患者及家属和自身生命安全。

4. 灾后处理

采血中心将本单元火灾中患者及家属伤病情况向医务科汇报；协助消防人员调查火险的具体情况，做好护理单元重要资料及财产的保护；通知医院后勤部人员对所辖设备进行全面检修，恢复正常运转；分析火灾发生原因，及时提出整改措施。

参考文献

[1] Apostolou P, Ntanovasilis D A, Papasotiriou J. Evaluation of a simple method for storage of blood samples that enables isolation of circulating tumor cells 96h after sample collection [J]. Journal of Biological Research — Thessaloniki, 2017, 24: 11.

[2] Brown P, Inaba H, Annesley C, et al. Acute Lymphoblastic Leukemia, Version 2. 2020, NCCN Clinical Practice Guidelines in Oncology [J]. J Natl Compr Canc Netw, 2020, 18 (1): 81—112.

[3] Ciechomska M, Laar J, O'Reilly S. Current frontiers in systemic sclerosis pathogenesis [J]. Exp Dermatol, 2015, 24 (6): 401—406.

[4] Daniels G. Variants of RhD—current testing and clinical consequences [J]. Br J Hematol, 2013, 161 (4): 461—467.

[5] Daniels, G. Human blood groups [M]. 3rd ed. Oxford: John Wiley & Sons, 2013.

[6] Deininger M W, Shah N P, Altman J K, et al. Chronic Myeloid Leukemia, Version 2. 2021, NCCN Clinical Practice Guidelines in Oncology [J]. J Natl Compr Canc Netw, 2020, 18 (10): 1385—1415.

[7] Fernández M, Javaid F, Chudasama V J. Advances in targeting the folate receptor in the treatment/imaging of cancers [J]. Chem Sci, 2017, 9 (4): 790—810.

[8] Flegel W A, Wagner FF. Molecular biology of partial and weak D: Implications for blood bank practice [J]. Clin Lab , 2002, 48 (1—2): 53—59.

[9] Klein H G, Anstee D J. Mollison's blood transfusion in clinical medicine [M]. 12th ed. Oxford: John Wiley & Sons, 2014.

[10] Price T H. Standards for blood banks and transfusion services [M]. 25th ed. Bethesda, MD: AABB, 2008.

[11] Reid M E, Lomas—Francis C, Olsson M. The blood group antigen fact book [M]. 3rd ed. London (Eng): Academic Press, 2012.

[12] Roback J, Combs M R, Grossman B, et al. Technical manual [M]. 16th ed. Bethesda, MD: AABB, 2008.

[13] The Clinical and Laboratory Standards Institute. Tubes and additives for venous and capillary blood specimen collection; Approved standard—Sixth Edition: CLSI document GP39 — A6 [S]. Wayne, PA: Clinical and Laboratory standards

Institute，2010.

[14] Voak D，Downie D M，Moore B P，et al. Replicate tests for the detection and correction of errors in antiglobulin（AHG）tests：Optimum conditions and quality control [J]. Haematologia，1988，21：3−16.

[15] World Health Organization. WHO guidelines on drawing blood：best practices in phlebotomy [M]. Geneva：World Health Organization，2010.

[16] 巴西临床病理学，检验医学学会. 静脉采血指南 [M]. 中华医学会检验医学分会，译. 2 版. 北京：人民军医出版社，2012.

[17] 柏树令，应大君. 系统解剖学 [M]. 7 版. 北京：人民卫生出版社，2012.

[18] 鲍芸，肖艳群，王华梁，等. 药物相关基因的分子检测技术及其质量监测的发展现状 [J] 中华检验医学杂志，2016，39（7）：532−535.

[19] 卞素梅. 血液标本采集与运送过程中存在的问题分析及护理对策 [J]. 齐齐哈尔医学院学报，2013，34（18）：2800−2802.

[20] 曹雪涛. 医学免疫学 [M]. 6 版. 北京：人民卫生出版社，2013.

[21] 陈昌国，赵强元. RNA 采集系统在血液分子诊断生物标志物检测中的应用 [J]. 中华检验医学杂志，2016，39（7）：559−561.

[22] 陈聪. 动脉血样本保存对血气分析结果的影响 [J]. 实用医学杂志，2004，20（6）：711−712.

[23] 陈宏梅，徐旭娟，沈红五，等. 气动管道物流系统运送病区标本的探讨 [J]. 护士进修杂志，2010，25（2）：145−147.

[24] 陈莉红，秦国柱. 静脉采血拔针按压方式研究进展 [J]. 实用中医药杂志，2011，6（7）：291−292.

[25] 陈莉明.《中国血糖监测临床应用指南（2015 年版）》解读 [J]. 糖尿病天地（临床），2015，9（12）：567−571.

[26] 陈绍福. 医院质量管理 [M]. 北京：中国人民大学出版社，2007.

[27] 陈实. 移植学 [M]. 北京：人民卫生出版社，2011.

[28] 陈中坚，何丽卿，赖小维. 婴幼儿肘部静脉采血体位配合对静脉穿刺成功率的影响 [J]. 淮海医学，2015，7（4）：407−408.

[29] 成丽，林燕. 健康体检中心集体静脉采血的护理风险管理 [J]. 中外女性健康研究，2018，2（4）：165−166.

[30] 仇红梅. 肿瘤患者 PICC 导管堵塞的护理干预措施 [J]. 心理月刊，2020，15（12）：59，63.

[31] 丛玉红. 人性化护理在糖尿病患者静脉采血中的应用效果 [J]. 糖尿病新世界，2018，10（19）：182−183.

[32] 单范玉. 不同按压方式对静脉采血后不良反应发生率的影响 [J]. 当代医学，2015，21（383）：85−86.

[33] 邸春燕. 静脉取血后采用棉球按压止血效果评价 [J]. 工企医刊，2008（5）：77.

[34] 丁淑贞，姜平. 实用护理职业防护管理 [M]. 北京：中国协和医科大学出版

社，2014.

[35] 董红梅. 不同方式采集糖尿病患者静脉血样效果的临床探讨 [J]. 糖尿病新世界，2015，10（20），90－92.

[36] 段玉梅，蔡德芳，李长琼. 垂直管理下健康体检中心护理绩效考核方式 [J]. 当代护士，2018，25（10）：1－3.

[37] 樊雪，朱晨雨，毛笑非，等. 局限性硬皮病 522 例临床分析 [J]. 临床皮肤科杂志，2016，45（1）：5－10.

[38] 冯庚. 沟通的概念及重要性 [J]. 中国全科医学，2010，13（25）：2814.

[39] 府伟灵. 临床生物化学检验 [M]. 5 版. 北京：人民卫生出版社，2012.

[40] 高正群. 采集动脉血气分析标本的技巧 [J]. 基层医学论坛，2019，23（3）：393－403.

[41] 顾小美. 临床血液标本采集质量控制 [J]. 实用临床医药杂志（护理版），2007，3（2）：98－99.

[42] 郭彦伟，龙志高. 外周血染色体检测检验前质量控制 [J]. 国际检验医学杂志，2017，38（11）：1582－1583.

[43] 国家卫生和计划生育委员会. 2017 中国卫生和计划生育统计年鉴 [M]. 北京：中国协和医科大学出版社，2017.

[44] 何晓俐，赵淑珍. 现代综合医院门诊管理手册 [M]. 北京：人民卫生出版社，2016.

[45] 洪玲. 刘君英. 小儿动脉血采集方法研究 [J]. 大家健康（中旬版），2018，12（4）：164－165.

[46] 侯一平. 法医物证学 [M]. 4 版. 北京：人民卫生出版社，2016.

[47] 胡必杰，陆群，刘滨，等. 手卫生最佳实践 [M]. 上海：上海科学技术出版社，2012.

[48] 胡丽华，秦莉，王雪峰，等. 临床输血检验 [M]. 2 版. 北京：中国医药科技出版社，2011.

[49] 胡雪慧，闫沛，王哲萍，等. 门诊采血中心护理岗位管理模式改进及效果分析 [J]. 护理质量，2017，24（1）：52－54.

[50] 黄建琼，于蓉. 烧伤整形美容外科护理手册 [M]. 北京：科学出版社，2011.

[51] 黄萱，胡景民. 论护患沟通技巧 [J]. 护理学杂志（综合版），2005（9）：64－65.

[52] 黄跃生. 烧伤外科学 [M]. 北京：科学技术文献出版社，2010.

[53] 江中华. 不同采血方法进行血常规检验在临床应用中的价值分析 [J]. 青春期健康，2014，14（7）：39.

[54] 靳斓. 医护礼仪与医患沟通技巧 [M]. 2 版. 北京：中国经济出版社，2018.

[55] 居莉，严俨. 体检科护理安全隐患分析与对策 [J]. 当代护士，2015，22（2）：116－117.

[56] 兰铃秀，任晓英，吕秀玲. 患儿颈外静脉采血体位摆放与人文关怀的效果探讨

[J]. 护理学杂志，2005，20（13）：38−39.

[57] 李丹，孙旎，沙秀娟，等. 糖尿病门诊糖耐量采血患者护理需求分析及应对策略
[J]. 糖尿病新世界，2019，6（11）：168−169.

[58] 李丹丹，腾彦，汪琼，等. 动脉采血人群的心理反应和护理体会 [J]. 中外医学
研究，2014，12（24）：57−58.

[59] 李芳萍，宋新爱，张珑. 风险管理在某三甲医院门诊采血工作中的应用 [J]. 中
国医学伦理学，2016，29（5）：855−857.

[60] 李会蓉. 护患沟通 [J]. 中国社区医师：医学专业，2013（19）：109−110.

[61] 李俊英，余春华，李虹. 肿瘤科护理手册 [M]. 北京：科学出版社，2011.

[62] 李玲. 非语言护患沟通技巧在护理中的应用 [J]. 甘肃医药，2014，33（8）：634−
635.

[63] 李六亿，徐丹慧.《医务人员手卫生规范》解读 [J]. 中华医院感染学杂志，
2020，30（5）：793−795.

[64] 李敏，陈锦河. 大面积烧伤经腋静脉置管行营养支持的护理 [J]. 中国实用护理
杂志，2005，21（6）：16.

[65] 李淑清. 良好沟通技巧在门诊采血患者中的应用观察 [J]. 中国卫生标准管理，
2014，5（19）：58−59.

[66] 李素霞，齐丽君，史慧芳，等. 标识定位法联合心理干预对减少静脉采血肥胖及
血管不显露体检者不良反应的影响 [J]. 护理实践与研究，2016，13
（8）：133−134.

[67] 李小寒，尚少梅. 基础护理学 [M]. 4 版. 北京：人民卫生出版社，2012.

[68] 李晓玲，单伟颖. 护理人际沟通与礼仪 [M]. 2 版. 北京：高等教育出版社，
2010.

[69] 李雪，杨晓蓉. 探讨医院 HIS 系统网络常见故障与维护 [J]. 临床医药文献杂
志，2018，5（97）：196，198.

[70] 李雪峰，疏玉. 护理风险管理在健康管理中心静脉采血中的应用效果 [J]. 当代
护士，2020，27（10）：173−175.

[71] 李艳，李金明. 临床分子诊断分析前与分析后 [M]. 北京：科学出版社，2017.

[72] 李银花. 血液标本采集对检验结果的影响因素及护理措施 [J]. 医学食疗与健康，
2020，18（7）：165−167.

[73] 李勇，马学严. 实用血液免疫学——血型理论和实验技术 [M]. 北京：科学出版
社，2006.

[74] 刘本智，滕志香. 关于医患沟通概念的解析 [J]. 中国医学伦理学，2010，23
（6）：83−85.

[75] 刘成玉. 临床检验基础 [M]. 5 版. 北京：人民卫生出版社，2012.

[76] 刘艮英，谭明英，包莉. 不同分期硬皮病患者静脉采血的技术操作对策及临床效
果 [J]. 预防医学情报杂志，2018，34（2）：176−179.

[77] 刘蕾，戴莉敏，呆安然. 规范化培训对降低护士血糖监测操作缺陷率的作用 [J].

齐鲁护理杂志，2015，21（5）：38－39.

[78] 刘文庆，吴国平，全晓红，等. 系统解剖学与组织胚胎学 [M]. 2 版. 北京：人民卫生出版社，2014.

[79] 刘小娟，郭思琪，闵敏. 妇女儿童医院门急诊患者危急值管理的实践 [J]. 西南国防医药，2020，4（30）：4.

[80] 刘资. 社区卫生服务工作实务 [M]. 成都：四川科学技术出版社，2011.

[81] 卢其玲. 动脉血采集失败原因分析与对策 [J]. 实用临床医学，2014，15（6）：23＋26.

[82] 陆宇晗，张红. 肿瘤科护士一本通 [M]. 北京：中国医药科技出版社，2018.

[83] 马全福，王发强，黄茂辉，等. 现代医院门诊管理 [M]. 北京：化学工业出版社，2006.

[84] 马歇尔·卢森堡. 非暴力沟通 [M]. 阮胤华，译. 北京：华夏出版社，2009.

[85] 毛琦，郑宏. 体检者体检过程中静脉采血晕针的相关因素及其预防对策研究 [J]. 中国医药导报，2013，10（26）：161－163.

[86] 美国临床医学学院. 药物基因组学：在患者医疗中的应用 [M]. 陈枢青，祁鸣，马珂，译. 杭州：浙江大学出版社，2013.

[87] 孟庆勇，刘新光，袁汉尧. 临床医学检验技术（师）应试指导及历年考点串讲 [M]. 7 版. 北京：人民军医出版社，2015.

[88] 闵迅，黄健，杨艳. 临床检验标本采集与质量控制 [M]. 北京：科学出版社，2018.

[89] 王蓓丽，郭玮，潘柏申. 卫生行业标准《WS/T 661—2020 静脉血液标本采集指南》解读 [J]. 中华医学杂志，2021，101（21）：1610－1613.

[90] 潘红. 法医 DNA 检验问题与质量控制方式分析 [J]. 中国科技信息，2017（13）：119－120.

[91] 庞宇，曾光，范丰梅，等. "自疑 HIV 感染者"心理健康水平的影响因素分析 [J]. 中华疾病控制杂志，2015，19（7）：667－670.

[92] 彭丽娟，彭历. 无痛静脉血液标本采集术在骨软组织肿瘤患儿中的应用 [J]. 当代护士，2019，26（20）：117－119.

[93] 彭夕芝，徐杰，李惠军，等. 临床实验室分析前的质量控制 [J]. 检验医学与临床，2011，8（5）：635－637.

[94] 曲巍，张淑华，郝桂荣. 医学与人文关怀对现行医学模式的历史批判 [M]. 长春：吉林大学出版社，2012.

[95] 全国卫生专业技术资格考试专家委员会. 2014 全国卫生专业技术资格考试指导——临床医学检验与技术（中级）[M]. 北京：人民卫生出版社，2013.

[96] 阮叶，王红红，熊杨. 艾滋病恐惧症的原因分析及应对策略 [J]. 解放军护理杂志，2014，31（11）：39－41.

[97] 尚红，王毓三，申子瑜. 全国临床检验操作规程 [M]. 4 版. 北京：人民卫生出版社，2015.

［98］ 苏兰若，宋冰. 护理管理学［M］. 上海：上海科学技术出版社，2016.

［99］ 眭建，高涌. 临床技能学［M］. 北京：人民军医出版社，2013.

［100］ 隋树杰，徐宏. 护理人际沟通（翻译版）［M］. 北京：人民卫生出版社，2018.

［101］ 孙继伟. 规范化足跟采血在新生儿疾病筛查中的应用及护理分析［J］. 继续医学教育，2020，34（5）：88－90.

［102］ 孙天宇. 医护人员职业防护指南［M］. 北京：中国青年出版社，2007.

［103］ Tan D F，Lynch H T. 分子诊断与肿瘤个体化治疗原则［M］. 张绪超，刘毅，译. 北京：科学出版社，2017.

［104］ 谭明英，何晓俐. 现代综合医院门诊采血技术实务［M］. 北京：人民卫生出版社，2019.

［105］ 谭明英. 静脉采血检测知识问答［M］. 成都：四川大学出版社，2017.

［106］ 唐金海，赵俊. 新型冠状病毒肺炎临床防控实践应用方案［M］. 南京：东南大学出版社，2020.

［107］ 田欣，刘恩彬，汝昆，等. 髓系肿瘤精准诊断的检测体系和质控体系要略［J］. 中华临床实验室管理电子杂志，2018，6（2）：65－68.

［108］ 童明庆. 临床检验标本采集送检手册［M］. 北京：人民卫生出版社，2010.

［109］ 托马斯. 临床实验诊断学：实验结果的应用和评估［M］. 吕元，朱汉民，译. 上海：上海科学技术出版社，2004.

［110］ 王海莲. 静脉采血常用方法及注意事项［J］. 实用医技杂志，2013，20（9）：976－977.

［111］ 王惠萱，李雪梅，王珂. 临床检验标本采集手册［M］. 北京：人民军医出版社，2011.

［112］ 王建平，王珊珊，蔺秀云，等. 艾滋病恐惧症的研究初探［J］. 心理科学进展，2004（3）：435－439.

［113］ 王开森，牛爱军，孙晓，等. 自动化样本前处理系统在实验室质量管理中的应用［J］. 实用医药杂志，2011，28（10）：883－884.

［114］ 王兰兰. 临床免疫学与检验［M］. 5版. 北京：人民卫生出版社，2012.

［115］ 王兰兰. 医学检验项目选择与临床应用［M］. 2版. 北京：人民卫生出版社，2013.

［116］ 王利新，王利茹，苏荣，等. 临床实验室应多途径加强与临床科室的沟通［J］. 中华检验医学杂志，2013，36（1）：88－89.

［117］ 王淑英，孙玉梅. 医院门诊工作手册［M］. 北京：人民军医出版社，2009.

［118］ 王雪梅，王晓湘，郝蒙蒙. 超高龄患者静脉穿刺失败原因分析及护理对策［J］. 齐鲁护理杂志，2012，18（4）：88－89.

［119］ 王英，胡婷，门诊婴幼儿静脉采血方法的探讨［J］. 当代护士，2018，12（12）：135－137.

［120］ 王兆云，唐哲，石萍. 不同临床状态下耳垂血糖测试的准确性及可接受性［J］. 全科护理，2018，16（17）：2135－2136.

[121] 王治国，费阳，康凤凤. 临床检验质量指标 [M]. 北京：人民卫生出版社，2016.

[122] 王治国. 临床检验生物学变异与参考区间 [M]. 北京. 人民卫生出版社，2012.

[123] 王治国. 临床检验质量控制技术 [M]. 北京：人民卫生出版社，2014.

[124] 韦丽英，李柳芝. 婴幼儿静脉采血部位选择研究进展 [J]. 医学前沿，2015，3 (7)：5-6.

[125] 魏丽丽. 护理职业防护 [M]. 北京：军事医学科学出版社，2006.

[126] 吴春秋. 体检科标本采集对血液检验的影响和干预对策 [J]. 临床医药文献电子杂志，2019，6 (62)：122.

[127] 吴缓缓，安晓霞，赵云萍，等. 血液标本采集影响检验结果的原因分析及对策 [J]. 临床合理用药杂志，2012，5 (4A)：8，14.

[128] 吴惠平，罗韦香. 护理技术操作并发症预防及处理 [M]. 北京：人民卫生出版社，2018.

[129] 吴金凤，蒋秋萍，胡从云，等. 改良股静脉穿刺采血在烧伤患儿中的应用 [J]. 世界最新医学信息文摘，2015，15 (46)：150.

[130] 吴欣娟. 临床护理技术操作并发症与应急处理 [M]. 北京：人民卫生出版社，2011.

[131] 夏开萍. 肿瘤患者静脉采血穿刺失败原因分析及对策 [J]. 当代护士（学术版），2009 (10)：91-92.

[132] 萧家芳. 临床专科护理及人文关怀 [M]. 长春：吉林科学技术出版社，2019.

[133] 肖静. 我院人力资源管理改革与实践 [J]. 中国医院管理，2011，31 (5)：75-76.

[134] 熊立凡. 临床检验基础 [M]. 3 版. 北京：人民卫生出版社，2005.

[135] 徐婷. 肥胖患者静脉采血成功的护理体会思考研究 [J]. 心理月刊，2020，15 (3)：118.

[136] 徐筱萍. 临床护士职业防护 [M]. 上海：上海科学技术出版社，2010.

[137] 徐筱跃. 生理学 [M]. 西安：第四军医大学出版社，2010.

[138] 许晋. 前臂不同位置留置针的留置效果探讨 [J]. 四川解剖学杂志，2020，28 (2)：45-46.

[139] 许文荣. 临床血液学检验 [M]. 5 版. 北京：人民卫生出版社，2012.

[140] 许艺玲. 静脉采血体检者实施预见性护理的价值 [J]. 中国医药科学，2020，10 (8)：174-176，215.

[141] 晏佳楠. 血液标本采集与运送的质量控制现状 [J]. 世界最新医学信息文摘，2015，15 (6)：116.

[142] 杨凤凤. 烧伤患者的静脉穿刺法探讨 [J]. 实用医技杂志，2007，14 (30)：4210.

[143] 杨海燕. 新生儿筛查足跟采血方法及护理 [J]. 现代医药卫生，2008，24 (6)：900.

［144］杨惠，王成彬. 临床实验室管理［M］. 4 版. 北京：人民卫生出版社，2015.

［145］杨丽萱. 体检中心集体静脉采血的护理风险管理［J］. 大理大学学报，2016，1（2）：89－91.

［146］杨侠宇，刘晨，赵峰，等. 检验前不合格标本原因分析及解决对策［J］. 标记免疫分析与临床，2019，26（8）：1403－1407.

［147］杨晓平. 现代护理人文关怀与实践［M］. 西安：陕西科学技术出版社，2017.

［148］杨秀丽，曹裕才，阎素珍. 静脉治疗［M］. 北京：军事医学科学出版社，2000.

［149］姚蓓. 护理风险管理用于体检中心静脉采血中的意义［J］. 实用临床护理学电子杂志，2019，4（18）：178，185.

［150］姚世缓. 卡扣式止血带在老年病人静脉采血中的应用［J］. 中国美容医学，2012，21（8）：299－300.

［151］尹巧玲，宫建华. 静脉穿刺失败原因分析［J］. 齐鲁护理杂志，2012，18（1）：55－56.

［152］于婧. 探究护理风险管理在体检中心静脉采血中的临床价值［J］. 中国妇幼健康研究，2016，27（2）：110－111.

［153］于悦. 叶酸受体阳性的循环肿瘤细胞可作为新的肺癌辅助诊断标志物［D］. 北京：北京协和医院，2014.

［154］曾丽葵，曾丽媚，陈素霞. 品管圈在护士采血管理中的应用效果研究［J］. 中国医药科学，2017，7（5）：135－138.

［155］曾秀仁，李敏，郑庆亦. 腋动脉及腋静脉采血在大面积烧伤病人中的应用［J］. 护理研究，2006，20（8）：21－33.

［156］张翠娣. 护理人文修养与沟通技术［M］. 2 版. 北京：人民卫生出版社，2016.

［157］张玲. 血液标本运输和保存对检验结果的影响［J］. 中国民族民间医药，2013，22（8）：120.

［158］张鹭鹭，王羽. 医院管理学［M］. 2 版. 北京：人民卫生出版社，2014.

［159］张乃娟，吴剑文. 戴明循环在降低血标本不合格率中的运用［J］. 中外医学研究，2020，18（3）：171－173.

［160］张馨育. 门诊采血信息系统对采血室护理安全的影响［J］. 养生保健指南，2019，（41）：194.

［161］张秀明，李炜煊，陈桂山. 临床检验标本采集手册［M］. 北京：人民军医出版社，2011

［162］张艳春，许慧. 小儿指尖血采集的方法与体会［C］. 中华医学会第八次全国检验医学学术会议暨中华医学会检验分会成立 30 周年庆典大会资料汇编，2009.

［163］赵菁，潘柏申. 静脉采血最佳护理实践［M］. 西安：世界图书出版公司，2017.

［164］赵文景，李伟，王萍. 新护士静脉采血中应用护理风险管理对肿瘤患者护理满意度及风险事件发生的影响［J］. 中华肿瘤防治杂志，2018，5（25）：304－305.

［165］中华人民共和国国家卫生健康委员会. 静脉血液标本采集指南：WS/T 661—2020［S/OL］. http://www. nhc. gov. cn/fzs/s7852d/202004/a9d70f5488664e3 c975df 452aa51bc92/files/92c349e467f24e48a 66308102848951b. pdf.

[166] 中华人民共和国国家卫生健康委员会. 临床微生物学检验标本的采集和转运：WS/T 640 - 2018 [S/OL]. http://www. nhc. gov. cn/old _ file/uploadfile/20190107102306438. pdf.

[167] 中华医学会精神科分会. CCMD-3 中国精神障碍分类与诊断标准 [M]. 3 版. 济南：山东科学技术出版社，2001.

[168] 钟华荪. 静脉输液治疗护理学 [M]. 2 版. 北京：人民军医出版社，2011.

[169] 周焕庚，夏家辉，张思仲. 人类染色体 [M]. 北京：科学出版社，1987.

[170] 周军伟. 加强公立医院人力资源管理的对策思考 [J]. 江苏卫生事业管理，2011，22 (1)：45-46.

[171] 周树勤，段海英，罗银花. 800 例新生儿足跟血采集条件的临床研究 [J]. 中国中西医结合儿科学，2013，(4)：368-369.

[172] 邹仲之，李继承. 组织学与胚胎学 [M]. 7 版. 北京：人民卫生出版社，2011.